GERDA ZIPFELMAYER

Omas
KRÄUTERWELT

Danksagung

Ich danke allen meinen Ausbildnern: Dr. Stürmer, Elke Holly, Irmi Oppitz, Helga Tenne von der Weinviertler Kräuterakademie.
Beim LFI bedanke ich mich besonders bei Georg Schramayr, Irene Blasge, Kveta Simkova, Wolfgang Suske, Wolfgang Palme und dem von mir besonders verehrten Michael Machatschek.
Bei den Freunden naturgemäßer Lebensweise statte ich meinen Dank Gerhard Schossmaier, meinem großen Vorbild, ab, Siegrid Hirsch, die ich sehr, sehr schätze, und den Prüfern in der Prüfungskommission, Irmgard Knapp, Sieglinde Salbrechter und Adelheid Pfandl. Sie haben mich bestärkt, an mich geglaubt und sind so an diesem Werk nicht ganz unschuldig.
Ich danke auch Mag. Ernst Frühmann, Regina Müllner und Evelyn Marko vom Ausbildungscenter für Heilkräutercoaches. Als Grundlage diente mir Ignaz Schlifnis Buch „Schlag nach über Heilpflanzen", weshalb ich dem Begründer des Vereins FNL ebenso zu großem Dank verpflichtet bin.

Danke auch an meine Familie, allen voran meinem Mann Rudi, der, obwohl nicht immer so fit, wie er gerne möchte, mir die Zeit, die ich in der Natur, mit Pflanzen und beim Lernen verbringe, ermöglicht. Danke an meinen Enkel Rudi, der mich noch immer antreibt („Oma mach, Oma, du könntest ..."). Doris, meiner Schwiegertochter, und Rudi, meinem Sohn, danke ich, dass sie mich annehmen, wie ich bin, und inzwischen auch mit einer Kräuterausbildung angefangen haben.
Die vielen tollen Menschen, die ich durch die Kurse, durch Seminare oder auch bei Führungen oder Kochkursen kennengelernt habe, sind alle ein Teil meines Lebens geworden.

ISBN 978-3-99025-301-4

A-4020 Linz
www.freya.at

Layout: freya_art, Regina Raml-Moldovan
Lektorat: Dorothea Forster
Fotos: Gerda Zipfelmayer, weitere siehe S. 208

printed in EU

READ
GLOBAL
BUY
LOCAL

Gerda
Zipfelmayer

Omas
KRÄUTER
WELT

freya

Einzelportraits der Pflanzen

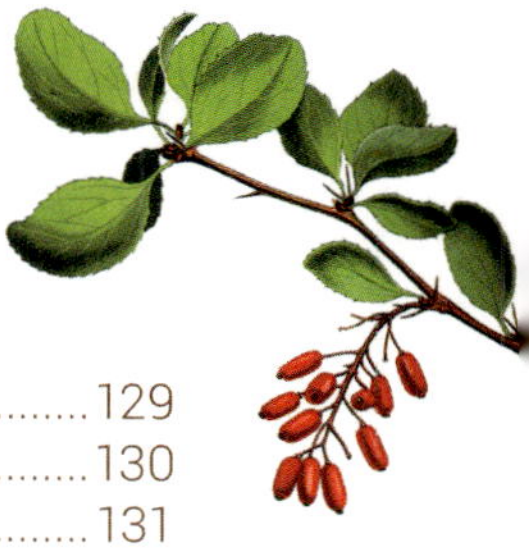

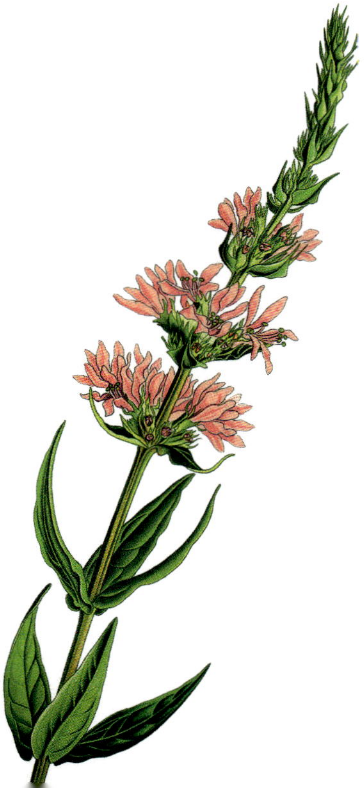

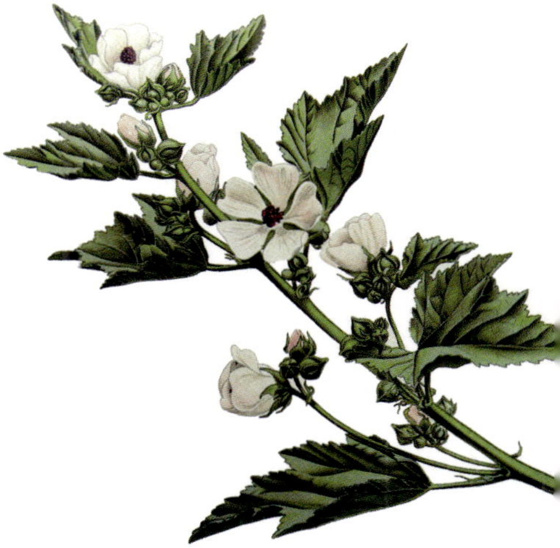

Geleitwort

Das Bestreben, Krankheiten zu verhüten und zu heilen, ist so alt wie die Menschheit. Lange bevor es eine Trennung von Medizin und Pharmazie gab, entdeckte man die Heilkraft bestimmter Pflanzen. Die ersten „Arzneimittel" waren rein pflanzlichen Ursprungs.

Die Beschäftigung mit der Pflanzenwelt war somit für Mediziner, Pharmazeuten und interessierte Laien immer schon von großer Bedeutung und dementsprechend haben Bücher über Heilpflanzen und ihre Wirkung eine lange Tradition.
Die umfassenden systematischen Handbücher entstanden allerdings erst im vergangenen Jahrhundert, nachdem sich Medizin, Pharmazie und Botanik als eigenständige neuzeitliche Wissenschaften etabliert hatten.

Das Heilpflanzen-Buch von Gerda Zipfelmayer beruht auf jahrelanger Erfahrung mit Pflanzen. Es wurde für Laien, die an der Heilwirkung unserer heimischen Kräuter interessiert sind, geschrieben. Als Vorstandsmitglied des größten und ältesten Kräutervereins in Österreich hat mich die Ausarbeitung der vielen Pflanzen stark beeindruckt. Ich wünsche Gerda viel Erfolg mit ihrem Buch.

Ing. Gerhard Schossmaier
Bundesvorstand und Referent im Verein FNL (Freunde naturgemäßer Lebensweise)

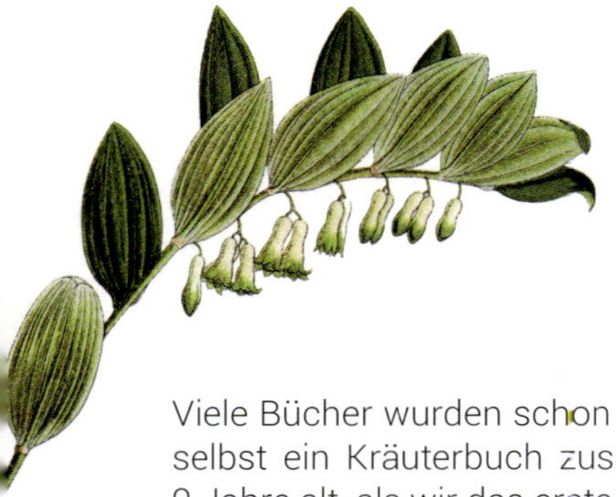

Vorwort

Viele Bücher wurden schon über Kräuter und Heilpflanzen geschrieben und nun habe ich selbst ein Kräuterbuch zusammengetragen. Das kam so: Mein Enkel Rudi war gerade 9 Jahre alt, als wir das erste Mal gemeinsam an einer Kräuterführung teilnahmen. Wir waren zur Kur in Kärnten und die Küchenfee machte uns mit den Kräutern am Wegesrand bekannt.
Was dann passierte, war Bestimmung. Wir kamen nach Hause, im Postkasten lag eine Bezirkszeitung und da, wo ich sie aufschlug, stand: Kräuterwanderung durch die Stockerauer Au. Mein Enkel und ich waren begeistert und wir machten mit.
Rudi, mein kleiner Sklaventreiber, war Feuer und Flamme für die Kräuter und als sich die Gelegenheit ergab, in Stockerau den Kräuterlehrling zu machen, meldete ich mich an. Ich lernte tolle Menschen kennen und das Arbeiten mit und in der Natur machte mich glücklich.

Als Rudi in der 4. Volkschulklasse war, wünschte er sich, dass Oma, als Kräuterhexe, mit seiner Klasse eine Führung macht, und so absolvierte ich die Ausbildung zur Kräuterführerin (Kräuterhexe) in der Weinviertler Kräuterakademie. Meine erste Führung mit Rudis Klasse war gesichert und ich hatte in ihm den weltbesten Assistenten.

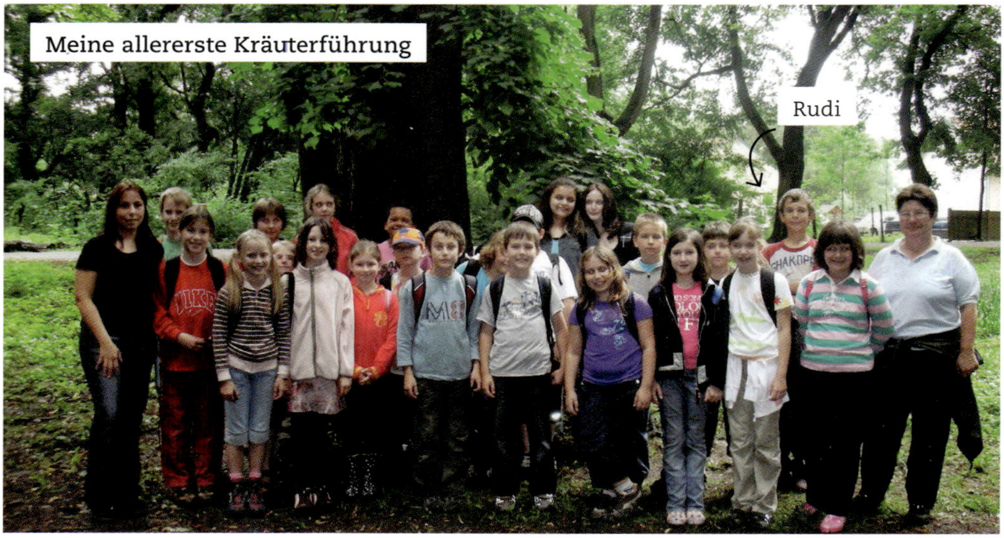

Meine allererste Kräuterführung

Inzwischen hatte mich der Kräutervirus gewaltig gepackt. Ich meldete mich beim LFI (Ländliches Fortbildungsinstitut) für die Ausbildung zur Kräuterpädagogin an. Ich möchte keinen Tag davon missen. 1 ½ Jahre später legte ich die Prüfung ab und meine Familie war stolz auf mich. Aber ich hatte noch nicht genug von den Kräutern.

So kam es, dass ich mich bei Gerhard Schossmaier und dem FNL (Freunde naturgemäßer Lebensweise) anmeldete, um dort die Pflanzen und Kräuter aus der Sicht der Volksheilkunde kennenzulernen. Es waren spannende 1 ½ Jahre, ich war jeden Monat zwei Tage in Österreich unterwegs und lernte wunderschöne Gegenden und tolle Pflanzen kennen. Es machte mich glücklich. Der Abschluss fand in St. Georgen am Längsee in einem wunderschönen alten Kloster statt. Es war geschafft. Ich durfte mich FNL-Kräuterexpertin nennen.

... und dann gab es auch noch den Titel Heilkräutercoach. Die Ausbildung war in Aflenz. Mein Sohn hat einen großen Garten und das LFI bot die Ausbildung zur Gartenbäuerin an. Auch diesen Lehrgang habe ich abgeschlossen. Ich weiß nicht, ob ich jetzt schon genug habe, eher nicht, aber inzwischen bin ich 73, mein Mann 83, die Kräuter machen es möglich, dass wir glücklich und zufrieden sind.

Rudi ist inzwischen 18 Jahre alt. Für gute Noten gab es immer ein von mir ausgearbeitetes Pflanzenportrait. Er hatte viele gute Noten. Es wurden viele Pflanzen ...

Deshalb widme ich dieses Buch meinem Enkel Rudi, der mich mit seinem jugendlichen Elan immer wieder antreibt.

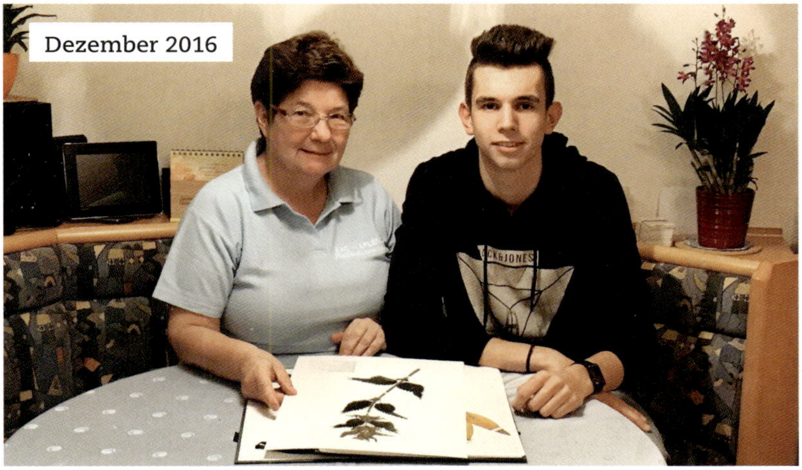

Ackerhellerkraut

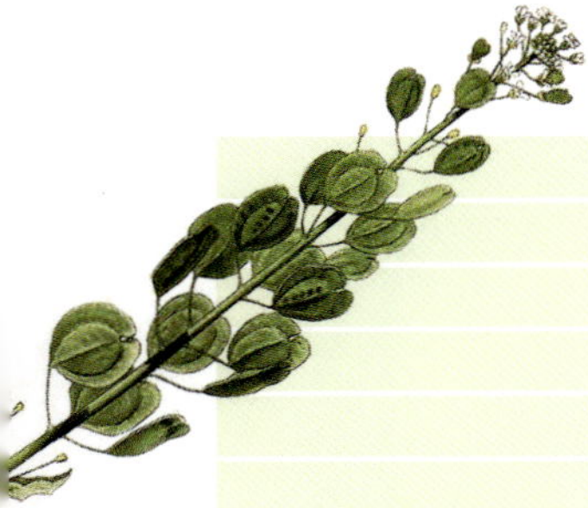

Thlaspi arvense	**wissenschaftl. Name**
Kreuzblütenartige (Brassicales)	**Ordnung**
Kreuzblütengewächse (Brassicaceae)	**Familie**
Hellerkräuter (Thlaspi)	**Gattung**
Ackerhellerkraut	**Art**
Ackertäschelkraut, Ackerpfennigkraut	**Volksnamen**
Kraut vor der Blüte, Samen	**Verwendung**
Senfölglycoside, Bitterstoffe, ätherisches Öl, Vitamine, Magnesium	**Inhaltsstoffe**

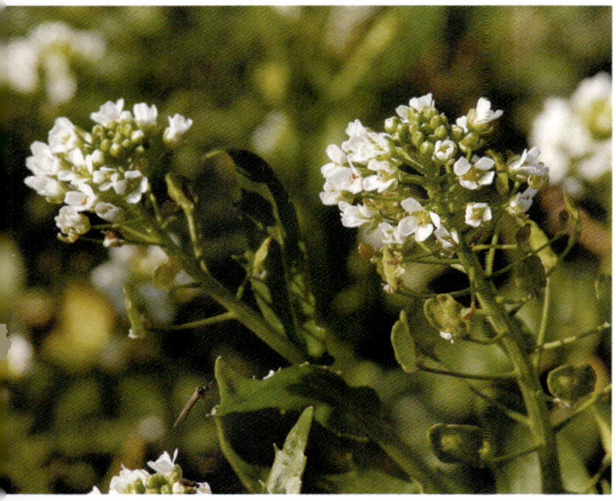

Das Ackerhellerkraut sieht nicht nur wie ein Verwandter des Hirtentäschels aus, es stammt auch aus derselben Familie. Alle Mitglieder enthalten Senfölglycoside, die eine gewisse Schärfe beinhalten. Das Ackerhellerkraut ist sehr vielseitig verwendbar: als Tee, als Tinktur, in Salz, als Badezusatz, für Umschläge und Waschungen, aber auch als Wildgemüse und in Salaten. Außerdem wird es auch homöopathisch eingesetzt.
Die jungen Blätter der Rosette sind ein gutes Wildgemüse. Da das Kraut etwas bitter ist, sollte man es mit anderen Kräutern mischen. Bitter ist zwar sehr gesund, aber es muss nicht zu bitter schmecken.
Der Kreuzblütler ist Gewürz, Nahrungsmittel und Heilpflanze in einem.

Heilwirkung

Frauenkraut, bei Hautkrankheiten, als Augenheilmittel, bei Gicht, Rheuma, als schweißtreibendes Fiebermittel, bei Leberschwäche. Es ist schleimlösend, entzündungshemmend und bakterizid.

Ackerhellerkraut-Salz: Für das Hellerkraut in Salz nehmen wir 4 Teile der grünen Samentäschchen und zerkleinern sie im Mixer. Dann 1 Teil Meersalz dazugeben und gut verrühren. In kleine Gläschen füllen. Das Salz konserviert die Inhaltsstoffe. Immer mit einem Löffel fest drücken, damit keine Luft dazu kann, und die Gläschen nicht ganz anfüllen. Dieses Gewürz ist sehr lange haltbar und wir verwenden es als Würze für Brotaufstriche, Soßen, Gegrilltes und für Fleisch.

Ackerhellerkraut-Tee: 1 Teelöffel des Krauts mit ¼ Liter kochendem Wasser übergießen und 5 Minuten ziehen lassen. Abseihen und trinken. Äußerlich hilft dieser Tee bei Hautausschlägen und Furunkeln.

Ackerschachtelhalm

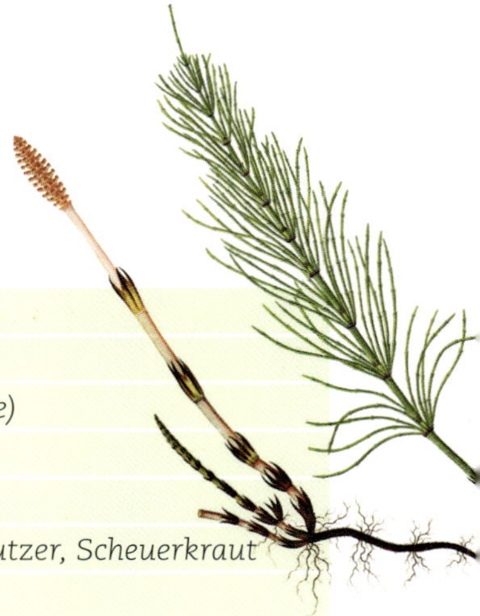

wissenschaftl. Name	*Equisetum arvense*
Ordnung	*Schachtelhalmartige (Equisetales)*
Familie	*Schachtelhalmgewächse(Equisetaceae)*
Gattung	*Schachtelhalme (Equisetum)*
Art	*Ackerschachtelhalm*
Volksnamen	*Zinnkraut, Katzenschweif, Pfannenputzer, Scheuerkraut*
Verwendung	*Sommertriebe*
Inhaltsstoffe	*Kieselsäure, Kalium, Flavonoide, Sterole und seltene Dicarbonsäuren, sowie Spuren von Alkaloiden*

Der Schachtelhalm, auch Zinnkraut genannt, ist eine sehr interessante Pflanze. Mein Enkel Rudi und ich konnten während zwei Wochen seine wundervolle Verwandlung miterleben. Aus einem bräunlichen, pilzähnlichen Gebilde wurde eine tannenbaumähnliche Pflanze.
Man muss beim Pflücken sehr aufmerksam sein, um sie nicht mit dem giftigen Sumpfschachtelhalm zu verwechseln. Immer auf das unterste Glied und das Krönchen achten, denn ist das letzte Glied länger als das Krönchen, zieht der Bauer den Kürzeren und wir haben den Ackerschachtelhalm in der Hand. Wenn man dann darüberfährt wie bei einem Katzenschweif und es fühlt sich an wie ein Waschel zum Pfannenputzen, dann hat man sicher das Zinnkraut in den Händen. Es ist reich an Kieselsäure, deshalb verwendet man es gerne bei Problemen mit dem Bindegewebe.

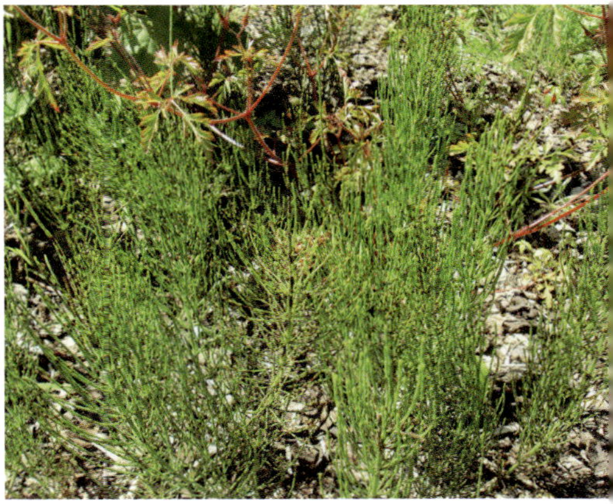

Pflanze

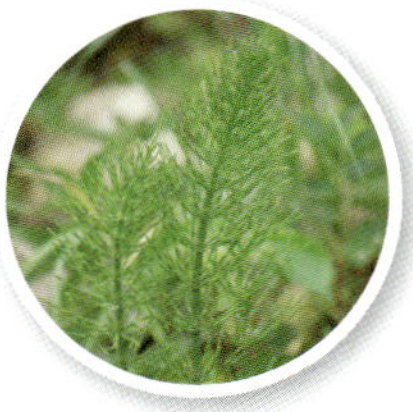

Schachtelhalm-Brühe: 150 g getrocknetes Zinnkraut auf 10 Liter Wasser in einem großen Kübel ansetzen, gut umrühren und dann 2 Wochen stehen lassen. Unbedingt einen Deckel daraufgeben. Stinkt fürchterlich. In üblicher Verdünnung verwenden (1:10), das macht die Pflanzen fit!

Heilwirkung

Aus Zinnkraut kann ein Tee bereitet werden, dem in der Volksmedizin lindernde Eigenschaften bei rheumatischen Beschwerden nachgesagt werden. Auch äußerlich kann man den Ackerschachtelhalm vielfach nutzen. Bei Schwellungen, Verstauchungen, Knochenbrüchen, Frostbeulen, infizierten Wunden und auch zur Stärkung der Nägel ist das Zinnkraut einsetzbar.

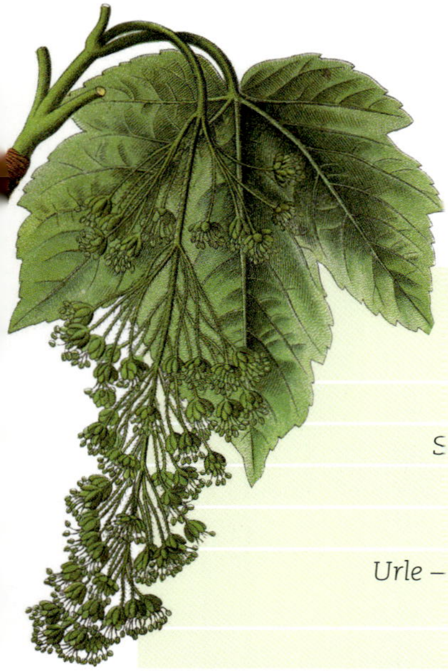

AHORNBÄUME

Bergahorn — Acer pseudoplatanus *Feldahorn — Acer campestris* *Spitzahorn — Acer plantanoides*	wissenschaftl. Name
Seifenbaumartige (Sapindales)	Ordnung
Seifenbaumgewächse (Sapindaceae)	Familie
Ahorne (Acer)	Gattung
Bergahorn, Feldahorn, Spitzahorn	Arten
Urle – Maßholder – Spitzblättriger Ahorn, Leimbaum, Gänsebaum	Volksnamen
Blätter, Äste, Saft, Holz	Verwendung
Bis zu 8 % Saccharose, Proteine, Calcium, Eisen, Phosphor, Kalium, organische Säuren	Inhaltsstoffe

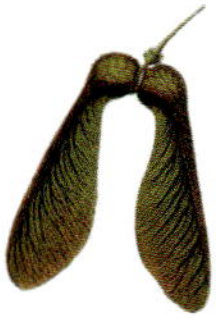

Berg-Ahorn

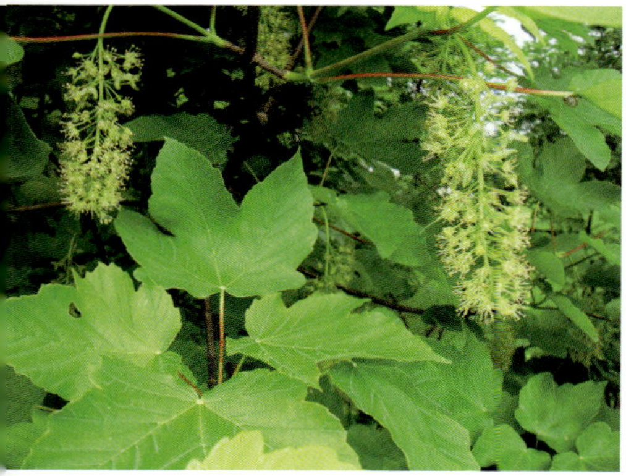

Der Bergahorn kann bis zu 500 Jahre alt werden. Im Vergleich zum Spitzahorn sind die Blätter nicht so zugespitzt, auch fehlt ihnen der Milchsaft. Die Blätter ähneln eher denen der Platane, daher der wissenschaftliche Name *pseudoplatanus*. Die Früchte des Bergahorns sind kleine Nüsschen mit langen Flügeln. Diese bewegen sich beim Fallen wie ein Propeller und können sich so, mit Hilfe des Windes, bis zu 125 Meter vom Mutterbaum entfernen. Diese Flügel sind ein weiteres Unterscheidungsmerkmal zum Spitzahorn. Beim Spitzahorn ist der Winkel wesentlich flacher, während beim Bergahorn die Flügel im spitzen bis rechten Winkel zueinander stehen, was dann aussieht wie ein Berg.

Wir merken uns: Beim Feldahorn sind die Flügel flach – wie ein Feld, beim Bergahorn stehen sie steil zueinander – wie ein Berg – und dazwischen liegt der Spitzahorn.

Aus dem Holz des Bergahorns werden Möbel, Küchengeräte, Tischplatten, Musikinstrumente, aber auch Parkett gemacht.

Frische **Ahornblätter** sammeln, zerstoßen und die so zerstückelten Blätter auf irritierte Hautflächen legen, kühlt und tut gut. Nicht bei offenen Wunden verwenden. Auch gegen Müdigkeit der Beine kann man Ahornblätter benutzen. Einfach in die Socken unter die Fußsohle legen.

Feld-Ahorn

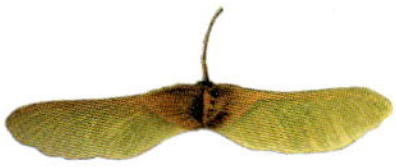

Der Feldahorn ist unsere kleinste Ahornart. Meistens wächst er als Strauch, seltener als Baum. Wir verwenden vom Feldahorn die Rinde, die wir im Frühling ernten. In Form von Tee wird sie dann bei Magenbeschwerden angewandt. Die Blätter wirken kühlend bei Fieber. Bei Tieren unter das Futter gemischt, verhindern die Blätter Entzündungen. Früher hat man die Blätter auch kulinarisch genutzt, indem man sie so wie Sauerkraut einstampfte.

Im Volksglauben gilt der Ahorn als Abwehrmittel gegen Hexen. Türstaffeln aus Ahorn verwehren ihnen den Eintritt in das Haus.

Spitz-Ahorn

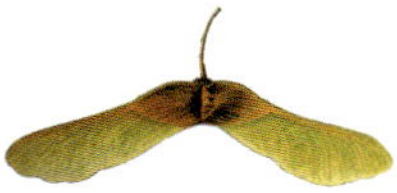

Die Blätter des Spitzahorns können sehr groß werden. Mit ein bisschen Fantasie sehen sie wie Hände aus. Der Name Spitzahorn weist auf die spitzen Blätter hin und Ahorn – vielleicht weil Kinder sich seit Ewigkeiten die Früchte auf die Nase setzen und als Nashorn agieren.
Der Spitzahorn wächst schneller als der Bergahorn, wird aber nicht so groß. Aus den Zweigen und Blättern tritt bei Verletzung ein weißer Milchsaft aus. Auch das unterscheidet ihn vom Bergahorn.
Das Holz des Ahorns ist nicht so hart wie andere Hölzer, aber man verwendet es trotzdem gerne. Liegt es doch besonders gut in der Hand. Man macht daraus Stiele für Arbeitsgeräte, Möbel, Kinderspielzeug oder man verwendet es zum Schnitzen. Stradivari, ein berühmter Geigenbauer, nahm es für den Bogen seiner Geigen, weil es einen besonderen Klang hatte.
Die jungen, zarten Blätter kann man im Frühling verschiedenen Salaten beifügen. Man kann sie auch zu Gemüse oder Suppe verarbeiten. In Notzeiten wurde die weiche innere Rinde ausgeschabt, getrocknet und dann zu Mehl vermahlen und zum Strecken von Getreide verwendet. Was man noch im Frühling machen kann? Man kann aus den angeritzten Stämmen Ahornsaft zapfen.

Ahornpunsch: 2 Liter Apfelsaft, 1 Liter Früchtetee, ¼ Liter Ahornsirup, 2 Zimtstangen, 5 Gewürznelken und 1 Teelöffel Kardamonkapseln. 10 Ahornblätter zum Anrichten.
Die Zutaten mischen und erwärmen. 15 Minuten ziehen lassen. Abseihen. In jedes Glas ein Ahornblatt legen und mit dem Punsch aufgießen. Eventuell ein geschältes Ahornästchen zum Umrühren nehmen.

Ahornrindentee: 1 Teelöffel der getrockneten Rinde mit ¼ Liter kochendem Wasser aufgießen. Kurz ziehen lassen. Bei Magenbeschwerden 3 Mal täglich eine Schale trinken. Dieser Aufguss eignet sich auch für äußere Anwendungen. Bei geröteter Haut ein getränktes Tuch 15 Minuten auf die betroffene Stelle legen.

Heilwirkung

Bei Fieber, Entzündungen, geschwollenen Gliedern, Insektenstichen, Geschwüren, Gerstenkorn, geschwollenen Augen.
Wunden: Die an Johannis gepflückten Ahornblätter werden getrocknet und später in kochendem Wasser erweicht. Sie gelten als sehr heilkräftig.

Eine alte Geschichte erzählt, dass früher bei Kopfschmerzen der Kopf mit an Johannis gebrochenen Ahornzweigen bestrichen wurde.

Alant

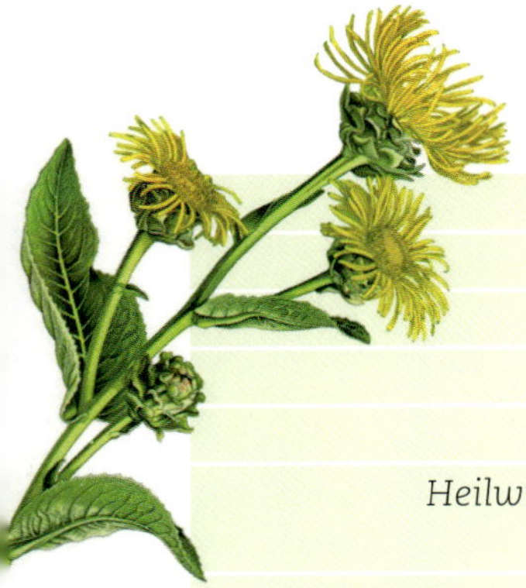

Inula helenium	**wissenschaftl. Name**
Asternartige (Asterales)	**Ordnung**
Korbblütler (Asteraceae)	**Familie**
Alant (Inula)	**Gattung**
Echter Alant	**Art**
Heilwurz, Gottesauge, Edelwurz, Glockenwurz, Garten-Alant, Helenenkraut	**Volksnamen**
Blätter, Blüte, Wurzel, Knospen	**Verwendung**
Helenin, ätherisches Öl, Inulin, Harz	**Inhaltsstoffe**

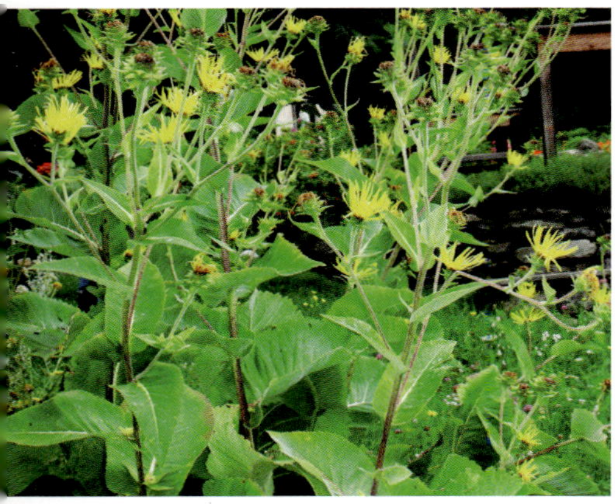

Der Alant wächst in Gärten, aber ebenso wild. Er wird auch Heilwurz oder Gottesauge genannt. Vielseitig ist er verwendbar. Die Wurzel wird getrocknet und pulverisiert, bei Bedarf nimmt man eine Messerspitze davon. Am besten in Papier oder einem Holzkistchen lagern.

Wichtig für die Wirkung des Alants sind die ätherischen Öle der Wurzel. Bei chronischem, lang anhaltendem Husten, Keuchhusten oder anderen die Bronchien betreffenden Leiden mischen wir die Alantwurzel mit anderen Hustenkräutern (Thymian, Spitzwegerich, Schlüsselblume) und machen einen Tee. Ein Tee aus der Wurzel oder den Blättern hilft auch bei Sodbrennen.

Heilwirkung

Er wirkt leicht antibiotisch, schleim- und krampflösend und lindert den Husten, fördert die Verdauung und ist gut für die Leber bei Gelbsucht. Bei Flechten und Ausschlägen gibt man ins Vollbad eine starke Abkochung der Wurzel. Wir verwenden die Wurzel bei Altersschwäche, Appetitlosigkeit und Blasenleiden. Alant wird in der Homöopathie als Urtinktur bei starkem Reizhusten, der nicht aufhören will, eingesetzt.

Eine **Alant-Tinktur** setzt man an, indem man ein Glas bis zur Hälfte mit zerkleinerten Alantwurzeln füllt und mit hochprozentigem Alkohol (Korn 80 %) auffüllt. 4–6 Wochen stehen lassen, dann abseihen und beschriften.

Die Wurzel ist wohlriechend, was wahrscheinlich von dem enthaltenen Inulin kommt. Inulin ist ein dem Fruchtzucker ähnliches Stärkemittel, das auch als Süßungsmittel in manchen Diabetikerprodukten enthalten ist.

Der Sage nach ist der Alant (Helenium) den Tränen der schönen Helena entsprungen. Er soll *angehexte Leiden*, wie z. B. den Hexenschuss, auch wieder weghexen können.

Aloe Vera

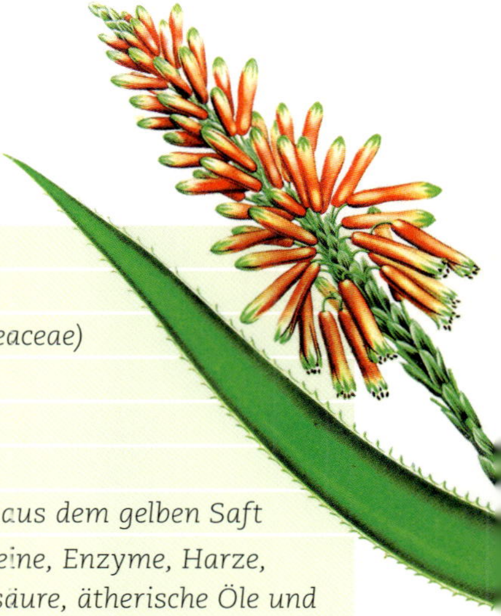

wissenschaftl. Name	*Aloe vera*
Ordnung	*Spargelartige (Asparagales)*
Familie	*Grasbaumgewächse (Xanthorrhoeaceae)*
Gattung	*Aloe (Aloe)*
Art	*Aloe vera*
Volksnamen	*Wüstenlilie, Agave*
Verwendung	*Blätter, Gel in den Blättern, Harz aus dem gelben Saft*
Inhaltsstoffe	*Aminosäure, Vitamine, Glycoproteine, Enzyme, Harze, Aloin, Gelatine, Saponine, Salicylsäure, ätherische Öle und Mineralstoffe*

Wir haben eine Aloe vera bei uns zu Hause. Sie ist die berühmte Schwester der Hauswurz. Es gibt weltweit circa 800 verschiedene Aloe-Arten. Die heilkräftigste ist wohl die Aloe vera. Die in Gärtnereien verkaufte Aloe miloti ist weniger heilsam.
Um an den Wundersaft der Aloe zu kommen, schneidet man ein Blatt oder mehrere Blätter ab und fängt den Saft in einem Glas auf. Der Saft wird dann gekocht, bis er eindickt. So wie beim Marmeladekochen wird der entstehende Schaum abgeschöpft. Den Saft gießt man dann in eine Schüssel und lässt ihn trocknen. Danach reibt man die Masse zu Pulver und bewahrt sie im Kühlschrank auf.
Was die Pflanze zu etwas Besonderem macht: Man kann sie in der Wohnung ziehen. Sie ist anspruchslos und wenn man sie braucht, ist sie da.

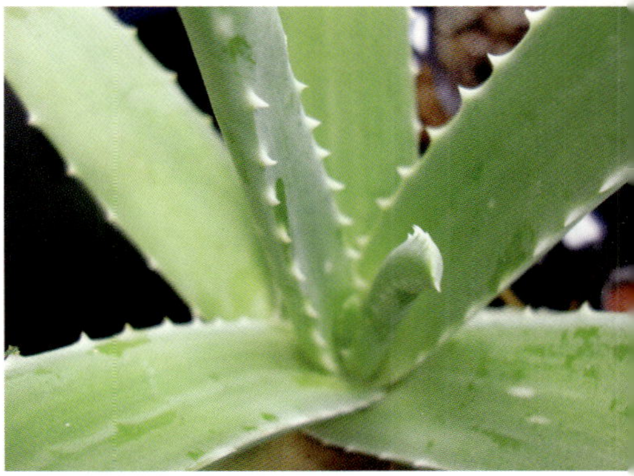

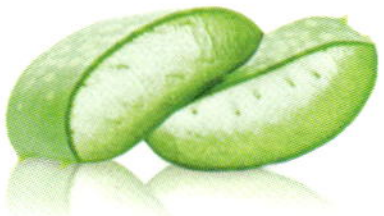

Querschnitt

Für eine **Tinktur** nehmen wir 20 g des Aloegels und übergießen es mit 100 ml hochprozentigem Korn. Dann eine Mondphase lang stehen lassen und zwischendurch immer wieder schütteln. Wir seihen ab und füllen die Tinktur in kleine Fläschchen. Man kann sie auch in Salben mischen oder tropfenweise einnehmen.

Heilwirkung

Entzündungshemmend, reizmildernd, wundheilend, blutstillend. Man verwendet sie bei Verbrennungen, Ekzemen, schlecht heilenden Wunden, Sonnenbrand, aber auch als Nahrungsergänzungsmittel. Leistungssportler schwören auf das Gel der Aloe. Es mildert den Schmerz, hilft bei der Regeneration, bei Zerrungen und auch bei Verstauchungen.

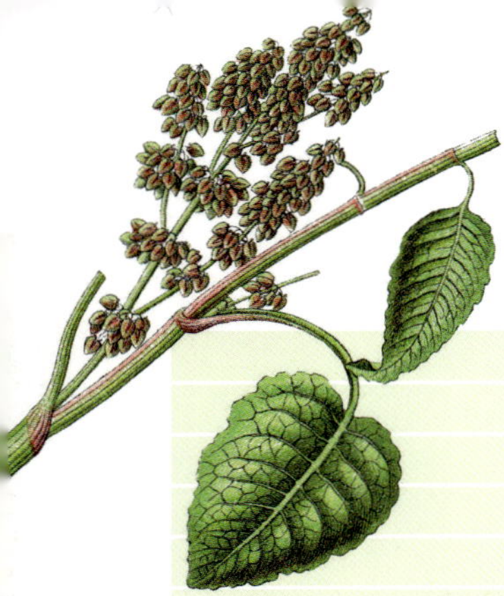

Alpenampfer

Rumex alpinus	**wissenschaftl. Name**
Nelkenartige (Caryophyllales)	**Ordnung**
Knöterichgewächse (Polygonaceae)	**Familie**
Ampfer (Rumex)	**Gattung**
Alpenampfer	**Art**
Plutschen, Bergrhabarber, Sauplotschen, Scheißplätschen	**Volksnamen**
Blätter, Wurzel	**Verwendung**
Oxalsäure und Bitterstoffe	**Inhaltsstoffe**

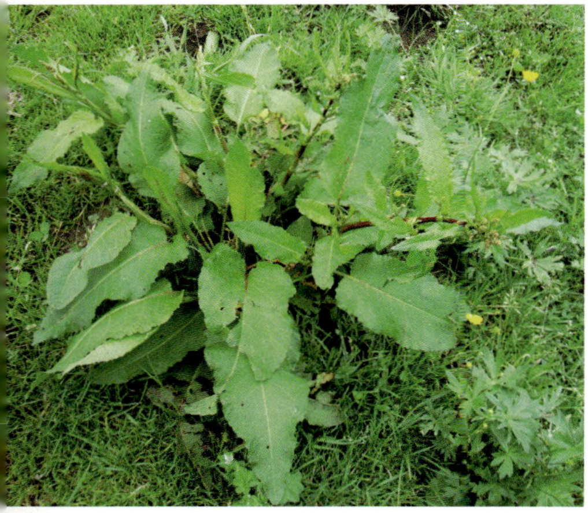

Der Alpenampfer ist ein Almunkraut. Er wächst vorwiegend in höheren Lagen. Wegen des hohen Gehalts an Oxalsäure wird er von den Weidetieren nicht gefressen. Unseren Bauern bringen die Plutschn, wie er sie nennt, oftmals zur Verzweiflung. Sie lieben nämlich Böden, die nährstoffreich sind. Früher wurde der Ampfer auf Almen verwendet, um die Butter und den Käse einzupacken und kühl zu halten. Aber auch als Klopapier. *Wanderers Klopapier* war ein geflügeltes Wort. Für die Gemüseküche wurden junge Blätter genommen und die Stängel in Süßspeisen verarbeitet. Da bei älteren Pflanzen der Gehalt an Oxalsäure steigt, nehmen wir nur die jungen Blätter. Man kann sie wie Spinat verarbeiten, wie Sauerkraut schneiden und als Wintergemüse einsalzen.

Heilwirkung

adstringierend,
hilft bei Verstopfung.

Für einen **Alpenampfer-Kuchen** machen wir einen Mürbteig. Für den Belag nehmen wir 20–25 gewaschene, geschälte Ampferstängel und schneiden sie in 2 cm lange Stücke. Dann marinieren wir diese mit 3 EL Zucker, 1 TL Zimt,
2 Esslöffel Rum und dem Saft einer ½ Zitrone. Diese Fülle wird auf den vorbereiteten Teig gegeben und bei 180 °C circa 30 Minuten gebacken. Wir verfeinern den Kuchen mit aufgeschlagenem Obers, in das wir etwas Zucker und Blüten (Mädesüß, Labkraut, Holunder, Rotklee usw.) unterheben.
Früher wurden die Blätter des Alpenampfers gekocht und dann in großen Gefäßen siliert. Die so durch die Milchsäuregärung haltbar gemachten Blätter lieferten wertvolles, eiweißreiches Schweinefutter.

Amarant

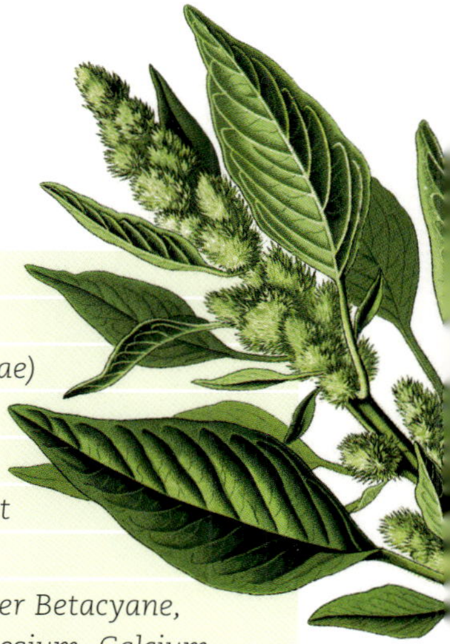

wissenschaftl. Name	*Amaranthus caudatus*
Ordnung	*Nelkenartige (Caryophyllales)*
Familie	*Fuchsschwanzgewächse (Amaranthaceae)*
Gattung	*Amarant (Amaranthus)*
Art	*Amarant*
Volksnamen	*Fuchsschwanz, Fuchsschwanz-Amarant*
Verwendung	*Blätter, Blüten, Samen*
Inhaltsstoffe	*pflanzliche Farbstoffe aus der Gruppe der Betacyane, Vitamin C, B, Betacarotin, Eisen, Magnesium, Calcium, Zink, Stärke und ungesättigte Fettsäuren*

Der Amarant ist eine der ältesten Nutzpflanzen der Welt. Er wächst überall. Ursprünglich ist er in Mexiko zu Hause. Er gilt bei uns als Neophyt (Neophyt = neue Pflanze, gebietsfremd). Die Samen einiger Arten sind ein hochwertiges Getreide. Er hat einen hohen Proteingehalt und gilt als glutenfrei.

Als wir bei einer Führung erfuhren, dass man die Samen poppen kann, sammelten wir reichlich davon. Wir wussten nicht, was für eine mühsame Arbeit das ist. Aber meinem Enkel hat´s geschmeckt. Wir haben etwas Öl in einer Pfanne heiß gemacht, die schwarzen Samenkügelchen dazugegeben, Deckel darauf und kurz durchgeröstet.

Medizinisch genutzt werden vorwiegend die Blätter. Man sagt, dass die Ernährung mit Amarantblättern und -samen körperlich und geistig fit hält. In den letzten 30 Jahren wurde der Amarant neu entdeckt. Er wird auch bei uns landwirtschaftlich angebaut.

Amarant-Samen

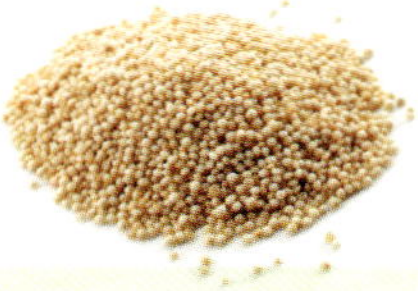

Gemüse: Die frischen Blätter wie Spinat zubereiten.
Pflanze ernten, wenn die Samen reif sind, und dann die Pflanze am besten über Backpapier aufhängen. Die Samen fallen auf das Papier.
Tee aus Amarant: 1 Esslöffel getrocknete Blätter mit 250 ml heißem Wasser übergießen, 8 Minuten ziehen lassen und abseihen.

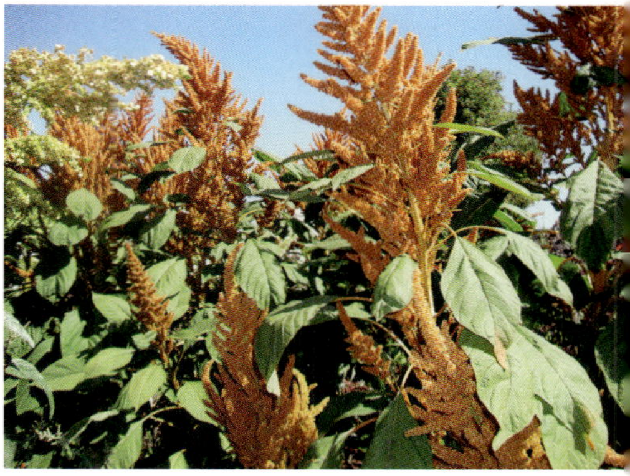

Heilwirkung

Er hilft bei Durchfall und gilt als Jungbrunnen. Auch bei Fieber, Kopfschmerzen, Migräne, Schlafstörungen ist er sehr wirksam. Wegen des hohen Eisengehalts ist er bei Blutarmut, aber auch bei Vitamin-C-Mangel zu empfehlen.

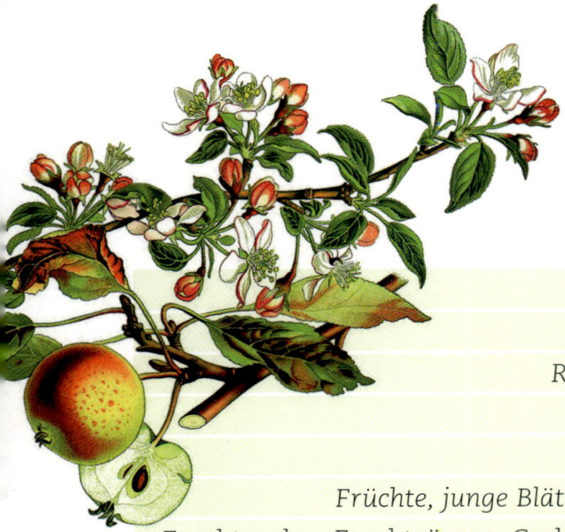

Apfelbaum

Malus sylvestris	**wissenschaftl. Name**
Rosenartige (Rosales)	**Ordnung**
Rosengewächse (Rosaceae)	**Familie**
Äpfel (Malus)	**Gattung**
Apfel	**Art**
Früchte, junge Blätter und Blüten, Apfelessig	**Verwendung**
Fruchtzucker, Fruchtsäuren, Gerbstoffe, Pektin, Vitamin A, B1, B6, C, E und Phosphorsäure	**Inhaltsstoffe**

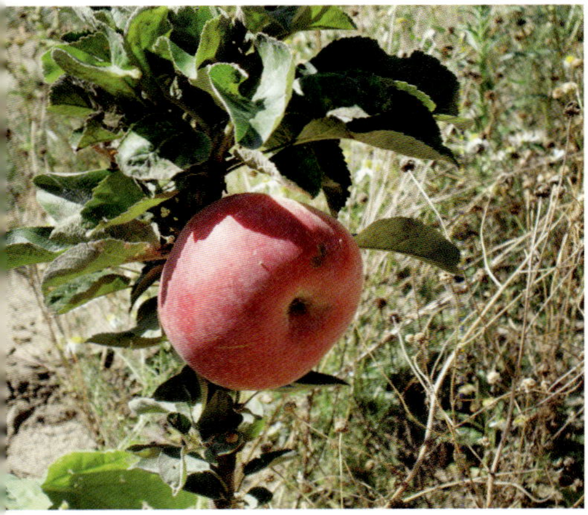

Über den Apfel etwas zu schreiben ist eigentlich nicht nötig. Jeder kennt ihn, jeder liebt ihn. *An apple a day keeps the doctor away,* ist vielen geläufig. Apfelbäume sind Flachwurzler. Die Vitamine sitzen gleich unter der Schale. Wenn wir Apfelkuchen machen, trocknen wir die übrig gebliebenen Schalen und verwenden sie in Teemischungen. Bei Erkältungen oder Grippe leisten sie uns gute Dienste.
Der Apfel zählt zu den Blutverdünnern, am besten am Vormittag essen, da kommen seine Eigenschaften optimal zur Wirkung. Bei Eisenmangel den Apfel mit normalen Nägeln spicken und zu Kompott verarbeiten, Nägel vorher entfernen. Wenn er bräunlich wird, einfach zerstoßen und für Auflagen verwenden. Löst Thrombosen auf.
Alle Apfelsorten sind aus dem Holzapfel gezüchtet. Gott sei Dank werden heute wieder die alten Sorten, wie z. B. Maschansker, Renette, Kronprinz Rudolf, Schafnase oder Krummstiel, angeboten.

Heilwirkung

Der Apfel regt die Verdauung an, wirkt schlaffördernd und stopfend. Wir nehmen ihn bei Eisenmangel, zur Blutverdünnung und zur Auflösung von Thrombosen. Er senkt auch den Cholesterinspiegel.

Apfelstrudel-Likör: Man beginnt damit im Herbst zur Apfelernte. Wir nehmen 14 dag Zucker, karamellisieren ihn in einer Pfanne, löschen mit 150 ml Wasser ab, geben 5 Gewürznelken, 1 Zimtrinde und ½ Vanilleschote dazu und lassen alles köcheln. Dann fügen wir circa 35 dag Apfelspalten mit der Schale und 1 Esslöffel Rosinen bei und dünsten sie bissfest. Überkühlt mit 700 ml Korn übergießen und gut verschlossen bis Weihnachten ziehen lassen. Filtern und in hübsche Flaschen füllen. Auch so schmeckt Apfelstrudel.

Apfelminze

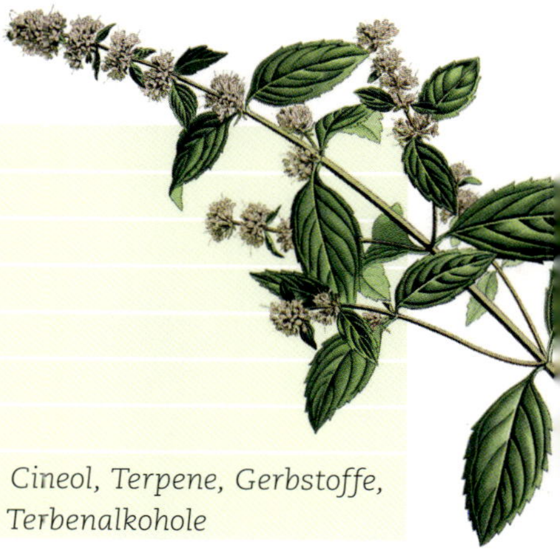

wissenschaftl. Name	*Mentha x villosa*
Ordnung	*Lippenblütlerartige (Lamiales)*
Familie	*Lippenblütler (Lamiaceae)*
Gattung	*Minzen (Mentha)*
Art	*Apfelminze*
Volksnamen	*Zottige Minze, Hainminze*
Verwendung	*Kraut*
Inhaltsstoffe	*Menthol, Menthon, Menthenon, Cineol, Terpene, Gerbstoffe, Bitterstoffe, ätherische Öle und Terpenalkohole*

Es gibt so viele Minzesorten, dass sicher jeder auf seinen Geschmack kommt. Die Apfelminze mag ich besonders, sie ist die sanfte Variante. Sanft und weich sind auch ihre Blätter, wenn man sie angreift. Sie ist ein Hybrid, das heißt, eine Kreuzung aus Grüner Minze *Mentha spicata* und der Rundblatt-Minze *Mentha suaveolens.*

Solche Hybriden hat auch mein Enkel in seiner Kräuterspirale. Dort haben sich Minzen aller Arten vereint. Da kann es dann schon passieren, dass die Pfefferminze einen feinen Orangenduft hat und die Apfelminze nach After Eight riecht. Im Prinzip sind alle Minzen gleich zu verwenden, mit Ausnahme der Poleiminze.

Verwendet werden die Blätter und auch die Blüten.

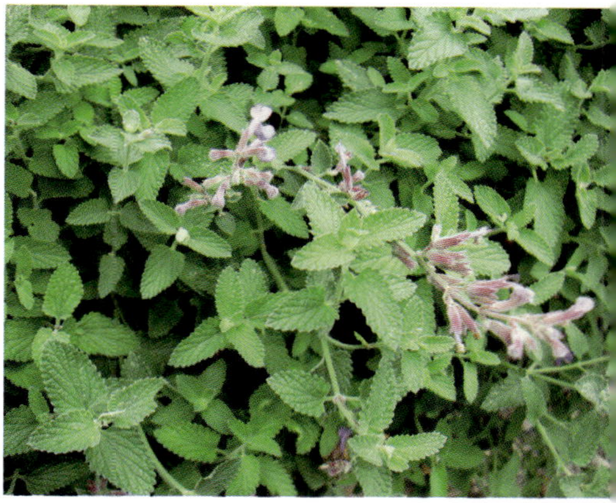

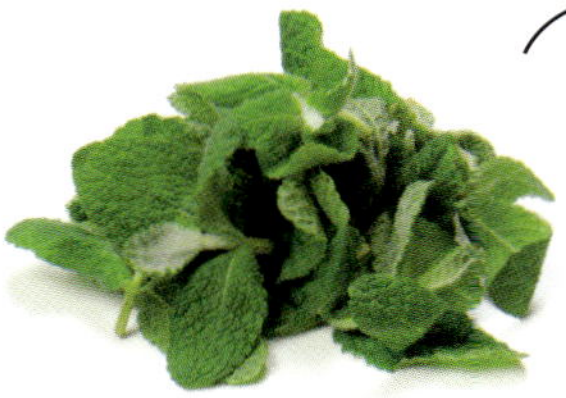

Blätter

Wir geben sie in **Teemischungen**, trocknen und mahlen sie mit Zucker oder machen einen **Pfefferminz-Likör**. Wir fügen die getrockneten Blätter Potpourris oder einem **Duftstrauß** bei. Einen Teil lassen wir für die Bienen, Hummeln und Schmetterlinge stehen. Auch sie mögen die Apfelminze.

Heilwirkung

Wirkt beruhigend auf Magen und Seele. Sie steigert die Gallensaftproduktion.
Das Öl wirkt antibakteriell, wir verwenden es in Salben.

Augentrost

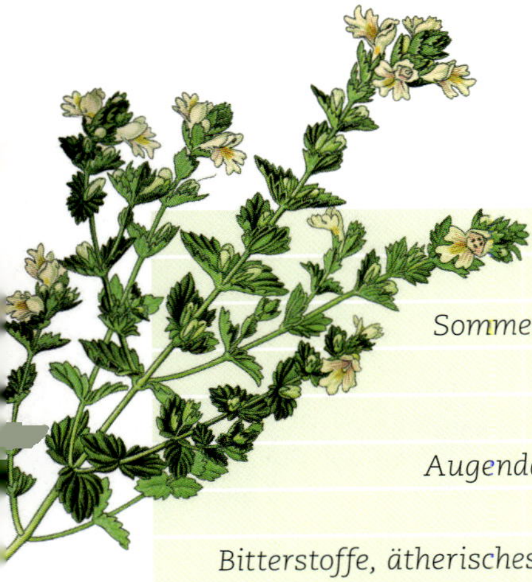

Euphrasia officinalis	**wissenschaftl. Name**
Lippenblütlerartige (Lamiales)	**Ordnung**
Sommerwurzgewächse (Orobanchaceae)	**Familie**
Augentrost (Euphrasia)	**Gattung**
Gemeiner Augentrost	**Art**
Augendank, Lichtkraut, Weihbrunnkessel	**Volksnamen**
blühendes Kraut	**Verwendung**
Bitterstoffe, ätherisches Öl, fettes Öl, Harz, das Glycosid Rhynanthin, Zucker, Salze, Cumarin, Aucubin, Tannine, Euphratansäure und aromatische Substanzen	**Inhaltsstoffe**

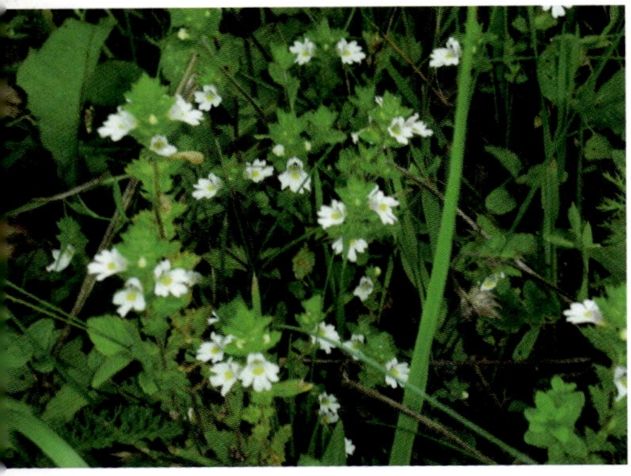

Der Augentrost ist gut für die Augen. Bei geschwollenen Augenlidern tränkt man Wattebäuschchen in Augentrost-Tee und legt sie 15 Minuten auf. Das kann man auch bei Bindehautentzündung machen. Hauptsächlich wird er aber in der Homöopathie verwendet. Euphrasia in der Potenz D0 bis D6 wird sowohl innerlich als auch äußerlich angewandt.
3 Mal täglich bis zu 15 Tropfen einnehmen. Seit über 80 Jahren werden homöopathische Tropfen mit Augentrost angesetzt.
Der Augentrost ist ein Halbschmarotzer, der sich mit seinen Saugwurzeln aus den Gräsern in seiner Nähe Mineralstoffe und auch Wasser holt. Es gibt verschiedene Arten von Augentrost und je nachdem, wo er saugt, sind auch seine Inhaltsstoffe immer ein bisschen anders.

Heilwirkung

Bei Bindehautentzündung, Lidrandentzündung, Gerstenkorn und Überanstrengung der Augen. Er wirkt augenstärkend, nervenanregend, zusammenziehend, hautstärkend, magenstärkend und schmerzlindernd. Wir verwenden ihn auch bei Heuschnupfen, Grippe, Kopfschmerzen, Schlaflosigkeit und Völlegefühl. Wie oben beschrieben, wird er auch in der Homöopathie genutzt.

Für eine **Augentrost-Tinktur** nehmen wir eine Handvoll frisches, blühendes Kraut, geben es in ein Glas und übergießen es mit 38%igem Korn, sodass der Schnaps circa 5 cm über dem Kraut steht. Wir lassen das Glas 6 Wochen am Fensterbrett stehen, schütteln dazwischen des Öfteren und filtern die Flüssigkeit. Diese Essenz verwenden wir innerlich tropfenweise bei Bedarf.
Für den inneren Gebrauch oder für Kompressen machen wir **Tee** aus Augentrost. 1 Teelöffel Kraut mit ¼ Liter kochendem Wasser übergießen und 15 Minuten ziehen lassen. Abseihen und trinken oder für eine Kompresse verwenden.

Baldrian

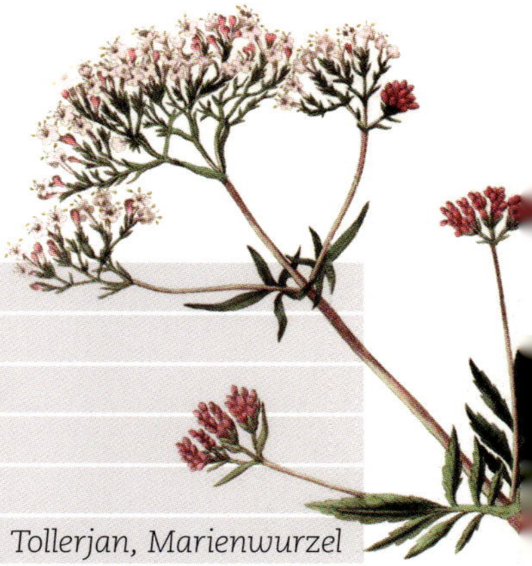

wissenschaftl. Name	*Valeriana officinalis*
Ordnung	*Kardenartige (Dipsacales)*
Familie	*Geißblattgewächse (Caprifoliaceae)*
Gattung	*Baldrian (Valeriana)*
Art	*Echter Baldrian*
Volksnamen	*Katzenkraut, Hexenkraut, Mondwurz, Tollerjan, Marienwurzel*
Verwendung	*Wurzel, Blüten, Blätter*
Inhaltsstoffe	*ätherische Öle, Gerbstoffe, Bitterstoffe, Harz, Iridoide, geringe Mengen Alkaloide*

Der Baldrian ist ein uraltes Heilmittel. Der Name Katzenkraut kommt nicht von ungefähr. Sein Geruch lockt die Katzen an. Bei Menschen wirkt Baldrian beruhigend und schlaffördernd. Bei Katzen löst er eine ganz andere Reaktion aus: Er ist aufputschend und aphrodisierend.
Wer es nicht glaubt, kann einen Versuch starten. An einem schönen Plätzchen einige Tropfen Baldriantinktur verteilen, ein bisschen geduldig sein. Es wird ein wildes Katzentreffen geben.
Die Wurzel wird im September ausgegraben und getrocknet. Für Kräuterkissen kann man auch die Blüten sammeln und trocknen, die aber nicht so geruchsintensiv sind.
In vielen Schlaftees ist Baldrian enthalten. Zusammen mit Hopfen, Johanniskraut und Melisse sorgt er für einen ruhigen Schlaf. Auch als Aroma für Spirituosen und Kräuterlimonaden kann man den Baldrian sparsam verwenden. Der Geruch der Pflanze ist leicht harzig und etwas bitter. Die Wurzel schmeckt zuerst süßlich und wird dann ebenfalls bitter.

Interessant ist, dass beim Baldrian zwei verschiedene Wirkungsweisen zusammentreffen. Zum einen ist er beruhigend, zum anderen anregend. Durch den entspannenden Effekt kann er sogar bei Prüfungsangst eingesetzt werden.

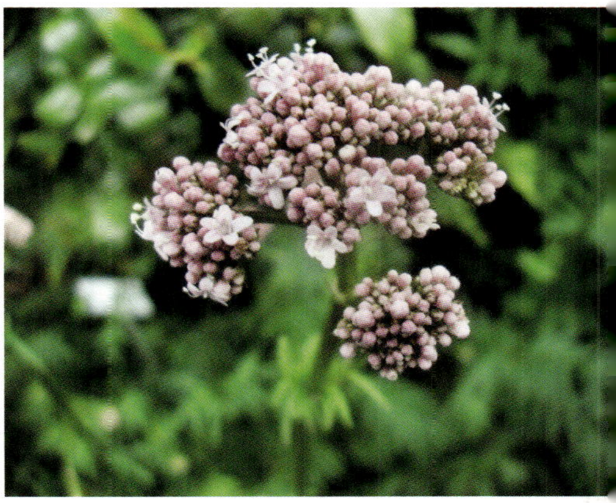

Heilwirkung

Der Baldrian macht ruhig und gelassen, schärft aber gleichzeitig die Konzentration. In vielen Arzneimitteln gegen Nervosität, Unruhe, Schlafstörungen und Angstzustände ist er enthalten. In der chinesischen Medizin (TCM) wird er, ähnlich wie Ginseng, zur allgemeinen Kräftigung gegeben.

streng geschützt

Bärlapp, Schlangen-

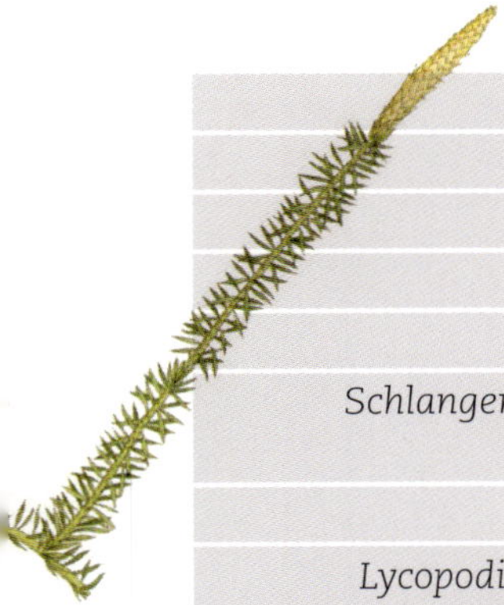

Lycopodium annotinum	**wissenschaftl. Name**
Bärlappartige (Lycopodiales)	**Ordnung**
Bärlappgewächse (Lycopodiaceae)	**Familie**
Bärlappe (Lycopodium)	**Gattung**
Bärlapp	**Art**
Schlangenmoos, Drudenfuß, Wolfsfuß, Kraunahaxn, Hexenkraut	**Volksnamen**
Sporen, Kraut	**Verwendung**
Lycopodin, Clavatin, Clavotoxin, fettes Öl, Glyzerin, organische Säuren, Palmitin, Stearin, Arachin, Hydrokaffeesäure, Zitronensäure, Apfelsäure	**Inhaltsstoffe**

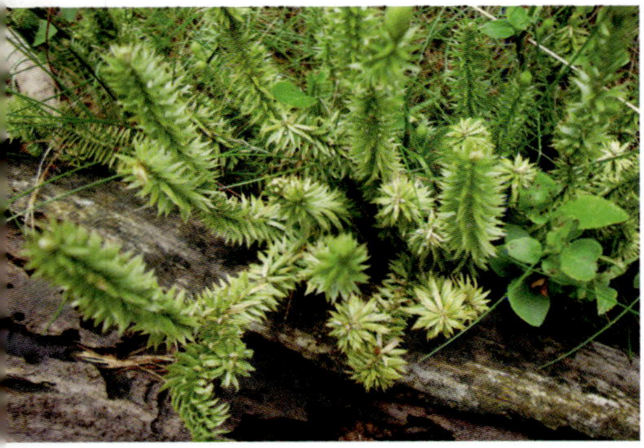

Heilwirkung

Seine Eigenschaften sind schmerzstillend, harntreibend, kühlend, wundheilend, blutstillend und krampflösend. Bei Hauterkrankungen, Rheuma und Gicht ist das Sporenpulver hilfreich. Das Pulver kann als Wundstreupulver verwendet werden, bei Wundliegen oder bei Babys, die im Windelbereich wund sind.

Als mir jemand das erste Mal von der Wundheilung durch *Kraunahaxn* erzählte, wusste ich überhaupt nicht, was er damit meinte. Immer wieder erwähnte er etwas, das am Boden wächst und ihn irgendwie an die Beine einer Krähe erinnerte. Freunde, die es sammelten und für Wunden verwendeten, sprachen von Wunder.

Helga, eine meiner ersten Lehrerinnen, konnte mir weiterhelfen. Sie machte mich auf den Bärlapp aufmerksam und sprach auch vom Hexenkraut.

In Kärnten brachte mir dann Christl zwei Ästchen mit, die wir trockneten und unserem Herbarium zuführten. Jetzt wussten wir, wie die *Kraunahaxen* ausschauen, und bald sahen wir auch die Sporen.

Der Bärlapp hat kriechende Stängel, die bis zu 2 Meter lang werden können, und moosartige Blättchen. Kleine gegabelte Ästchen steigen in die Höhe. An ihnen wachsen Fruchtähren mit dachziegelartigen Blättchen und zwischen diesen befinden sich die Sporenbehälter. In ihnen wachsen die Sporen, bis sie zwischen August und September reif zur Ernte sind. Durch Schütteln der Fruchtähren bekommt man dann das heiß begehrte Pulver.

Der Name *Hexenmehl* für die Sporen kommt daher, dass diese, wenn man sie ins Feuer bläst, mit leuchtenden Funken verbrennen. So interessant diese Pflanze auch ist: Sie steht unter Naturschutz!!!

Das Sammeln des Krauts ist verboten.

Bärlauch

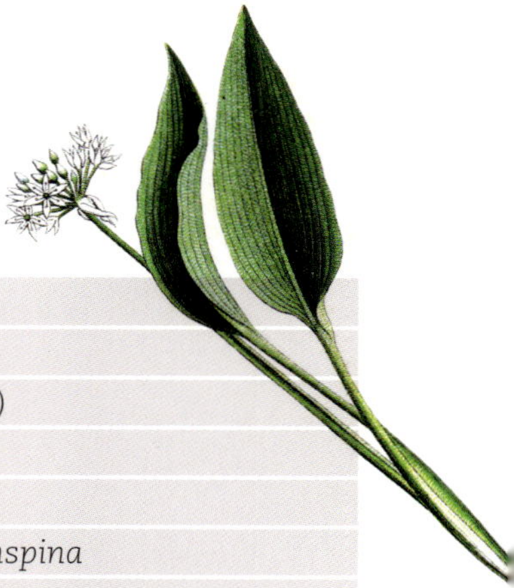

wissenschaftl. Name	*Allium ursinum*
Ordnung	*Spargelartige (Asparagales)*
Familie	*Amaryllisgewächse (Amaryllidaceae)*
Gattung	*Lauch (Allio)*
Art	*Bärlauch*
Volksnamen	*Hundskofl, Hexenzwiebel, Knoblauchspina*
Verwendung	*Blüten, Knospen, Blätter, Zwiebel*
Inhaltsstoffe	*Allicin, Vitamin C, ätherisches Öl, Mineralsalze und Eisen*

Beim Bärlauch ist die ganze Pflanze verwendbar. Wir sind sehr achtsam, denn Verwechslungen mit dem Maiglöckchen *Convallaria majalis* oder der Herbstzeitlose *Colchicum autumnale* passieren immer wieder, was tödliche Folgen haben kann. Wir pflücken jedes Blatt einzeln und machen die Knickprobe (unterstes Stück vom Blatt wird geknickt – es soll knacken). Schon im Mittelalter wurde der Bärlauch als Arznei und Nahrungspflanze genutzt. Auch heute tun wir es noch. In meiner Küche ist er gerne zu Gast, Bärlauchspätzle, Bärlauchnudeln, Bärlauchpesto, Bärlauchaufstrich – wir mögen ihn.

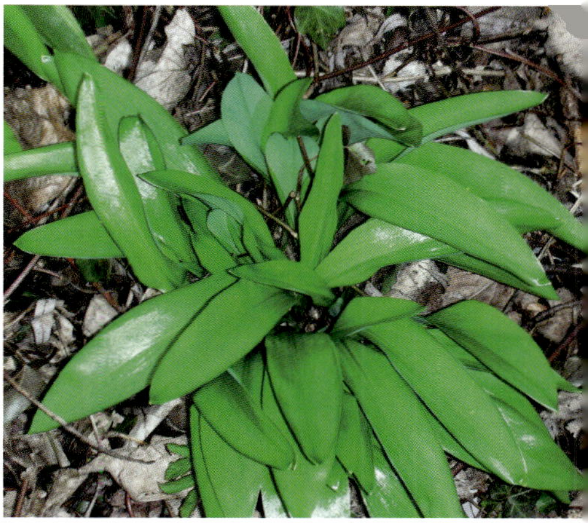

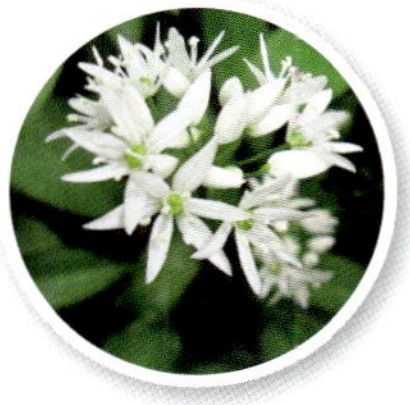

Blüte

Auch für eine **Bärlauchkur im Frühling** ist der Körper dankbar. Dazu setzen wir eine **Tinktur** an, die wir dann 14 Tage lang einnehmen. In ansteigender Form, das heißt: am Morgen 1 Tropfen, mittags 2 Tropfen, abends 3 Tropfen, das steigert sich, bis wir am 7. Tag am Abend 21 Tropfen nehmen und dann wieder abwärts gehen. Am 14. Tag zu Mittag sind wir dann wieder bei 1 Tropfen angelangt.

Bärlauch-Salz: In der Küchenmaschine die gewaschenen, übertrockneten Blätter zerkleinern, mit Meersalz mischen und über Nacht im Backrohr bei 30 °C trocknen. Türe etwas offen lassen.

Heilwirkung

Er wirkt blutreinigend, blutdrucksenkend und leitet Schwermetalle aus, fördert die Verdauung, verhindert Arteriosklerose und beugt Schlaganfall und Herzinfarkt vor.

Basilikum

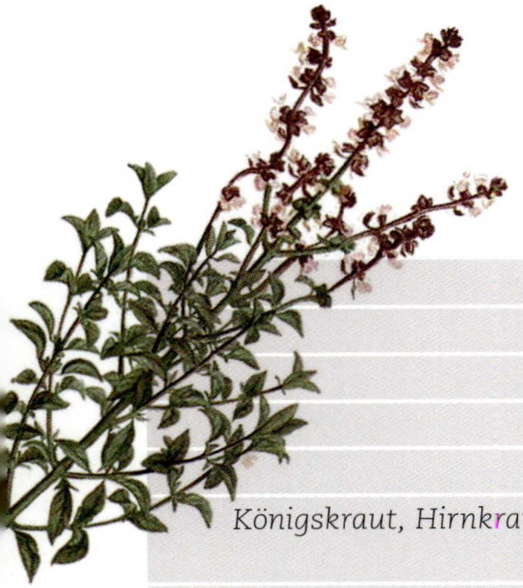

Ocimum basilicum	wissenschaftl. Name
Lippenblütlerartige (Lamiales)	Ordnung
Lippenblütler (Lamiaceae)	Familie
Basilikum (Ocimum)	Gattung
Basilikum	Art
Königskraut, Hirnkraut, Königsbalsam, Josefskräutlein, Basilienkraut	Volksnamen
Blätter, Blütenspitzen	Verwendung
Saponine, Flavonoide, Gerbstoffe, ätherisches Öl, Menthol, Methylcaviol, Beta-Sitosterol, Farnesol und Thymol	Inhaltsstoffe

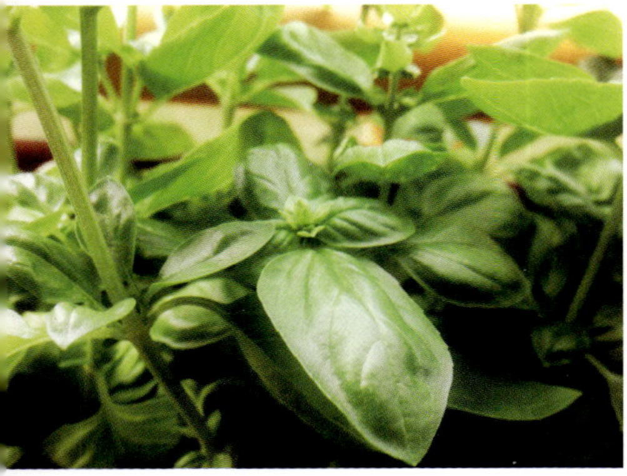

Auch das Basilikum ist mehr als ein Gewürzkraut. Bei Nervenproblemen, Grippe und Verstopfung kann es gute Dienste leisten.
Am häufigsten verwenden wir es jedoch, wenn wir Italienisch kochen. Bei Pasta, in Verbindung mit Tomaten, zeigt das Basilikum, was es kann. Ich mache sehr gerne Frischkäse selbst, bestreue ihn mit verschiedenen Salzmischungen, schneide ihn würfelig oder in Streifen und richte ihn dann mit Tomaten und Basilikum an. Ein herrliches Gericht.

Heilwirkung

Es hilft bei Migräne, stärkt die Verdauungsorgane, tut gut bei Wechseljahresbeschwerden, bei Magenkrämpfen, Verdauungsproblemen, Schwindelanfällen und auch bei Verstopfung. Das Basilikum sollte man oft einsetzen. Es wirkt antibakteriell, harntreibend, krampflösend, schweißtreibend, beruhigend und auch bei Fieber leistet es gute Dienste.

Basilikum-Pesto: 250 g Basilikum, 250 ml Olivenöl, 30 g Pinienkerne (oder Haselnüsse), 20 g Parmesan, etwas Salz und Pfeffer, eine Prise Muskat
Das Basilikum abzupfen, die Pinienkerne fein hacken. Alle Zutaten außer dem Öl in der Küchenmaschine mixen, dann kleinweise das Öl eingießen. In kleinen Gläsern lichtgeschützt aufbewahren. Beschriften nicht vergessen. Mit Spaghetti serviert oder auf einem Stück Weißbrot – lecker.
Basilikum-Tee: kann für Waschungen, aber auch für Umschläge verwendet werden. Bei Wunden, die schlecht heilen, tut so ein Umschlag gut.
Basilikum-Salz: Einen schönen Bund Basilikum zusammen mit einer Knoblauchzehe klein schneiden, mit 100 g Salz entweder in der Moulinette oder im Mörser mixen oder verreiben, auf ein Backblech geben, bei 40 °C einige Stunden trocknen lassen. Sieben und Restbröckerl nochmals mahlen.

Beifuß

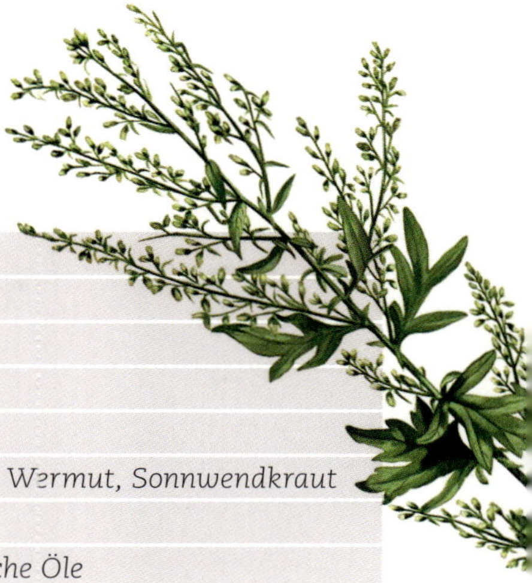

wissenschaftl. Name	*Artemisia vulgaris*
Ordnung	*Asternartige (Asterales)*
Familie	*Korbblütler (Asteraceae)*
Gattung	*Beifuß (Artemisia)*
Art	*Gemeiner Beifuß*
Volksnamen	*Ganslkraut, Besenkraut, Wilder Wermut, Sonnwendkraut*
Verwendung	*Blätter, Blüten*
Inhaltsstoffe	*Gerbstoffe, Bitterstoffe, ätherische Öle*

Der Beifuß ist, zum Leidwesen vieler Allergiker, sehr häufig anzutreffen. Schon seit ewigen Zeiten wurde er, zwecks besserer Verdauung, mit dem Gänsebraten mitgebraten. Die enthaltenen Bitterstoffe regen die Bildung von Magensaft und die Gallentätigkeit an. In Gegensatz zu anderen *Verdauungskräutln* hilft er nicht nur Magen und Darm, sondern unterstützt auch die Arbeit der Bauchspeicheldrüse. Man nimmt die oberen Blütenkörbchen, wenn sie noch geschlossen sind, danach werden sie ziemlich bitter.

Wie schon der Name sagt, ist der Beifuß gut für die Beine. Bei langen Wanderungen sollte man sich ein paar Zweige um die Beine binden, schon ist man wieder flotter unterwegs. Aus diesem Grund haben wir auch Beifußöl hergestellt. Es gibt schwachen Beinen doch wieder etwas Kraft.

Als beliebte Räucherpflanze ist er ebenso nicht wegzudenken.

Beifuß-Puffer: 500 g Kartoffeln, 1 Zwiebel, 2 Knoblauchzehen, 4 Eier, 75 g Mehl, Salz, Pfeffer und 2 TL gerebelten Beifuß, Sonnenblumenöl zum Ausbacken

Kartoffeln schälen und fein reiben. Zwiebeln und Knoblauch schälen und würfeln. Eier trennen. Eiweiß mit einer Prise Salz zu Schnee schlagen. Eigelb, Mehl, Kartoffeln, Zwiebel und Knoblauch mischen, den Schnee unterheben und mit Salz und Pfeffer würzen. Den Beifuß leicht einrühren. Fett in einer Pfanne erhitzen, kleine Portionen einlegen und herausbacken.

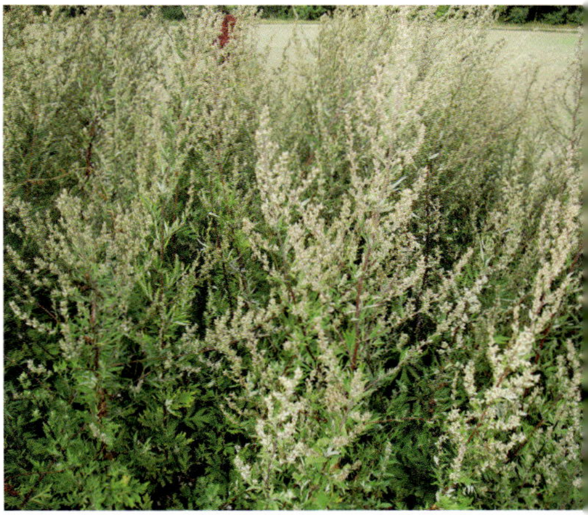

Heilwirkung

Bei Verdauungsstörungen, Appetitlosigkeit, Rheumatismus, müden Beinen, Nervenanspannungen, Blähungen, Gallenbeschwerden, Schlafstörungen und bei Muskelkater. Er wird auch gerne in der Frauenheilkunde verwendet.

Beinwell, Echter

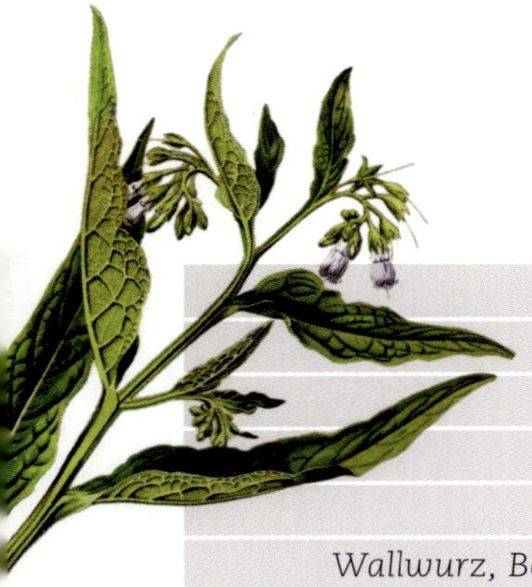

Symphytum officinales	**wissenschaftl. Name**
Raublattartige (Boraginales)	**Ordnung**
Raublattgewächse (Boraginaceae)	**Familie**
Beinwell (Symphytum)	**Gattung**
Echter Beinwell	**Art**
Wallwurz, Beinwurz, Wundallheil, Arznei-Beinwell,	**Volksnamen**
Wurzel, Blüten, Blätter	**Verwendung**
Pyrrolizidinalkaloide, Allantoin, Gerbstoff, Flavonoide, Schleimstoffe, Stärke, Triterpene, Asparagin und Kieselsäure	**Inhaltsstoffe**

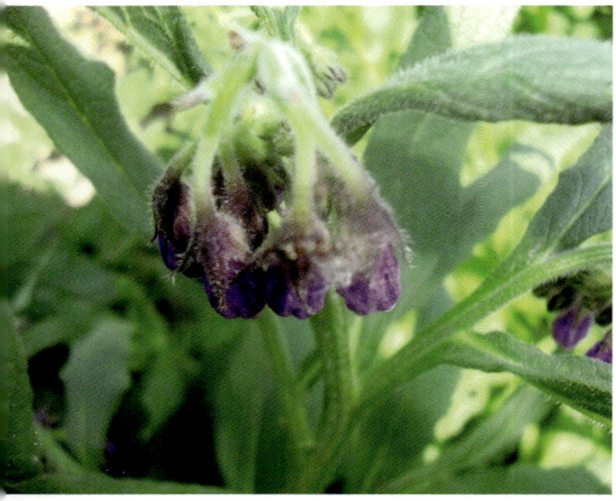

Beinwell, eines meiner geliebten *Unkräuter*! Aus meiner Hausapotheke ist er kaum wegzudenken. *„Ob als Öl, Salbe oder Tinktur, bei Knochen und Sehnen hilft Beinwell nur."*

Man erkennt den Beinwell an der Struktur seiner Blätter. Wenn man ihn einmal gefühlt hat, vergisst man ihn nicht mehr. Die Blätter sind rau, die Blüten lila, sie hängen wie Glöckchen an ihm und schmecken süß. Die Wurzel ist außen schwarz, innen hell. Er überrascht durch seine Schnellwüchsigkeit.

Eine liebe Bekannte, der ich einmal ein Fläschchen Beinwellöl mitbrachte – sie hatte Schmerzen an der Achillessehne – lief vier Wochen später den Berlin-Marathon.

Heilwirkung

Ob bei Sehnenscheidenentzündung, Gelenksbeschwerden, Prellungen, Gicht, Blutergüssen, Knochenbrüchen uvm. – da schwör ich auf den Beinwell.

Beinwell-Tinktur: 200 ml Alkohol, 15 g getrocknete oder frische Wurzeln (volles Glas) in Alkohol (mind. 40%ig) ansetzen, 3 Wochen ausziehen lassen, abseihen, filtern. Die Tinktur wird dunkelbraun.

Eine weitere Möglichkeit, Beinwell in all seiner Kraft zu verwenden, ist: **Wurzeln faschieren**, Busserl formen, auf ein Blech legen, tiefkühlen. Bei Bedarf auflegen und Folie darüber, sodass nichts verloren geht.

Beinwell-Öl: Wurzeln klein schneiden, in ein Glas geben (gut halbvoll), mit Bio-Sonnenblumenöl oder Bio-Olivenöl übergießen, das Glas verschließen und im Wasserbad circa 2 Stunden ziehen lassen. Beinwellöl ist hell.

Berberitze

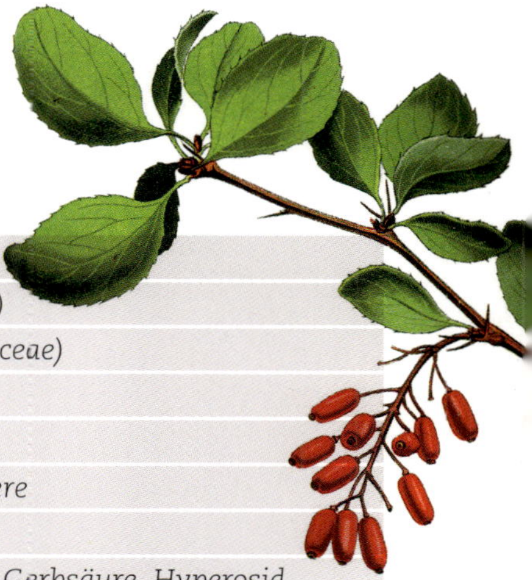

wissenschaftl. Name	*Berberis vulgaris*
Ordnung	*Hahnenfußartige (Ranunculales)*
Familie	*Berberitzengewächse (Berberidaceae)*
Gattung	*Berberitzen (Berberis)*
Art	*Berberitze*
Volksnamen	*Sauerdorn, Essigscharl, Essigbeere*
Verwendung	*Früchte, Wurzelrinde*
Inhaltsstoffe	*Früchte: Vitamin C, Capsanthin, Gerbsäure, Hyperosid* *Wurzelrinde: Alkaloide, Berberin, Gerbsäure und Jatrorrhizin*

Die Früchte sind rot und sauer. Darum wird sie auch Essigbeere genannt. Die Früchte werden für Marmelade und Likör genommen. Bei der Rinde verwenden wir die Wurzelrinde. Das heißt: 10 cm über Tag, 10 cm unter Tag, als Tinktur ansetzen. Diese hilft bei Leber- und Gallenbeschwerden.

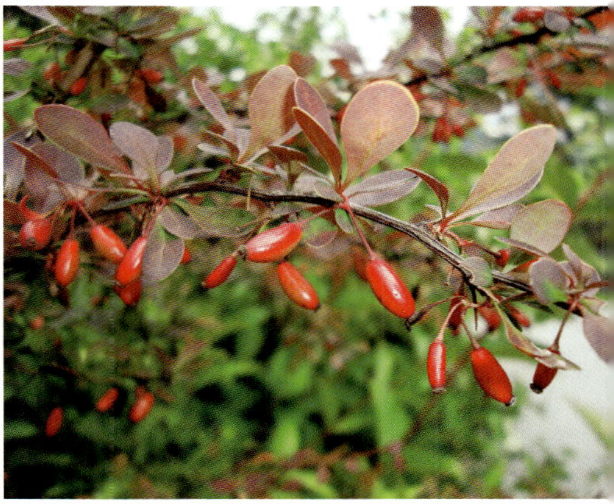

Die Berberitze wird auch in der Homöopathie verwendet. Als *Berberis* in der Potenz D2 bis D6. Auch hier wird sie bei Leber- und Gallenleiden, aber auch bei Nierenentzündung und Gelenksrheuma gegeben.

Berberitzen-Apfel-Gelee mit Minze:
¼ Liter Wasser, 1,20 kg Äpfel, 1 kg Berberitzen, 20 Blätter einer Minze (Pfefferminze, Apfelminze, Krause-Minze), 1 kg Gelierzucker, 4 EL Weinbrand

Die gewaschenen Berberitzen werden mit den Apfelspalten zusammen in einen Kochtopf gefüllt. Das Wasser und die Minzblätter dazugeben und zugedeckt erhitzen. Nach dem Aufkochen 20 Minuten ziehen lassen. Danach durch ein Tuch gießen und bis zum nächsten Tag abtropfen lassen. Den erkalteten Saft mit dem Gelierzucker mischen und erneut aufkochen. 5 Minuten sprudelnd kochen lassen, dann den Weinbrand einrühren. In vorbereitete Gläser füllen und etikettieren.

Heilwirkung

Sie wirkt entwässernd, blutdrucksenkend, ausscheidend und leicht abführend.
Wir verwenden sie bei Fieber, bei Magen- und Leberschmerzen, aber auch bei Gallen- und Steinleiden leistet sie gute Dienste. Sie wirkt appetitanregend, hilft bei Kopfweh und auch bei Zahnfleischbluten.

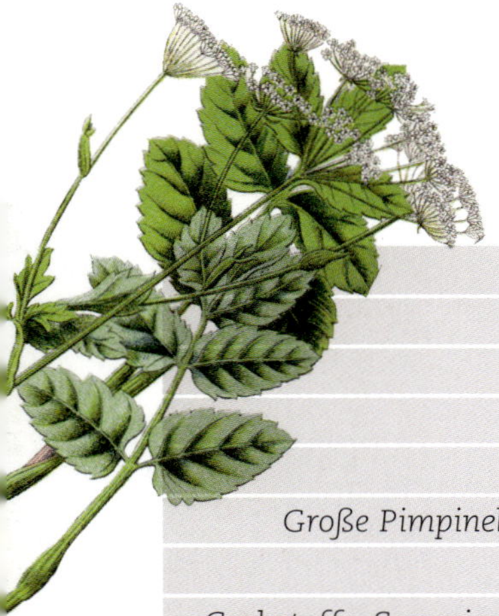

Bibernelle, Große

Pimpinella major	**wissenschaftl. Name**
Doldenblütlerartige (Apiales)	**Ordnung**
Doldenblütler (Apiaceae)	**Familie**
Bibernelle (Pimpinella)	**Gattung**
Große Bibernelle	**Art**
Große Pimpinelle, Pfefferwurz, Bockwurz, Pimpernell	**Volksnamen**
Wurzel	**Verwendung**
Gerbstoffe, Saponine, Cumarine, Furocumarin, ätherisches Öl, Polyacetylene und Pimpinellin	**Inhaltsstoffe**

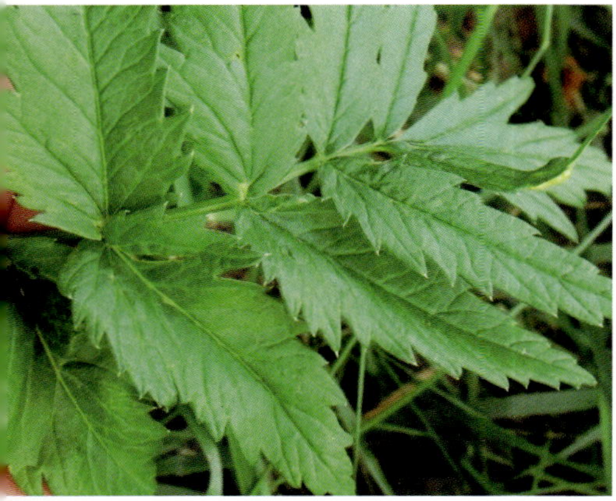

Heilwirkung

Bei Husten, Halsschmerzen, Halsweh, fieberhaften Erkältungen, Grippe, aber auch bei Verdauungsbeschwerden, Blähungen und Sodbrennen kann sie eingesetzt werden.

Die Bibernelle, oft auch *Pimpinella* genannt, was uns wegen der möglichen Verwechslung mit dem Kleinen Wiesenknopf, der auch als *Pimpinelle* bezeichnet wird, verboten wurde.
Die Bibernelle ist ein Doldenblütler, der Kleine Wiesenknopf zählt zu den Rosengewächsen.
Wenn wir Doldenblütler hören, dann sind wir achtsam. Viele unserer Giftpflanzen befinden sich darunter.
Die Wurzeln kann man im Oktober und November sammeln oder auch im Frühling. Man schneidet sie und trocknet sie an einem schattigen Ort.
In der Naturheilkunde wird die Bibernelle gerne als schleimlösendes Mittel eingesetzt und manchmal sogar in der Schulmedizin verwendet.
Es gibt auch die Kleine Bibernelle *Pimpinella saxifraga,* die genauso genutzt wird wie ihre große Schwester.
Die Wurzel, erst einmal gegraben, ist unverwechselbar. Sie läuft in der Luft blau an und riecht unangenehm. Sie böckelt. Darum auch der Name Bockwurz.

Geschichten, die sich um die Bibernelle ranken, gibt es viele. Der Legende nach sollen zu Pestzeiten die Vögel gezwitschert haben: *„Esst Kranewitt und Bibernell, dann sterbts ihr nicht so schnell."* Zu Christi Himmelfahrt gingen die Kinder Bibernellen-Wurzeln graben. Wer die größte Wurzel hatte, der war dann *Pimpinellenkönig* und lud seine Mitgräber zur Jause ein.

Bilsenkraut, Schwarzes *stark giftig*

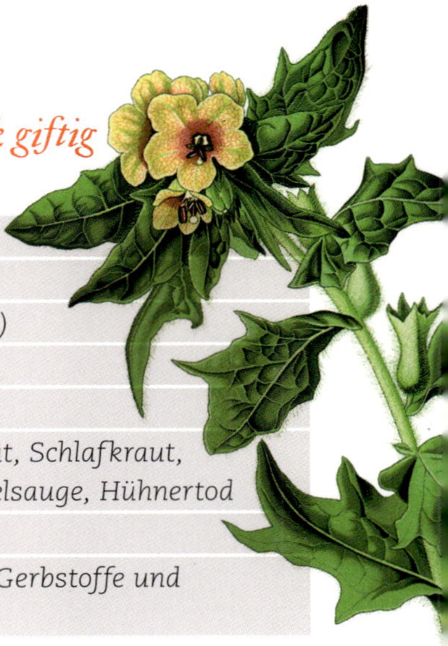

wissenschaftl. Name	*Hyoscyamus niger*
Ordnung	*Nachtschattenartige (Solanales)*
Familie	*Nachtschattengewächse (Solanaceae)*
Gattung	*Bilsenkraut (Hyoscyamus)*
Art	*Schwarzes Bilsenkraut*
Volksnamen	*Bilsenkraut, Hexenkraut, Becherkraut, Schlafkraut, Zigeunerkraut, Zahnwehkraut, Teufelsauge, Hühnertod*
Verwendung	*alle Teile der Pflanze sind sehr giftig*
Inhaltsstoffe	*Hyoscyamin, Alkaloide, Flavonoide, Gerbstoffe und Skopolamin*

Wird nur homöopathisch verwendet. Als *Hyoscyamus* in der Potenz bis D6. Wir geben es bei Husten und Krämpfen. Mehrmals täglich 5 Tropfen. Aber auch bei Halsschmerzen, Harnverhalten, Lähmung des Schließmuskels und bei Epilepsie kann man es anwenden.
Dass das Kraut nicht ganz ungefährlich ist, merkten wir, als eine Kräuterkollegin eine kleine Prise davon in eine Räuchermischung gab. Sie hörte Stimmen und rannte in Panik aus ihrem Haus.
Bei uns ist es häufig am Michelberg anzutreffen. Mein Enkel bemerkte einmal, dass der Michelberg wahrscheinlich die Abflugrampe der Hexen wäre. Wer weiß?
Das Bilsenkraut zählt zu den Nachtschattengewächsen *Solanaceae*. Sie alle sind giftig (Alkaloide) und riechen widerlich. Der unangenehme Geruch macht sich vor allem beim Zerreiben der Blätter bemerkbar.

Aus der griechischen Mythologie ist uns Circe, die mit einem Zaubertrank aus Bilsenkraut die Gefährten des Odysseus in Schweine verwandelte, bekannt. Im Mittelalter war es eine Zutat zur Flugsalbe der Hexen.
In einer Zeit, in der es noch keine Narkosemittel gab, half man sich mit Bilsenkraut und Schlafmohn. Wie immer bei Giftpflanzen sind wir sehr vorsichtig und erfreuen uns eher an ihrem Anblick.

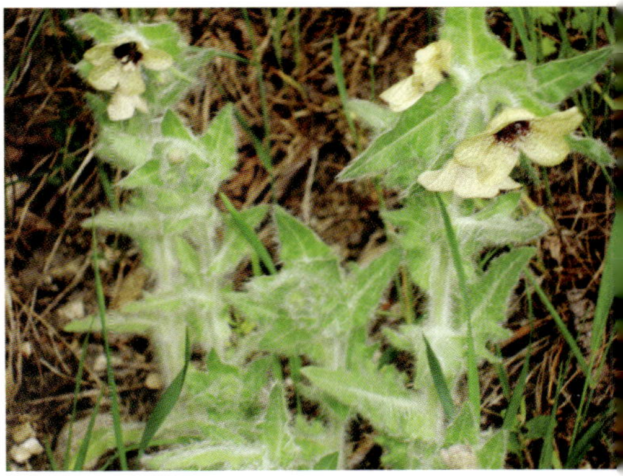

Heilwirkung

Nur homöopathisch verwenden.
In kleinen Mengen krampflösend und sekretionshemmend.
Bei Husten, Halsschmerzen, Muskelkrämpfen, Epilepsie kann man es homöopathisch einsetzen.

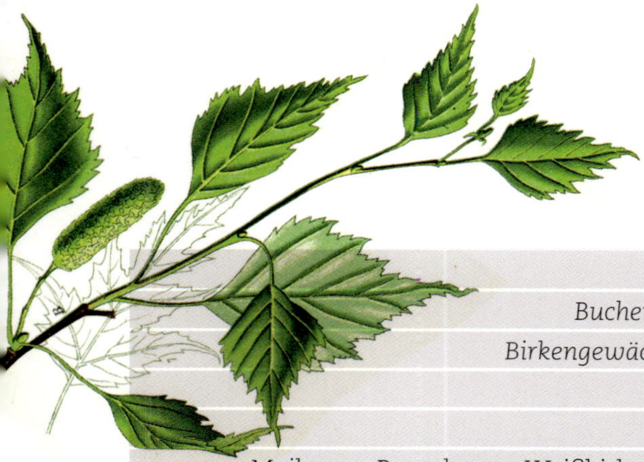

Birke, Hänge-

Betula pendula	**wissenschaftl. Name**
Buchenartige (Fagales)	**Ordnung**
Birkengewächse (Betulaceae)	**Familie**
Birken (Betula)	**Gattung**
Hängebirke	**Art**
Maibaum, Besenbaum, Weißbirke, Frühlingsbaum, Hexenbesen	**Volksnamen**
Saft, Knospen, Blätter	**Verwendung**
Flavonoide, Saponine, Gerbstoffe, ätherisches Öl, Harz, Bitterstoffe und Vitamin C	**Inhaltsstoffe**

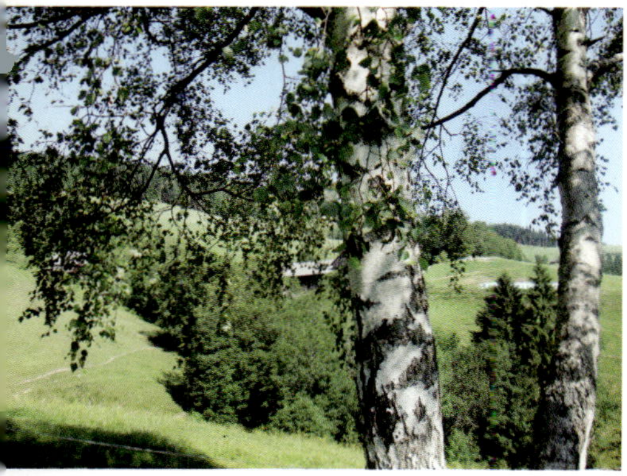

Die Birke gilt schon seit Urzeiten als heiliger Baum. Durch ihre weiße Rinde ist sie von anderen Bäumen leicht zu unterscheiden. Sie ist zart und seidig. Vom März bis zum Blattaustrieb im Mai hört man, wenn man ein Ohr an den Birkenstamm legt, wie der Saft aufsteigt. Der Baum pumpt die im letzten Sommer gespeicherten Nährstoffe von den Wurzeln in die Knospen. Dann ist der richtige Zeitpunkt gekommen, um den Baum anzubohren oder einen Ast zu kappen. Wenn man jemanden kennt, der einem erlaubt, einen Ast abzuschneiden, dann gehört man zu den Glücklichen, die in den Genuss des Birkensaftes kommen. Diese Methode gibt zwar nicht so viel her, aber für ein Gläschen am Tag wird es reichen.

Früher war die Birke ein sehr wichtiger Nutzbaum. Schon die Neandertaler machten Waffen und Werkzeuge aus Birkenholz. Besen wurden daraus gebunden und in alten Geschichtsbüchern kann man lesen, dass die Hexen auf ihren Birkenbesen zu ihren nächtlichen Treffen ritten. Das Birkenholz ist sehr haltbar und gegen Nässe resistent.

Heilwirkung

Ein Teeaufguss aus Blättern fördert die Entwässerung und hilft bei entzündlichen Erkrankungen der Niere und der Blase. Bei Grippe im Anflug, aber auch bei Rheuma, Gicht, bei Haarausfall und bei Hautproblemen hilft die Birke.

Ein **Tee zum Schwitzen:** Zusammen mit Lindenblüten haben Birkenblätter eine schweißtreibende Wirkung. 1 TL Birkenblätter und 1 TL Lindenblüten mit einer Tasse heißem Wasser übergießen und 5 Minuten ziehen lassen. In kleinen Schlucken trinken.

Birnenbaum

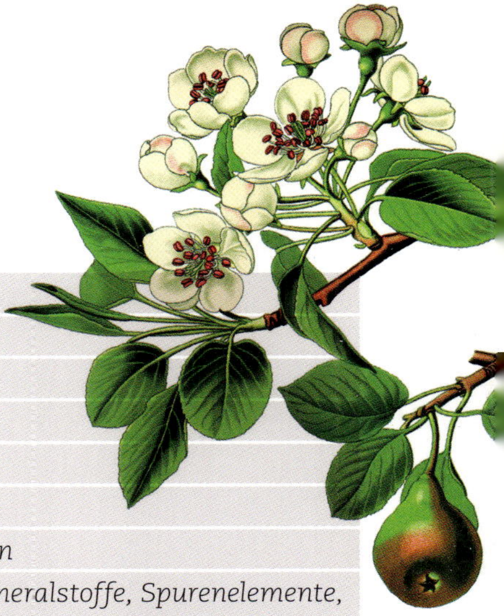

wissenschaftl. Name	*Pyrus communis*
Ordnung	*Rosenartige (Rosales)*
Familie	*Rosengewächse (Rosaceae)*
Gattung	*Birnen (Pyrus)*
Art	*Birne*
Volksnamen	*sind mir keine bekannt*
Verwendung	*Früchte, junge Blätter und Blüten*
Inhaltsstoffe	*Vitamin C, Folsäure (Vit. B), Mineralstoffe, Spurenelemente, Aminosäure, Kalium, Natrium, Kupfer, Zink und Calcium*

Ich mag Birnen und wenn ich an sie denke, fällt mir immer ein Gedicht aus Schulzeiten ein:
Herr von Ribbeck auf Ribbeck im Havelland,
ein Birnbaum in seinem Garten stand,
und kam die goldene Herbsteszeit
und die Birnen leuchteten weit und breit.
Ja, und nun steht ein Birnbaum in Rudis Garten. Heuer war die erste Ernte. Die Birne ist ein Tiefwurzler und enthält sehr viele Mineralstoffe. Wenn wir eine Birne in der Mitte durchschneiden, dann sehen wir um das Kerngehäuse eine bräunliche, körnige Schicht, das ist das Wertvolle der Frucht. Die Blätter der Birne können wir als Tee bei Blasenproblemen nutzen, die Früchte aber, die braucht jeder Körper. Egal ob gedörrt, frisch oder gekocht. Als Kompott, als Kuchenbelag, im Müsli oder im Obstsalat. Wir sollten sie oft essen, denn sie bindet Gift- und Schadstoffe. Birnen haben einen positiven Einfluss auf unsere Verdauung und – sie machen glücklich. Warum? Fast alle Menschen in unserer Zeit haben einen Folsäuremangel. Folsäure zählt zu den B-Vitaminen und diese wieder brauchen wir, um unsere körpereigenen Glückshormone zu aktivieren. Die Birne liefert uns reichlich davon, und so sollten wir diese Frucht auch reichlich genießen.

Tee aus Birnbaumblättern: 40 g Blätter mit 1 Liter kochendem Wasser übergießen und 20 Minuten ziehen lassen. Abseihen und über den Tag verteilt trinken.

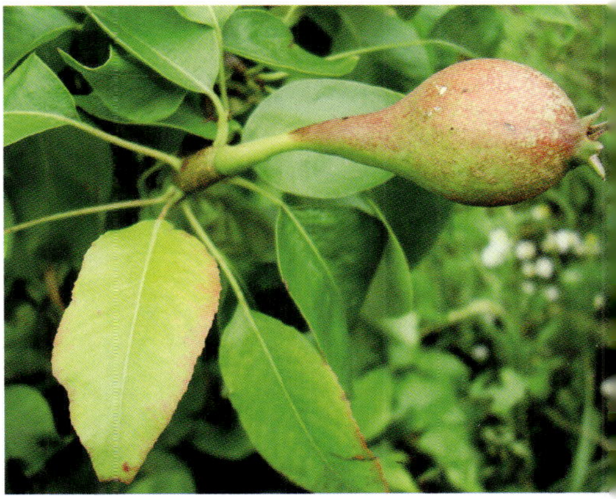

Heilwirkung

Sie wirkt gegen Durchfall, ist harntreibend, wundheilend, adstringierend und antiseptisch. Auch hilft sie bei Blasenentzündung und Nierensteinen.

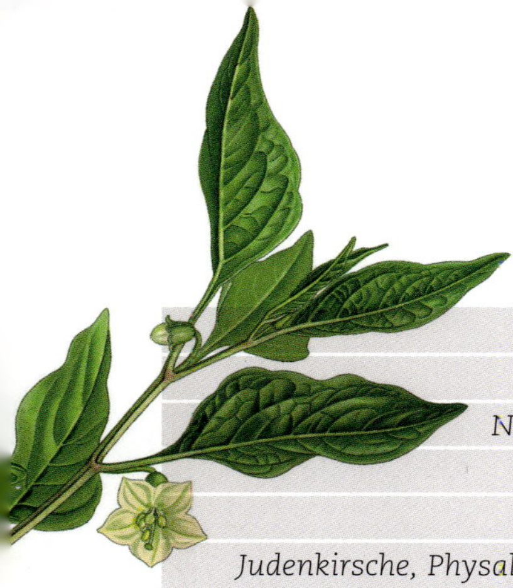

leicht giftig

Blasenkirsche

Physalis alkekengi	**wissenschaftl. Name**
Nachtschattenartige (Solanales)	**Ordnung**
Nachtschattengewächse (Solanaceae)	**Familie**
Blasenkirsche (Physalis)	**Gattung**
Blasenkirsche	**Art**
Judenkirsche, Physalis, Lampionblume, Kapstachelbeere, Laternenblume	**Volksnamen**
Früchte	**Verwendung**
Vitamine, Mineralstoffe, Bitterstoffe, Karotin, Gerbstoffe, Schleimstoffe, Steroide und Physalin	**Inhaltsstoffe**

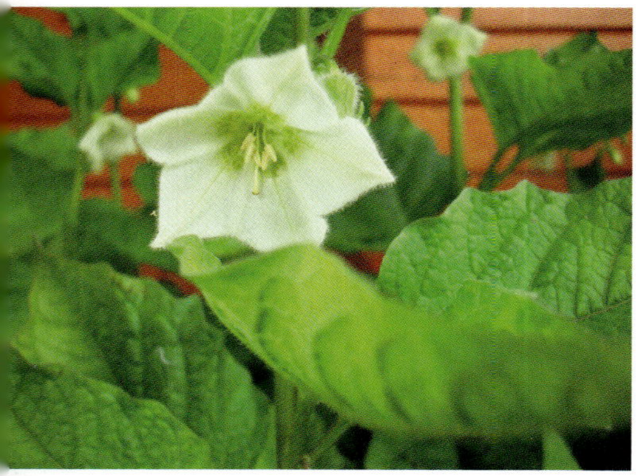

Blasenkirsche, Judenkirsche, Physalis, Lampionblume. Dieses Nachtschattengewächs ist uns unter verschiedenen Namen bekannt. Man soll nichts übertreiben, aber eine Frucht täglich ist schon etwas Feines. Sie wirkt harntreibend, blutreinigend, hilft bei Nervenproblemen, bei Steinleiden und bei Gelenksentzündung. In den Blättern und der Blase ist mehr Gift als in der Beere, darum vorsichtig öffnen.

Der Name Laternenblume stammt von den lampionähnlichen Fruchthüllen der Pflanze. Bei uns in Leitzersbrunn fühlt sich die Physalis sehr wohl und sie breitet sich auch ganz schön aus – was uns sehr freut.

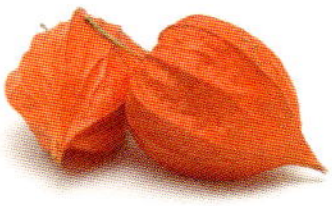

Früchte

Heilwirkung

Wirkt harntreibend und ist gut für die Blase. Wurde früher als Diureticum (Wirkstoff zum Ausschwemmen von Wasser aus menschlichem oder tierischem Körper durch die Nieren) bei Gicht, Rheuma und bei Gelbsucht verwendet. In der Homöopathie bei Blutungen und Blasenleiden.

Eine **Tinktur** macht man aus den frischen Früchten. Eine Handvoll davon mit hochprozentigem Alkohol übergießen und eine Mondphase lang stehen lassen. Filtern und die Früchte etwas auspressen. Diese Tinktur kann man tropfenweise einnehmen oder homöopathisch verschütteln.

Für den **Tee** nehmen wir 1 Teelöffel getrocknete Früchte, stellen sie mit ¼ Liter kaltem Wasser zu, lassen alles kurz aufkochen und noch einige Minuten ziehen. Dann abseihen. Bei Bedarf 3 Mal täglich eine Tasse trinken.

Blutweiderich

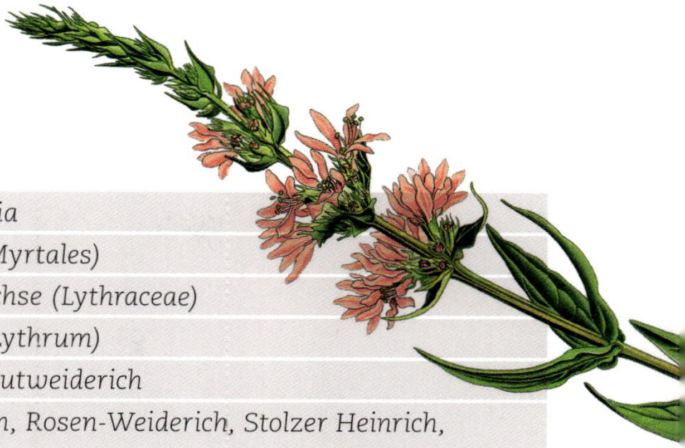

wissenschaftl. Name	*Lythrum salicaria*
Ordnung	*Myrtenartige (Myrtales)*
Familie	*Weiderichgewächse (Lythraceae)*
Gattung	*Blutweiderich (Lythrum)*
Art	*Gewöhnlicher Blutweiderich*
Volksnamen	*Ähren-Weiderich, Rosen-Weiderich, Stolzer Heinrich, Blutkraut*
Verwendung	*Blüten, Blätter, Wurzel*
Inhaltsstoffe	*Gerbstoffe, Schleimstoffe, ätherisches Öl, Gerbsäure, Vitexin, Anthocyanin, Salicarin und Pektin*

Wunderschön sieht er aus, der Blutweiderich. Gerne wächst er an Ufern. Er ist eines der ältesten Volksheilmittel und war auch eine der ersten Heilpflanzen, die in der Homöopathie Einzug hielten. Als Urtinktur oder D1 ist er bei Durchfall eine schnelle Hilfe.
Aber auch als Bachblüte bietet er sich an. Hier löst er Stressfaktoren auf und macht glücklich und zufrieden.
Ebenso leistet er als Räucherpflanze gute Dienste. Dazu wird vor allem die Wurzel verwendet. Harmonie und Frieden kehren mit ihm ein und mit dem Rauch verlässt alles Ungute (zumindest vorübergehend) den Raum.
Interessant ist, dass, was bei uns z. B. das Drüsige Springkraut und der Japan-Knöterich bezüglich der ungewollten Verbreitung sind, in Amerika der Blutweiderich ist. Irgendwie hat er den Weg über den großen Teich geschafft und breitet sich nun dort aus. Er ist, als typisch europäisches Gewächs, in seiner neuen Heimat Amerika ein Problem.

Für eine **Tinktur** nehmen wir 50 g getrocknetes Kraut und setzen es mit ¼ Liter Korn an. Nach 2 bis 3 Wochen filtern wir es und vermischen den Rückstand mit ¼ Liter abgekochtem Wasser. Filtern wieder und drücken den Rückstand aus. Nun vermischen wir die beiden Flüssigkeiten. Davon trinken wir 2 Mal täglich ½ Stamperl. Es reinigt Magen und Darm und stärkt die Lebensenergie.

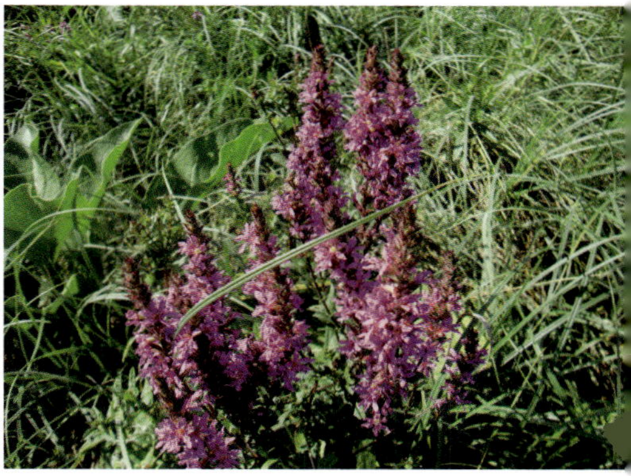

Heilwirkung

Er wirkt blutstillend, hemmt Juckreiz, hilft bei Husten, Durchfall, wirkt unterstützend bei Diabetes und bei leichten inneren Blutungen, antibakteriell und stopfend, hilft bei Nasen- und Zahnfleischbluten. Bei Hautausschlägen und Ekzemen sind Waschungen angeraten.

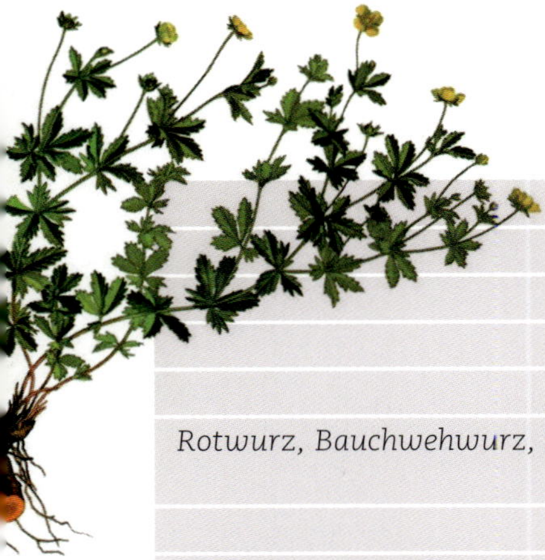

Blutwurz

Potentilla erecta	**wissenschaftl. Name**
Rosenartige (Rosales)	**Ordnung**
Rosengewächse (Rosaceae)	**Familie**
Fingerkräuter (Potentilla)	**Gattung**
Blutwurz	**Art**
Rotwurz, Bauchwehwurz, Ruhrwurz, Tormentill, Feigwurz, Natternwurz	**Volksnamen**
Wurzel	**Verwendung**
Gerbstoffe, Tormentol, ätherisches Öl, Harz, roter Farbstoff, Gerbsäure	**Inhaltsstoffe**

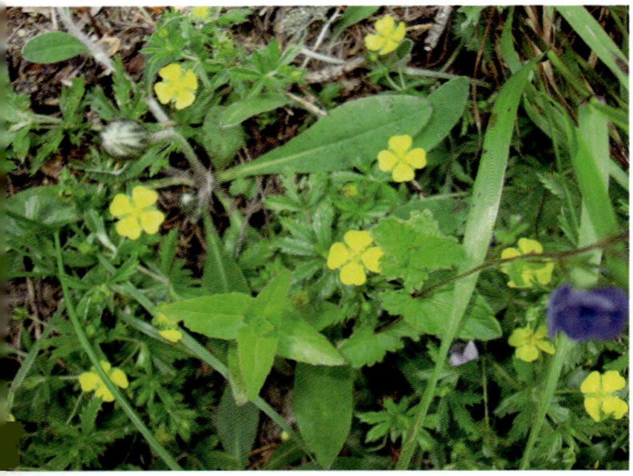

Ich freue mich immer, wenn ich das Pflänzchen entdecke. Es begleitet mich schon lange. Eine Verwechslung mit anderen Fingerkräutern ist eigentlich nicht möglich, hat sie doch ein untrügliches Merkmal: Sie besitzt nur vier Blütenblätter, die anderen Fingerkräuter haben fünf.

Wurzeln

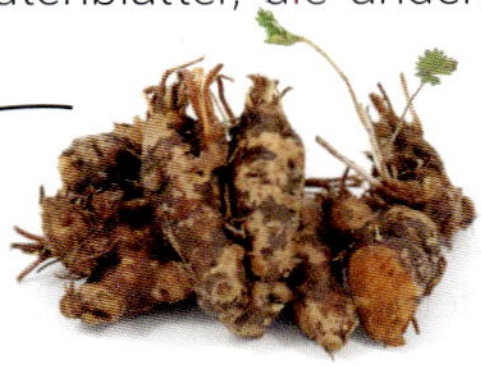

Heilwirkung

Sie wirkt blutstillend, desinfizierend, zusammenziehend, krampflösend und stopfend. Wir verwenden sie bei Durchfall, Zahnfleischproblemen, als Gurgelwasser, bei Magenproblemen, Rheuma, Gicht, aber auch zur Senkung des Blutzuckers. Blutwurzpulver hilft bei offenen Wunden, die Blutung hört auf, das Gewebe wächst schön zusammen.

Eine **Tinktur**, hier wird die Wurzel angesetzt, leistet gute Dienste. Blutrot wird sie. Wir nehmen 2–3 Tropfen bei Durchfall oder machen eine Abkochung zusammen mit Salbei, die wir als Spülung bei Zahnfleischproblemen verwenden.

Eine **Blutwurzsalbe** ist eine ganz tolle Heilsalbe. Bei Ekzemen, Hautunreinheiten, aufgesprungenen Lippen oder für einen wunden Kinderpopo verwenden wir sie gerne. Wir nehmen 100 ml Blutwurzöl und 15 g Bienenwachs (für das Blutwurzöl setzen wir die Wurzel in einem guten, kalt gepressten Öl an). Das Bienenwachs wird im Wasserbad bei circa 70 °C zum Schmelzen gebracht, dann das Blutwurzöl beigefügt und gut mit dem flüssigen Wachs verrührt. Sobald eine gleichmäßige, klare Fettcreme entstanden ist, das Glas aus dem Wasserbad nehmen. Die Salbe glatt rühren und abgekühlt in kleine Gläser füllen. Ergibt drei kleine Gläschen.

Borretsch

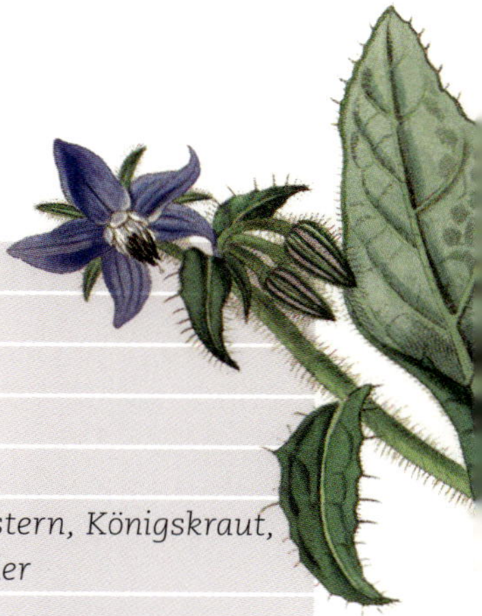

wissenschaftl. Name	*Borago officinales*
Ordnung	*Raublattartige (Boraginales)*
Familie	*Raublattgewächse (Boraginaceae)*
Gattung	*Borretsch (Borago)*
Art	*Borretsch*
Volksnamen	*Gurkenkraut, Bienenfutter, Blauhimmelstern, Königskraut, Schöne Italienerin, Herzfreund, Augenzier*
Verwendung	*Blüten, Blätter*
Inhaltsstoffe	*Flavonoide, Gerbstoffe, Harze, Kieselsäure, Saponine, Pyrrolizidinalkaloide, Vitamin C, ätherische Öle und ungesättigte Fettsäuren*

Der Borretsch wird in den meisten Kräutergärten angebaut. Junge Blätter könnte man vielleicht mit dem Beinwell *Symphytum officinale* verwechseln, jedoch fehlt diesem der Gurkenduft, der dem Borretsch den Namen Gurkenkraut eingebracht hat. Durch seine hellblauen Blüten wirkt er besonders schön. Er ist ein Symbol für Fröhlichkeit.
Borretschsamenöl ist das Beste, was man bei Neurodermitis nehmen kann. Ein Öl, das man in Salben verarbeitet oder als Kapseln verwendet.

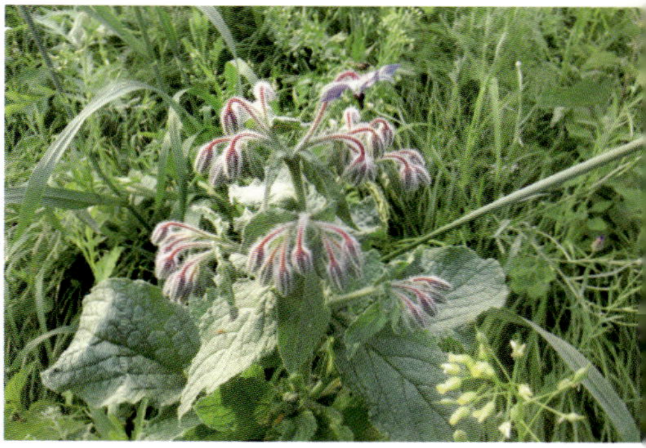

Schlaftrunk: 2 Teelöffel frisches Kraut in eine Tasse geben, mit kochendem Wasser übergießen, zugedeckt 5 Minuten ziehen lassen. Abseihen und mit einem Löfferl Honig und einer Zitronenscheibe kurz vor dem Schlafengehen heiß trinken.
Die Blätter kann man als **Gewürz** für Fisch und auch für Gemüse verwenden.
Wir machen gerne ein **Borretschpesto**, das wir dann mit Spaghetti servieren. Dafür brauchen wir 20 dag Borretschblätter und 100 ml Olivenöl. Die Blätter waschen und von den groben Stielen befreien. 2 Minuten in kochendem Salzwasser blanchieren. Kalt abschrecken und gut abtropfen lassen. Zusammen mit dem Olivenöl pürieren. In eine große Pfanne geben und erwärmen. 2 Esslöffel geriebenen Parmesan zugeben sowie die bissfest gekochten Spaghetti. Mit Salz und Pfeffer abschmecken.

Heilwirkung

Bei Herzschwäche, Traurigkeit, Verstopfung, Gicht, Rheuma, Depressionen, Schlaflosigkeit, Hautausschlägen und hohem Blutdruck. Er wirkt beruhigend, entzündungshemmend, schleimlösend und entgiftend.

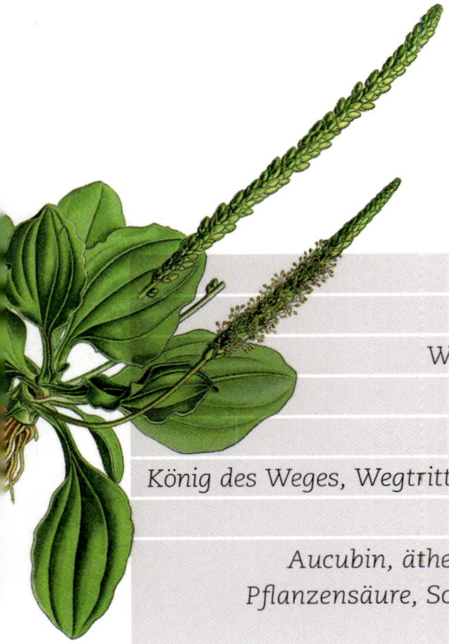

Breitwegerich

Plantago major	wissenschaftl. Name
Lippenblütlerartige (Lamiales)	Ordnung
Wegerichgewächse (Plantaginaceae)	Familie
Wegeriche (Plantago)	Gattung
Breitwegerich	Art
König des Weges, Wegtritt, Rippenblatt, Saurüssel, Mäuseohr	Volksnamen
Blätter, Blüten, Samen, Wurzel	Verwendung
Aucubin, ätherische Öle, Gerbstoffe, Flavonoide, Pflanzensäure, Schleimstoffe, Alantoin, Bitterstoffe, Salicylsäure und bittere Glycoside	Inhaltsstoffe

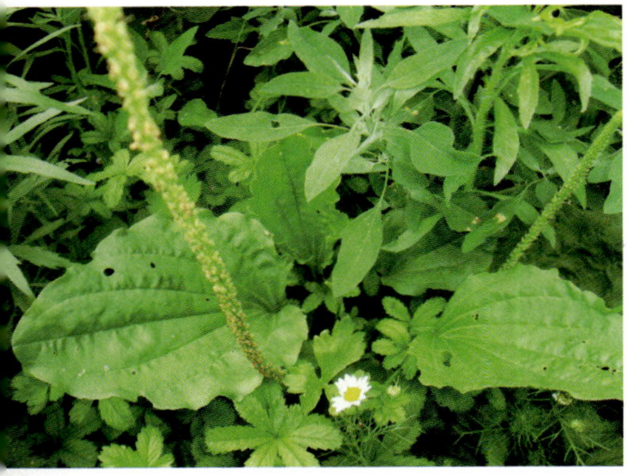

„Was der Spitzwegerich für die Lunge, Bronchien und Husten, ist der Breitwegerich für Insektenstiche, Blasen und Wunden." Er wächst auch immer dort, wo wir ihn brauchen. Beim Wandern eine Blase an den Füßen – der Wegerich hilft, ein Bienenstich – der Wegerich hilft, überraschend Ohrenstechen – erraten – der Wegerich hilft. Er ist schon eine tolle Pflanze.

Die Samenstände werden in Tierhandlungen als Vogelwürstel verkauft, aber was den Vogerln schmeckt, schmeckt auch uns.

Samen

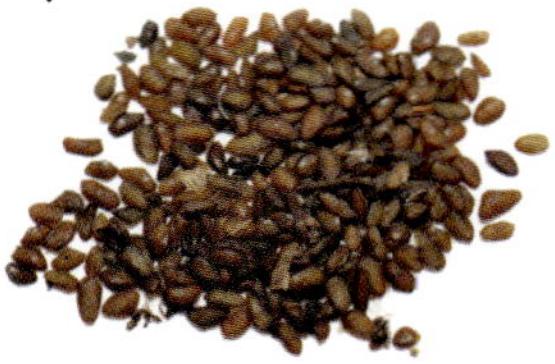

Heilwirkung

Wunden, Blasen, Insektenstiche, Ohrenschmerzen, Geschwüre, bei schmerzenden Füßen, Entzündungen am ganzen Körper. In der Homöopathie wird er als Urtinktur verwendet. In der Potenz D3–D5 bis 10 Tropfen mehrmals täglich bei Zahnschmerzen, Neuralgien und auch bei Bettnässen einnehmen. Bei Ohrenschmerzen die Tinktur ins Ohr tropfen.

Gebackenes Allerlei in Wildsamenpanier ist eine absolute Delikatesse. Dafür nehmen wir zum Backen, was uns gerade schmeckt, Schnitzerl, Henderl, Tofu oder auch Zucchinischeiben. Für die Panier mischen wir dann Breitwegerichsamen, Brennnesselsamen, Sesam und Brösel. In heißem Fett herausbacken. Schmeckt super.
Gibt man die Blätter des Breitwegerichs in ein **Risotto** und kostet dieses mit verbundenen Augen, würde man denken – das ist ein Steinpilzrisotto.So kann man sich irren.

Brennnessel, Große

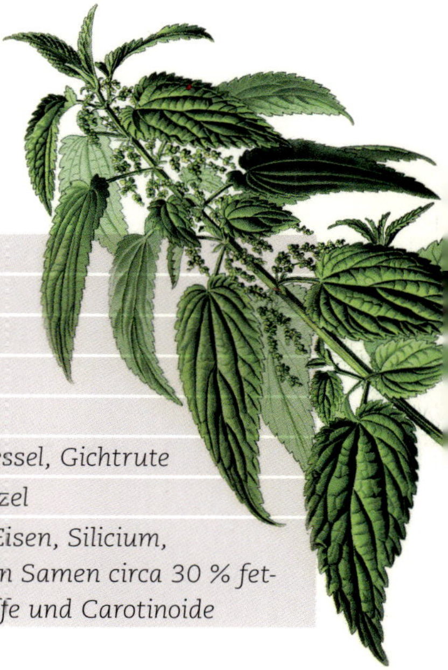

wissenschaftl. Name	*Urtica dioica*
Ordnung	*Rosenartige (Rosales)*
Familie	*Brennnesselgewächse (Urticaceae)*
Gattung	*Brennnesseln (Urtica)*
Art	*Große Brennnessel*
Volksnamen	*Donnernessel, Teufelskraut, Saunessel, Gichtrute*
Verwendung	*Blätter, junge Triebe, Samen, Wurzel*
Inhaltsstoffe	*Flavonoide, Magnesium, Kalium, Eisen, Silicium, Kieselsäure, Vitamin A,C, E. In den Samen circa 30 % fettes Öl, viel Vitamin E, Schleimstoffe und Carotinoide*

Die Brennnessel wächst überall, wo Menschen sind, daher ist es nicht verwunderlich, dass sie zu den beliebtesten volksmedizinischen Heilpflanzen zählt.
Auch als Färberpflanze wird sie eingesetzt. Die langen festen Fasern wurden früher zu Schnüren und Fischernetzen verflochten und zu einem leinwandähnlichen Stoff, dem Nesselstoff, verarbeitet. Die Engländer verwendeten diesen noch während des Zweiten Weltkriegs zur Tarnung.
Im Haarwasser und auch in Deodorants wird die Brennnessel noch heute verwendet.
Unübertroffen ist ihre Wirkung im Gartenbau. Als Düngerveredler oder Brennnesseljauche genutzt, haben Blattläuse keine Chance.

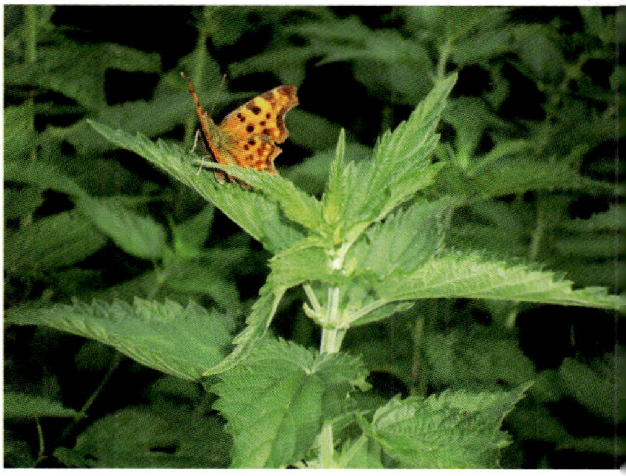

Im Frühling die jungen Triebe für Spinat verwenden, eine wahre Delikatesse. Den **Tee** zur Entschlackung, später dann die Samen geröstet oder auch frisch über den Salat oder ins Müsli. Aber auch Brennnessellaibchen sind nicht zu verachten.
Für die **Laibchen** junge Brennnesselblätter blanchieren und fein hacken, eine Zwiebel und eine Karotte reiben und zufügen, Kornweckerl, klein geschnitten und in Milch eingeweicht, dazugeben, mit Knoblauch, Salz und Pfeffer abschmecken. Wenn nötig, mit etwas Mehl binden. Kleine Laibchen formen, in Bröseln wenden und im heißen Fett ausbacken. Einen Joghurtdip dazu reichen.

Heilwirkung

Bei rheumatischen Beschwerden, bei Blutarmut, zur Entschlackung und Entgiftung, Krebsvorbeugung, zur Senkung des Blutzuckerspiegels u.v.m.

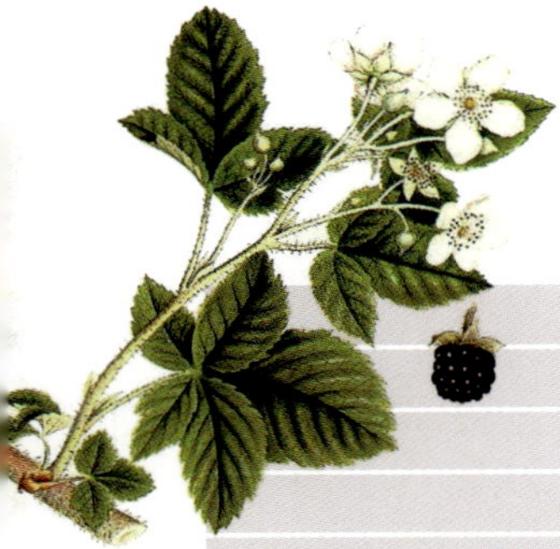

Brombeere

Rubus fruticosus	**wissenschaftl. Name**
Rosenartige (Rosales)	**Ordnung**
Rosengewächse (Rosaceae)	**Familie**
Rubus	**Gattung**
Brombeere	**Art**
Kratzbeere, Braunbeere, Rahmbeere	**Volksnamen**
Blätter, Blüten, Früchte	**Verwendung**
Hoher Gerbstoffgehalt, Flavonoide, Fruchtsäuren, Mineralstoffe, Vitamin C, Gallotannine und Ellagitannine	**Inhaltsstoffe**

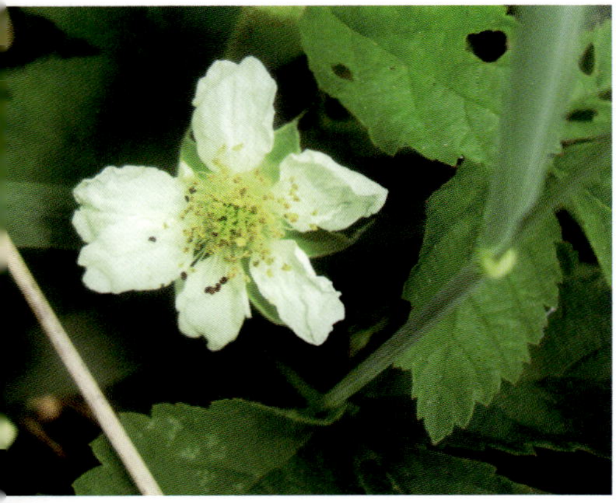

Die Brombeeren gibt es in wilder Form, aber auch in vielen Zuchtformen. Wie bei den meisten Züchtungen kommen jedoch auch die Brombeeren im Geschmack nicht annähernd an die Wildform heran. Sie gehört ebenso wenig wie die Himbeere zu den Beeren, sondern zu den Sammelsteinfrüchten. Die Blätter und Blüten sammeln wir im Mai, die Früchte dann im Spätherbst.

Als Heilpflanze war die Brombeere schon in der Steinzeit bekannt. Man fand Kerne bei Steinzeitausgrabungen.

Heute schätzen wir vor allem die schwarzen Früchte, aus denen man herrliche Marmeladen und Fruchtaufstriche machen kann.

Heilwirkung

Aufgrund der Gerbstoffe Blätter als Tee bei Durchfall verwenden, aber auch bei Sodbrennen. Bei Entzündungen im Mund und Rachen als Gurgelmittel. Blätter und Früchte sind blutzuckersenkend, harntreibend und antiseptisch. Die dunkle Farbe weist auf einen hohen Gehalt an antioxidativen Pflanzenfarbstoffen hin. Antioxidantien schützen den Organismus vor schädlichen freien Radikalen.

Eine interessante Variante ist das **Fermentieren**. Dazu braucht man Brombeerblätter und Wärme. Die frisch gepflückten Blätter auf einem Tuch ausbreiten und antrocknen lassen. In Streifen schneiden. Mit Wasser bespritzen und mit einem Nudelwalker flach rollen. Die befeuchteten Blätter mit einigen Zitronenschalenstückchen auf ein Tuch legen, von der Seite her einschlagen und in ein Plastiksackerl geben. Gut verschließen. 1–3 Tage an einem warmen Ort liegen lassen, wobei sich die Blätter dunkel färben und leicht gären. Sackerl öffnen, Blätter auseinanderzupfen und auf dem Dörrapparat oder bei schwacher Hitze im Backrohr trocknen. Der Tee wird wie Schwarztee zubereitet.

Duftveilchen

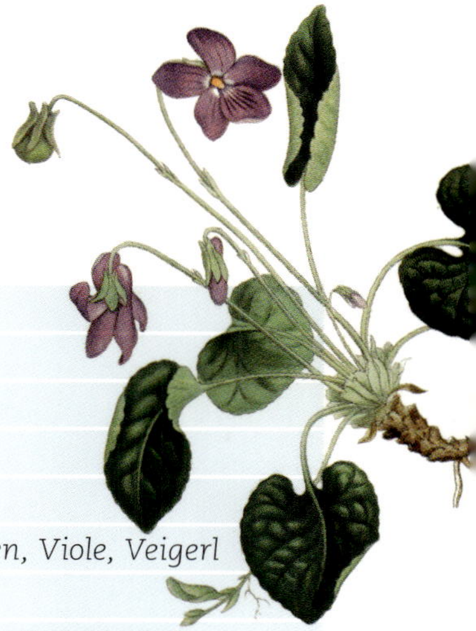

wissenschaftl. Name	*Viola odorata*
Ordnung	*Malphighienartige (Malpighiales)*
Familie	*Veilchengewächse (Violaceae)*
Gattung	*Veilchen (Viola)*
Art	*Duftveilchen*
Volksnamen	*Märzveilchen, Wohlriechendes Veilchen, Viole, Veigerl*
Verwendung	*das blühende Kraut, Wurzel*
Inhaltsstoffe	*Glycoside, Saponine, Bitterstoffe, das Alkaloid Violin, der blaue Farbstoff Cyamin, Eugenol, Flavonoide, Odoratin, Vitamine, Mineralstoffe und Salicylsäure*

Schon zeitig im Frühjahr kommt es heraus und blinzelt uns an. Blau, mit einen betörenden Duft, so klein und doch so stark. Das kleine Ding ist nämlich vielseitig verwendbar. Innerlich und auch äußerlich. Als Tee, Sirup, kandiert, in Honig, auf Salat, im Aufstrich, als Essenz, in Essig, in Öl oder als Tinktur.
Wir mögen das Veilchen und verwenden es gerne. Es wächst auch in Gesellschaft des Hundsveilchens, ist aber an seinem Duft und dem gelben Dreieck in der Mitte der Blüte leicht zu erkennen.
Es wird ebenso in der Homöopathie verwendet. *Viola odorata* wird meist in D0, D3 bis D6 genutzt. Man reicht mehrmals täglich bis zu 15 Tropfen bei rheumatischen Erkrankungen, Hautkrankheiten, Ohrenschmerzen, Asthma und bei Keuchhusten.

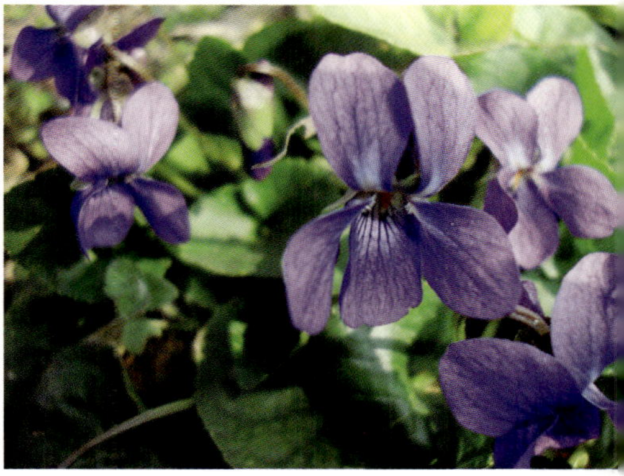

Kandierte Veilchen: Soviel Arbeit sie auch machen, sie sind jedes Jahr im Frühling Pflicht. Dazu nehmen wir schöne Veilchenblüten (Stängel daranlassen, dann tut man sich leichter), die wir mit leicht angeschlagenem Eiklar bepinseln. Dann in Staubzucker drehen, dass rundum alles schön bestäubt ist, und zum Trocknen auf ein Backblech legen. Dauert 1–2 Tage. In der Folge die Stängel abschneiden und in einem schönen (kandierte Veilchen sind eine Kostbarkeit) Gefäß aufbewahren. Auf Mehlspeisen kommen sie sehr gut zur Geltung.

Heilwirkung

Bei Husten, Asthma, Lungenleiden, bei Krampfadern und verstopften Venen, bei Hautkrankheiten, bei Entzündungen der Magenschleimhaut und vielem mehr. Das Veilchen ist aus unserer Hausapotheke nicht wegzudenken.

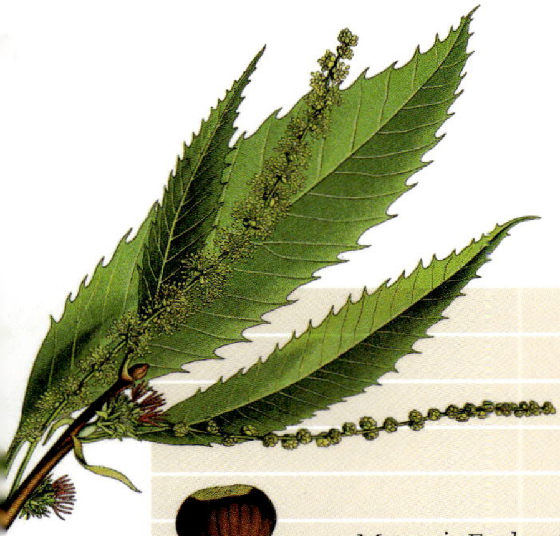

Edelkastanie

Castanea sativa	**wissenschaftl. Name**
Buchenartige (Fagales)	**Ordnung**
Buchengewächse (Fagaceae)	**Familie**
Kastanien (Castanea)	**Gattung**
Edelkastanie	**Art**
Maroni, Esskastanie, Brotbaum des Mittelmeers	**Volksnamen**
Rinde, Blätter, Samen (Früchte), Mehl	**Verwendung**
Kohlehydrate, Proteine, Gerbstoffe, Flavonoide, Gerbsäure, Histidine, Zink, Betulin und Ellaginsäure	**Inhaltsstoffe**

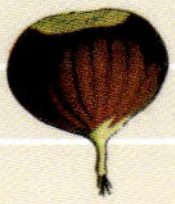

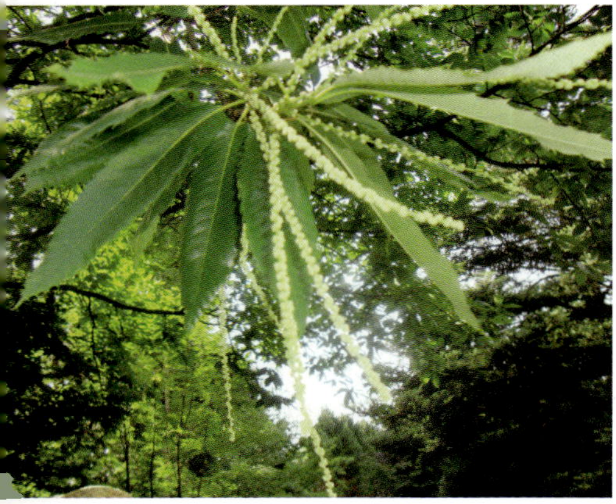

Sie ist bei uns ja eher als Maroni bekannt. Wir verwenden die Rinde, aber auch die Blätter, die wir in Tee auskochen, bei inneren Blutungen und zu starken Regelblutungen. Auch bei Zahnfleischbluten und Magenkrämpfen. Die Edelkastanie ist eine Bachblüte *Sweet chestnut*. Die Früchte sind ein sehr guter Eiweißlieferant. Auch die Kohlenhydrate kommen nicht zu kurz, was wieder unseren Nerven zugute kommt. Eine Blätterabkochung ist gut für unsere Kopfhaut und die Haare. Auch der Haut tut so eine Abkochung wohl. Sie wird straff und gereizte Haut beruhigt sich.
Maroni werden als Heilnahrung nach Chemotherapie empfohlen und stärken die Milz, den Magen und das Herz. Sie sind eine gute Gehirnnahrung.

Heilwirkung

Bei Husten, Rheuma, Durchfall, Keuchhusten, Hexenschuss. Sie wirkt entzündungshemmend und schleimlösend. Sie tut dem Magen gut (verdauungsfördernd), stärkt die Milz und ist auch gut für unsere Kopfhaut. Sowohl als Heilnahrung als auch als Gehirnnahrung wird sie gerne verwendet.

Maronimarmelade: Wir brauchen 40 dag gekochte, geschälte Maroni, 50 dag Rohrzucker, 2 Pkg. Gelierhilfe 1:1, 1 Liter Wasser, Zimt, Bertram.
Die gekochten Maroni nochmals mit dem Wasser zustellen und 15 Minuten kochen. Dann mit dem Pürierstab gründlich durchfahren. Den Rohrzucker mit der Gelierhilfe, Bertram und Zimt mischen und dem Maroniwasser zufügen. Circa 20 Minuten köcheln lassen. Noch heiß in Gläser füllen und beschriften. Schmeckt ganz toll zu Vanilleeis.

Kastanienmehl wird aus geschälten, getrockneten, gemahlenen Samen hergestellt. Das etwas süßliche Mehl lässt sich hervorragend zum Backen von Fladen und Kipferl verwenden.

Efeu *leicht giftig*

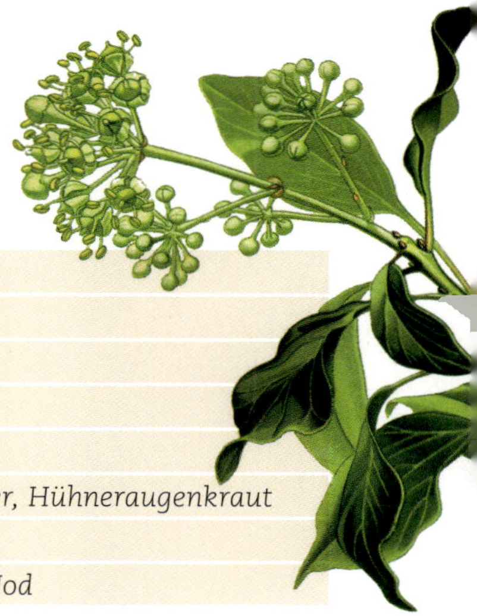

wissenschaftl. Name	*Hedera helix*
Ordnung	*Doldenblütlerartige (Apiales)*
Familie	*Araliengewächse (Araliaceae)*
Gattung	*Efeu (Hedera)*
Art	*Efeu*
Volksnamen	*Wintergrün, Ewigheu, Adamsblätter, Hühneraugenkraut*
Verwendung	*Blätter*
Inhaltsstoffe	*Saponine, Alkaloide, Mineralstoffe, Jod*

Efeu ist die Heilpflanze des Jahres 2010. Man kennt ihn. Er klettert an Hauswänden und Bäumen hoch. Wegen seiner Inhaltsstoffe, vor allem den Saponinen, wird er noch immer bei Husten, Bronchitis oder Keuchhusten verwendet.
Aber Vorsicht: Er ist leicht giftig. In zu hoher Dosierung sollte er nicht angewandt werden. Äußerlich als Umschlag oder Packung kann er seine Heilkraft aber voll entfalten.

Efeublätter, die schön sind, können das ganze Jahr geerntet werden. Interessant ist, dass der Efeu erst im Spätherbst blüht und seine Früchte, schwarze Beeren, erst im Frühling ausgebildet sind. Die Beeren sind giftig und dürfen nicht verwendet werden.

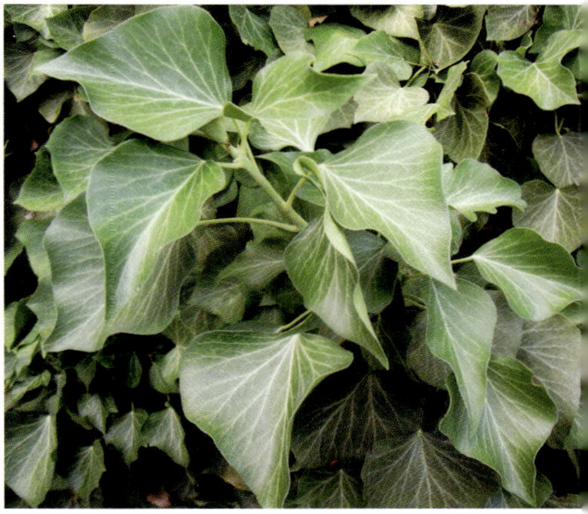

Wir machen gerne ein **Efeu-Cellulitis-Öl:** Schöne Efeublätter grob schneiden, wir nehmen die Sonnenblätter, und ein Einsiedeglas zur Hälfte damit füllen. Mit Olivenöl auffüllen und circa 4 Wochen ziehen lassen. Filtern und zu 90 g Efeuöl 10 g Rizinusöl geben (Verlängert die Haltbarkeit). Wer mag, kann auch noch einige Tropfen ätherisches Öl beigeben, z. B. Zitrone, Wacholder oder Zypresse. In kleine Fläschchen füllen und als Massageöl gegen Cellulitis verwenden.
Stoffwechselunterstützender Tee: Birke, Brennnessel, Goldrute und Löwenzahn als Kräuter verwenden. Und viel Wasser trinken.
Efeublätter, einen Tag in Essig eingeweicht, sollen eine gute Auflage bei Hühneraugen sein.

Heilwirkung

Bei Bronchitis, Husten, Keuchhusten, Rheuma, Cellulitis und Hühneraugen ist Efeu ein gutes Hausmittel.
Äußerlich kann man Efeu unbedenklich anwenden.

giftig # Eibe

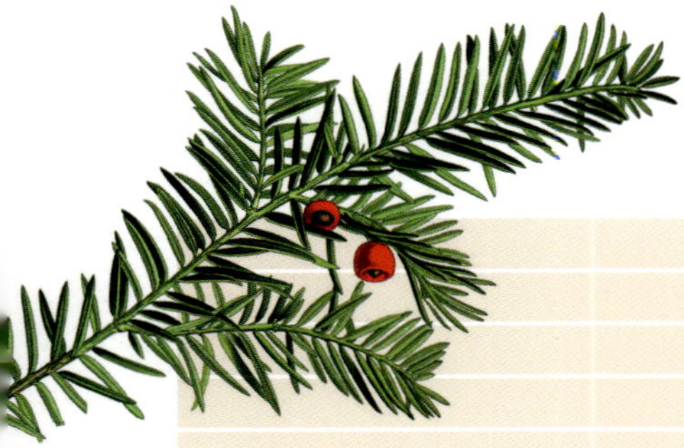

Taxus baccata	**wissenschaftl. Name**
Koniferen (Coniferales)	**Ordnung**
Eibengewächse (Taxaceae)	**Familie**
Eiben (Taxus)	**Gattung**
Europäische Eibe	**Art**
Bogenbaum, Taxe, Roteibe, Eibenbaum, Ybe	**Volksnamen**
Früchte	**Verwendung**
Taxin B., Taxicatin	**Inhaltsstoffe**

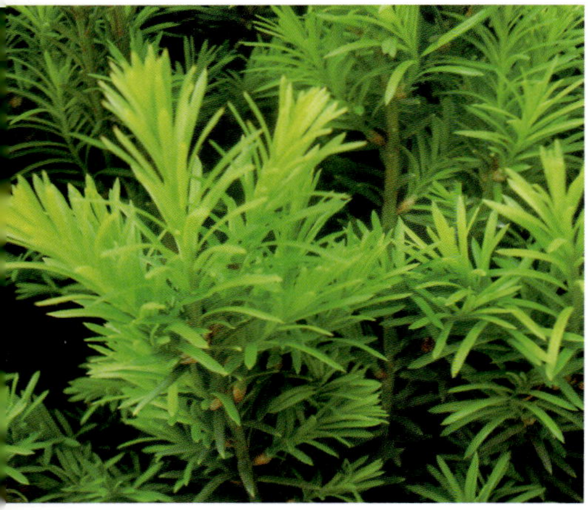

Heilwirkung

(Nicht für den Selbstgebrauch!)

Heute werden hochgiftige Inhaltsstoffe aus Nadeln und Rinde, das Taxol, in der Krebstherapie verwendet. In der Homöopathie bei Gicht, Herzkrankheiten, Leberkrankheiten und Rheuma.

Vorweg gleich das Wichtigste: Das ganze Gewächs ist giftig – mit Ausnahme der Frucht. Aber auch der Kern ist giftig, man darf ihn weder schlucken noch zerbeißen. Die Frucht selbst schmeckt süß, sirupartig.

Die Eibe gilt als Symbol der Fortdauer nach dem Tod. Darum findet man sie häufig auf Friedhöfen. Sie wächst sehr langsam, kann eine Höhe von 20 m erreichen und bis zu 2000 Jahre alt werden. Sie ist immergrün und verliert die Nadeln im Winter nicht.

Das harte Holz diente schon in der Steinzeit zur Herstellung von Waffen und Werkzeug. Den Kelten war die Eibe heilig, aber auch in anderen Kulturen galt die Eibe als heiliger Baum. Zauberstäbe wurden aus Eibenholz hergestellt und zum Vertreiben böser Geister verwendet.

Seit der Antike wurde sie (leider) auch als Mordinstrument benutzt. Pfeile aus Eibenholz, die Spitze mit Eibensaft vergiftet – gut, dass wir in einer anderen Zeit leben!

Auch für Tiere ist die Eibe gefährlich. So genügt schon eine geringe Menge von Nadeln, um einen Hund zu töten, aber auch Pferde, Kühe oder Ziegen sollen nicht davon naschen. Darum – in der Nähe von Kindern und Tieren keine Eiben pflanzen.

Die Eibe war 1994 Baum des Jahres.

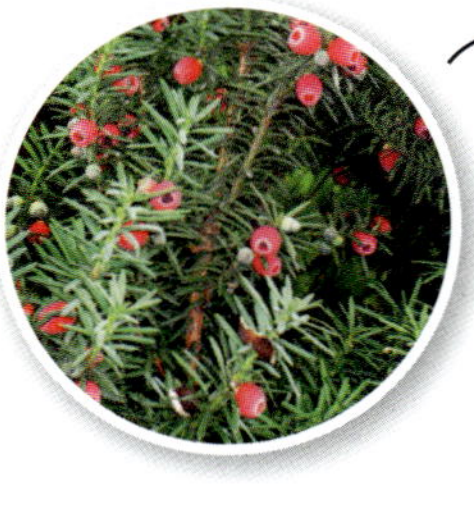

Früchte

Eibisch *kalt ansetzen*

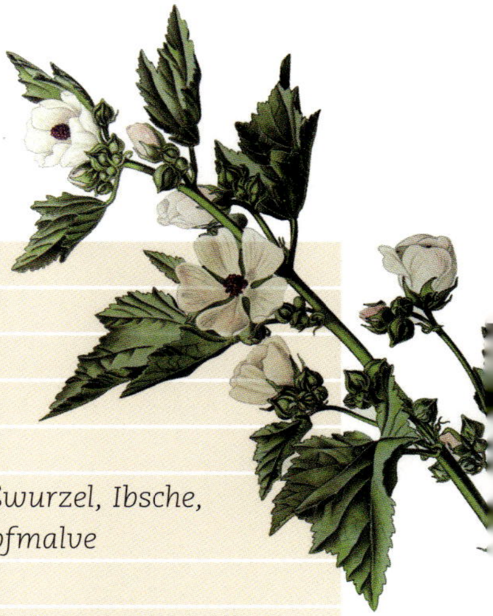

wissenschaftl. Name	*Althaea officinales*
Ordnung	*Malvenartige (Malvales)*
Familie	*Malvengewächse (Malvaceae)*
Gattung	*Eibisch (Althaea)*
Art	*Echter Eibisch*
Volksnamen	*Arznei-Eibisch, Weiße Pappel, Weißwurzel, Ibsche, Altheewurzel, Schleimwurzel, Sumpfmalve*
Verwendung	*Blüten, Blätter, Samen, Wurzel*
Inhaltsstoffe	*Schleimstoffe, ätherisches Öl, Saponine, Asparagin, Gerbstoffe, Gerbsäure, Cumarine, Zink und Ephedrin*

Wir verwenden den Eibisch sehr gerne, darf er doch in keinem Hustentee fehlen. Er sollte überhaupt in jeder Hausapotheke vorhanden sein. Die Blüten und Blätter pflücken wir selbst, die Wurzeln besorgen wir uns in der Apotheke.

Seine Kraft liegt in den Schleimstoffen, darum darf man den Tee auch nicht kochen, sondern muss ihn immer kalt ansetzen.

Für einen **Eibischtee** nehmen wir 3-Fingerbreit der Wurzel oder mischen diese mit Blättern und Blüten und setzen alles mit einem Häferl kaltem Wasser über Nacht an. Morgens seiht man ab und erwärmt den Tee leicht. Bei Erkältung 1–3 Tassen täglich trinken. Diesen Tee kann man auch für Mundspülungen oder zum Gurgeln verwenden.
Eibisch-Husten-Zuckerl: Dazu nehme ich eine Handvoll Eibischblüten und -blätter (circa 10 g), ¼ Liter Wasser und 20 dag Rohrzucker. Mit dem Kraut stelle ich einen starken Auszug her (eventuell einige Stunden ziehen lassen), dieser wird gefiltert. Ich koche dann 150 ml davon mit dem Zucker auf, lasse circa 30 Minuten auf kleiner Flamme köcheln oder eher karamellisieren. Dann muss es schnell gehen. Am einfachsten ist es, wenn man die Masse in kleine Silikonförmchen füllt und nach dem Erkalten herausdrückt. Ich habe ziemlich viele Versuche gebraucht, bis ich ein herzeigbares Ergebnis hatte.

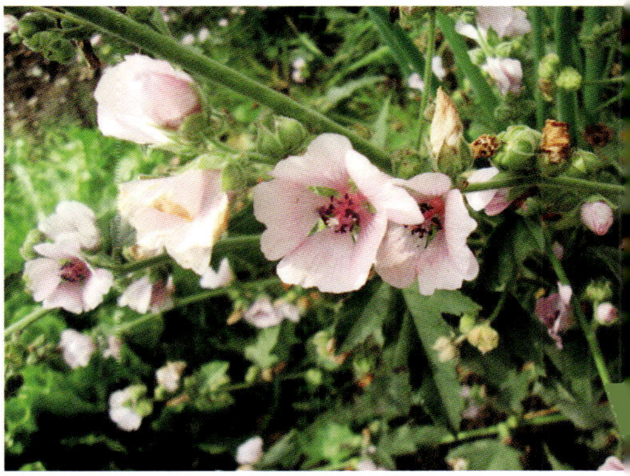

Heilwirkung

Bronchitis, Husten, Rachenkatarrh, Halsentzündung, Heiserkeit, Erkältung, bei Magenentzündung, Blähungen und bei Durchfall. Er wirkt entzündungshemmend, beruhigend und blutstillend.

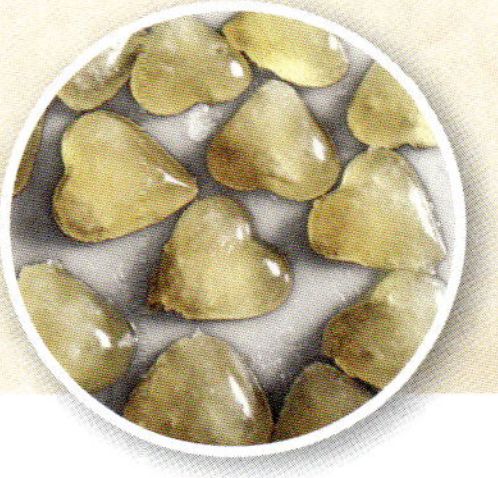

Zuckerl

giftig # Einbeere

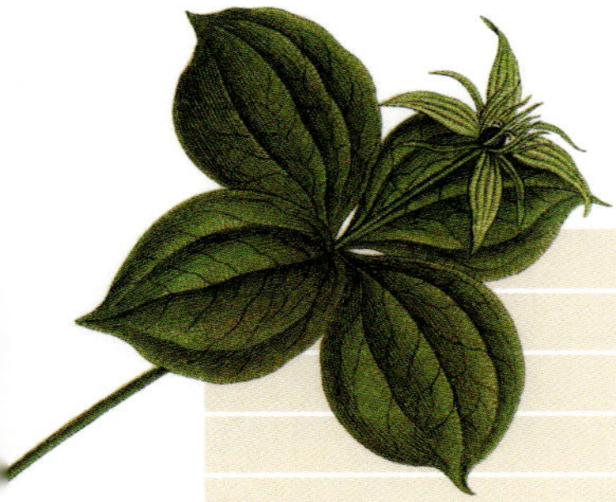

Paris quadrifolia	**wissenschaftl. Name**
Lilienartige (Liliales)	**Ordnung**
Germergewächse (Melanthiaceae)	**Familie**
Einbeeren (Paris)	**Gattung**
Vierblättrige Einbeere	**Art**
Pestbeere, Hundstod, Wolfsbeere, Fuchsauge, Kreuzkraut, Teufelsauge	**Volksnamen**
nur in der Homöopathie	**Verwendung**
Glycosid Paridin, Glycosid Paristyphnin, Pennogenin, Asparagin, Saponine und Schwefel	**Inhaltsstoffe**

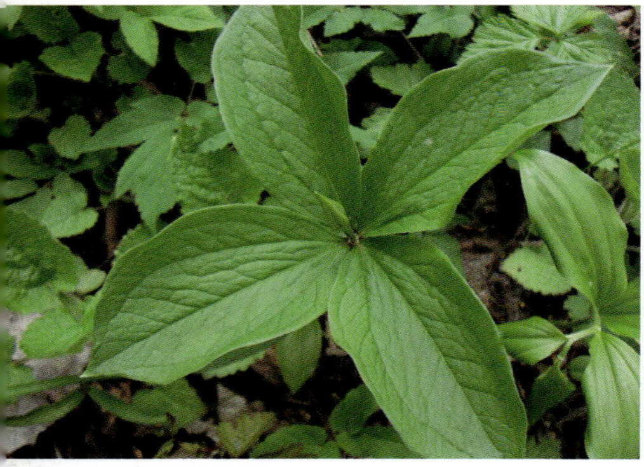

Die Einbeere ist giftig und wird nur in der Homöopathie verwendet. Die schwarze Beere ist der giftigste Teil der Pflanze. Bei unseren Vorfahren galt die Einbeere als Zauberpflanze. Die moderne Medizin hält sie für giftig und verwendet sie nicht.

Wie entstand der wissenschaftliche Name? Paris – Sohn eines trojanischen Königs – sollte von vier Göttinnen die schönste wählen, und so stellen die vier Blätter die vier Göttinnen dar – *Paris quadrifolia*.

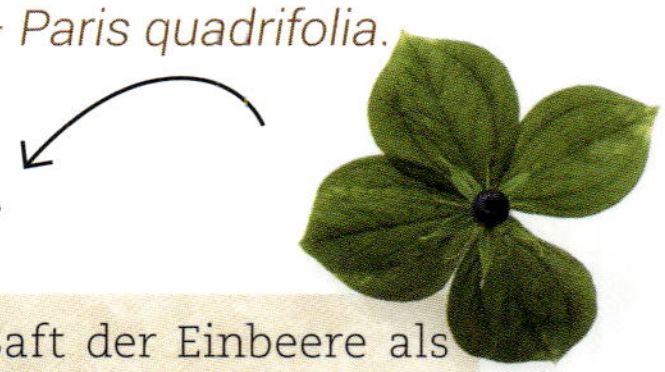

mit Beere

Heilwirkung

In der Homöopathie bei neuralgischen Gesichts- und Kopfschmerzen. Bei Erkrankungen der oberen Atemwege mischt man mit anderen pflanzlichen Auszügen. Ein Mittel bei Gürtelrose, Fieber und Augenleiden.

In früherer Zeit wurde der Saft der Einbeere als **Raum-Desinfektionsmittel** verwendet. Für die Reinigung von Krankenzimmern bereitete man einen Saft, indem man einige reife Beeren in Wasser auskochte. Man nahm 10 Beeren auf 1 Liter Wasser.

Eine **Einbeerentinktur**, die man dann in der Homöopathie als Urtinktur verwenden kann, stellt man folgendermaßen her: Das frische Kraut samt Früchten mit reichlich Alkohol bedecken und circa 14 Tage stehen lassen. Zwischendurch immer wieder schütteln. Nach 2 Wochen abseihen, in dunkle Fläschchen füllen und beschriften. Diese Tinktur ist NICHT für den inneren Gebrauch bestimmt! Entweder man macht damit homöopathische Globuli oder man arbeitet sie in Salben ein.

Eisenhut, Blauer *stark giftig*

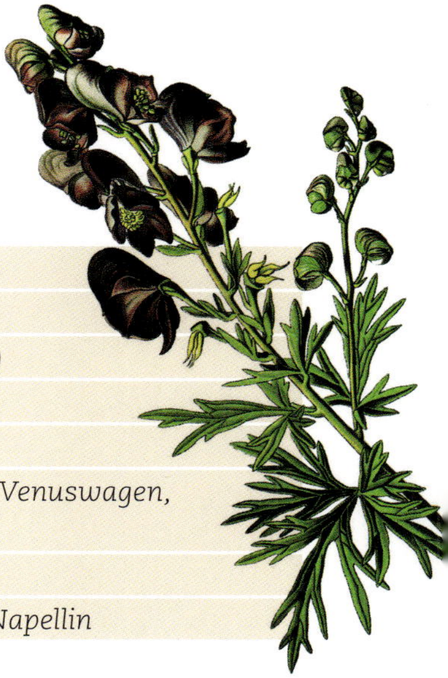

wissenschaftl. Name	*Aconitum napellus*
Ordnung	*Hahnenfußartige (Ranunculales)*
Familie	*Hahnenfußgewächse (Ranunculaceae)*
Gattung	*Eisenhut (Aconitum)*
Art	*Blauer Eisenhut*
Volksnamen	*Mönchskappe, Fischerkappe, Gifthut, Venuswagen, Würgling, Ziegentod*
Verwendung	*alle Teile der Pflanze sind stark giftig*
Inhaltsstoffe	*Alkaloid Aconitin, andere Alkaloide, Napellin*

Als ich den Eisenhut in Kärnten das erste Mal in der Natur sah, war ich von seiner Schönheit fasziniert. Meine Gedanken: So schön und so giftig!
Er zählt zu den Hahnenfußgewächsen, unter denen sich ja sehr viele Giftler befinden. Bei den Giftpflanzen Europas ist der Eisenhut neben dem Fingerhut sicher die bekannteste Giftpflanze. Er ist so giftig, dass er als Grundlage für Jagdgifte und Mordgifte gedient hat.
Im Mittelalter war die Pflanze Bestandteil der Hexensalben.

Trotzdem ist sie eine sehr beliebte Gartenpflanze. Sie beinhaltet viel Nektar, wird aber nur von Hummeln besucht, denn ihnen schadet das Gift nicht.

Auch bei der Gartenarbeit ist Vorsicht angesagt. Immer Gartenhandschuhe tragen und darauf achten, dass Kleinkinder nicht mit der Pflanze in Kontakt kommen. Das Gift überträgt sich auch durch die Haut.

Giftige Teile: Ganze Pflanze, besonders aber Wurzel und Samen. Der Giftgehalt ist im Winter am höchsten. Vergiftungserscheinungen zeigen sich schon nach 10–20 Minuten.
Tödliche Dosis:
Pferd: 200–400 g frische Pflanze oder
350 g getrocknete Wurzelknolle
Hund: 2–5 g der getrockneten Wurzelknolle
Mensch: 2 g Knolle oder 3 mg des Alkaloids

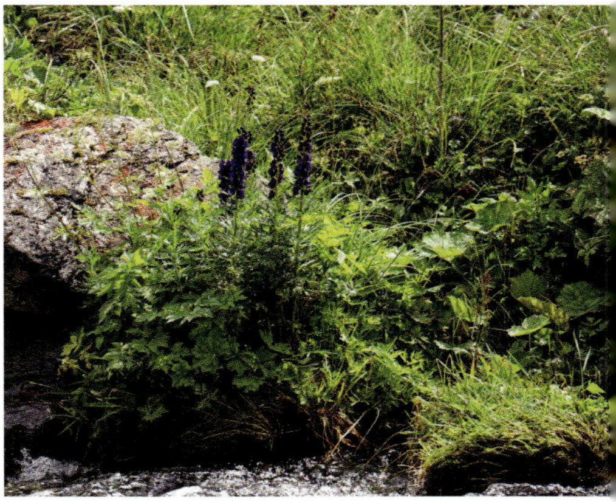

Heilwirkung

Achtung! Stark giftig.
Eisenhut nur in verordneten Fertigpräparaten oder homöopathisch anwenden.

Eisenkraut

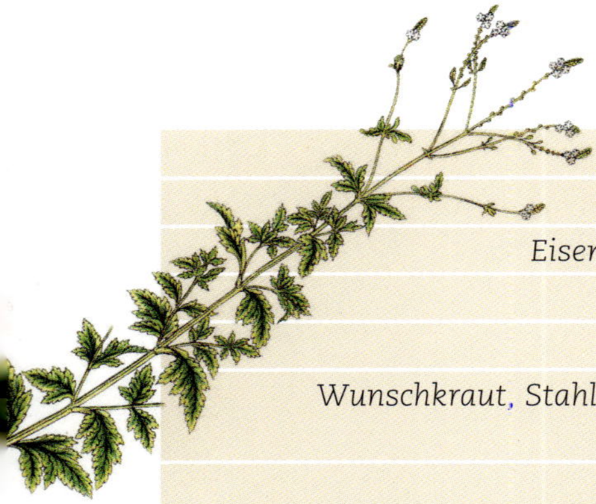

Verbena officinalis	**wissenschaftl. Name**
Lippenblütlerartige (Lamiales)	**Ordnung**
Eisenkrautgewächse (Verbenaceae)	**Familie**
Verbenen (Verbena)	**Gattung**
Eisenkraut	**Art**
Wunschkraut, Stahlkraut, Teufelswurz, Junoträne, Taubenkraut, Druidenkraut	**Volksnamen**
das ganze Kraut ohne Wurzel	**Verwendung**
Kieselsäure, Bitterstoffe, ätherisches Öl, Glycoside (Verbenalin und Hastatosid), Schleimstoffe, Gerbstoff, Gerbsäure	**Inhaltsstoffe**

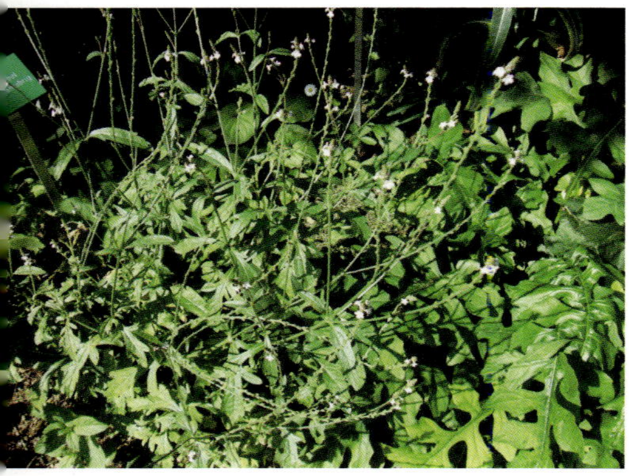

Obwohl das Eisenkraut heutzutage kaum noch als Heilkraut verwendet wird, hat es trotzdem seine Heilwirkung und davon nicht zu wenig. Man findet es an Straßen und Wegrändern. Unscheinbar steht es da. Eisenkraut in den Schuhen hat dieselbe schützende Wirkung wie Beifuß. Starker Tee, in die Kopfhaut massiert, wirkt wie ein Haarfestiger. Bei Mundgeruch einfach mit Tee spülen.

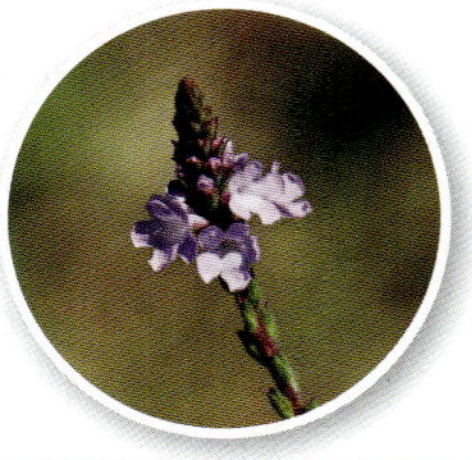

Blüte

Heilwirkung

Bei Husten, Verdauungsschwäche, für die Atemwege, für den Stoffwechsel, bei Steinleiden, Fieber, zum Schwitzen, für die Leber, für die Nerven und auch bei schlecht heilenden Wunden kann man Eisenkraut gut einsetzen. Das sind aber nur einige der vielen Anwendungsmöglichkeiten.

Für einen **Tee** nehmen wir 1 Teelöffel des getrockneten Krautes und übergießen es mit ¼ Liter kochendem Wasser. 7 Minuten ziehen lassen und abseihen. Mehrmals täglich eine Tasse trinken.
Von einer **Eisenkraut-Tinktur**, die wir hergestellt haben, nimmt man bei Bedarf 10–50 Tropfen. Auch in Essig setzen wir es zusammen mit Brennnesseln und Holunderblüten gerne an. Von diesem Ansatz nehmen wir dann 50 ml und vermischen diese mit 150 ml Blütenhonig aus der Region (Oxymel). Vor dem Frühstück einen Esslöffel von dieser Mischung in einem Glas mit körperwarmem Wasser aufgefüllt und getrunken, stärkt den Organismus.

Elsbeere

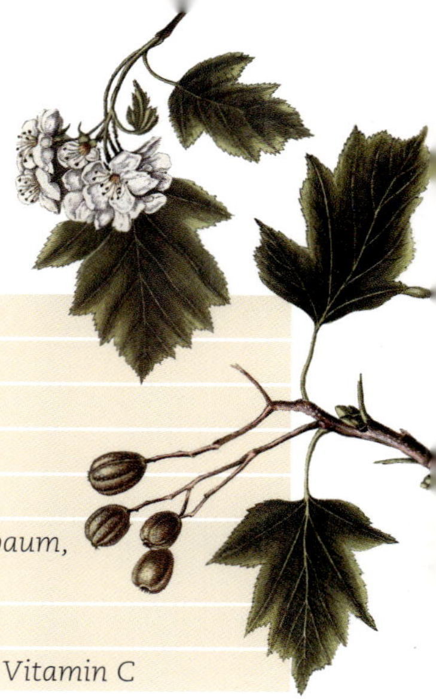

wissenschaftl. Name	*Sorbus torminalis*
Ordnung	*Rosenartige (Rosales)*
Familie	*Rosengewächs (Rosaceae)*
Gattung	*Mehlbeeren (Sorbus)*
Art	*Elsbeere*
Volksnamen	*Arlesbeere, Elzbeere, Ruhrbirne, Atlasbaum, Wilder Sperberbaum*
Verwendung	*Früchte, Blätter*
Inhaltsstoffe	*Gerbstoffe, Pektin, Carotinoide, Sorbit, Vitamin C*

Die Elsbeere ist ein sommergrüner, 15 bis 25 m, im Wald manchmal über 30 m hoher Baum. Die Rinde ist bei älteren Bäumen häufig aschgrau und kleinschuppig. Man kann die Rinde der Elsbeere leicht mit einer Eichenrinde verwechseln.
Die Blätter sind etwa 2 bis 7 cm lang, fast ahornähnlich. Die Blüten sind weiß und bilden aufrechte, lockere Doldenrispen. Die Herbstfärbung ist goldgelb bis leicht rötlich. Die Früchte sind verkehrt eiförmig, erst olivgrün, später dann braun mit hellen Punkten und etwa 1,5 cm groß. Die Elsbeere wird bis zu hundert Jahre alt, kann aber in seltenen Fällen auch älter werden.

Aus den Früchten, die von September bis Oktober, manchmal aber auch nach dem ersten Frost geerntet werden, wird Österreichs teuerster Schnaps gebrannt. Die Früchte können aber auch roh gegessen oder zu Marmeladen verarbeitet werden. Getrocknet eignen sie sich als Nascherei oder für Tee.

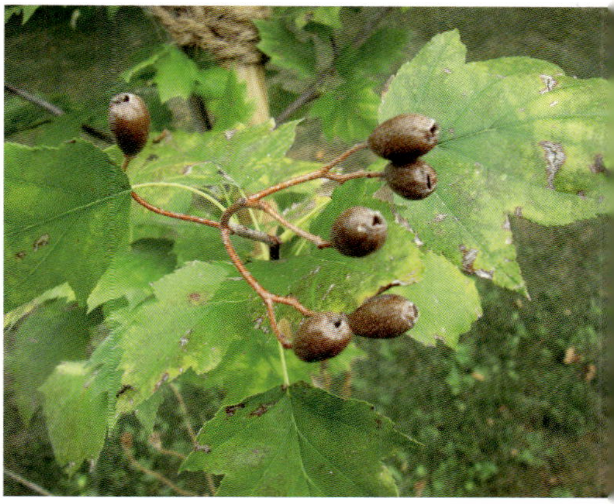

Heilwirkung

Die reifen Früchte der Elsbeere werden volksmedizinisch wegen ihres hohen Gerbstoffgehalts bei Durchfall und Ruhr verwendet.

Blüten

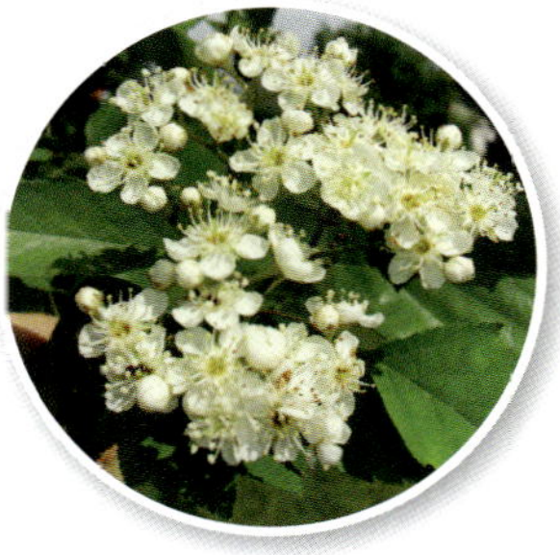

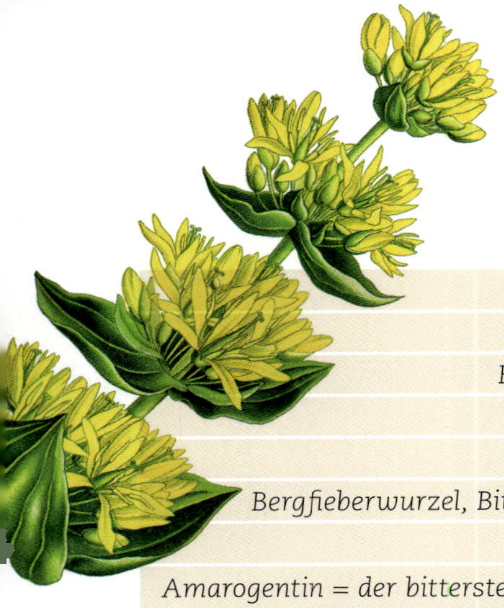

streng geschützt # Enzian, Gelber

Gentiana lutea	**wissenschaftl. Name**
Enzianartige (Gentianales)	**Ordnung**
Enziangewächse (Gentianaceae)	**Familie**
Enziane (Gentiana)	**Gattung**
Gelber Enzian	**Art**
Bergfieberwurzel, Bitterwurz, Zinzalwurz, Sauwurz	**Volksnamen**
Wurzel, Blätter	**Verwendung**
Amarogentin = der bitterste Stoff, den wir haben. 1:50.000 verdünnt, ist er noch immer bitter. Zucker, ätherisches Öl, Gentiopikrin, Gerbstoffe	**Inhaltsstoffe**

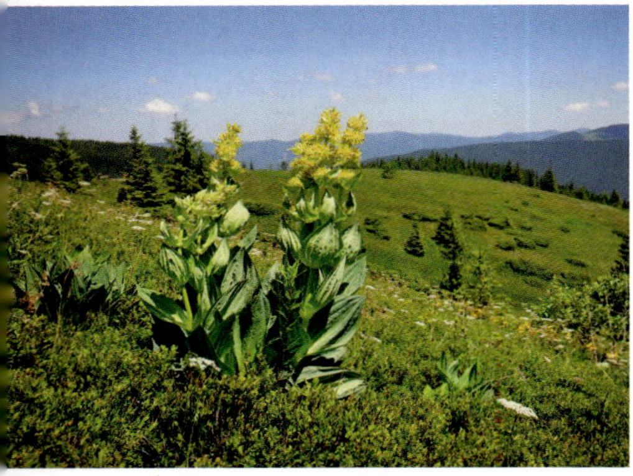

Heilwirkung

Wundheilend, regt die Magen- und Gallensaftproduktion an, fördert die Sekretbildung, ist blähungswidrig, wird bei Bronchitis, Abmagerung, Husten, Durchfall, Fieber, Leberleiden, Appetitlosigkeit und auch bei Würmern verwendet.
Vorsicht: Bei Übersäuerung des Magens sollte man ihn nicht verwenden und auch nicht bei Schwangerschaft.

Als ich meine Ausbildung zum Heilkräutercoach machte, durfte ich mich näher mit dieser wundervollen Pflanze beschäftigen. Ich musste nämlich über den Gelben Enzian und seine Hilfestellung bei Magen- und Darmproblemen referieren.

Seine Merkmale sind ein kahler, aufrechter Stängel, der hohl ist, und kreuzgegenständige und parallelnervige Blätter. (Verwechslungen mit dem giftigen Weißen Germer möglich, Vorsicht!) Die Blüten sind gelb und in Scheinquirlen angeordnet. Das Tollste aber ist die Wurzel. Sie kann eine Länge von 1 m und mehr erreichen, armdick sein und ein Gewicht von 4–8 kg haben. Der Gelbe Enzian ist streng geschützt und nur einige bevorzugte Bauern dürfen ihn ernten und auch verarbeiten.

Er braucht ziemlich lange, bis man die Wurzel graben kann. Die Wirkung ist allerdings vielfältig und enorm. Man setzt sie als Tinktur an und nimmt davon bei Blutarmut, Fieber, Leber-, Galle-, Magen-, Stoffwechselproblemen und bei Magen- und Darmgeschwüren. Der Ansatz wirkt appetitanregend und wundziehend. Er holt Fremdkörper aus dem Körper heraus. Die Wurzel mit Korn und etwas Honig ansetzen, hilft vor allem älteren, nervenschwachen Leuten wieder auf die Beine. Blätter darf man pflücken, das ist nicht verboten. Nicht zu vergessen ist natürlich der *Enzian* als Schnapserl. Auf der Flasche ist zwar immer das Bild des Blauen Enzian drauf, aber drinnen ist der Gelbe Enzian.

Erdrauch *leicht giftig*

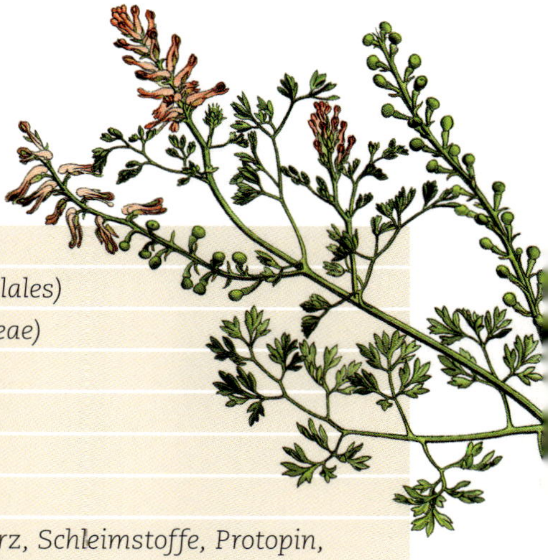

wissenschaftl. Name	*Fumaria officinalis*
Ordnung	*Hahnenfußartige (Ranunculales)*
Familie	*Mohngewächse (Papaveraceae)*
Gattung	*Erdrauch (Fumaria)*
Art	*Gewöhnlicher Erdrauch*
Volksnamen	*Gemeiner Erdrauch*
Verwendung	*Kraut*
Inhaltsstoffe	*Bitterstoffe, Flavonoide, Harz, Schleimstoffe, Protopin, Cholin, Gerbsäure und Fumarsäure*

Er ist leicht giftig, aber für uns sehr wichtig. Als er bei uns im Garten aufging, war die Freude groß. Er ist blutreinigend, gut für die Leber, bei Gelbsucht und auch bei Nervenproblemen. Er senkt den Blutdruck, fördert die Verdauung und ist schweißtreibend. Wir verwenden das Kraut als Tee, als Tinktur und in Öl. Bei Krampfadern und Venenproblemen eine Salbe machen. Der Name Erdrauch erklärt seine Bedeutung: *Bauern – Erde – Hände – rau.* Auch hier hilft eine Salbe. Weitere Anwendungsmöglichkeiten sind bei Migräne, Depression und Stimmungsschwankungen.

Erdrauch verwendeten schon Germanen und Kelten bei ihren Räucherritualen.

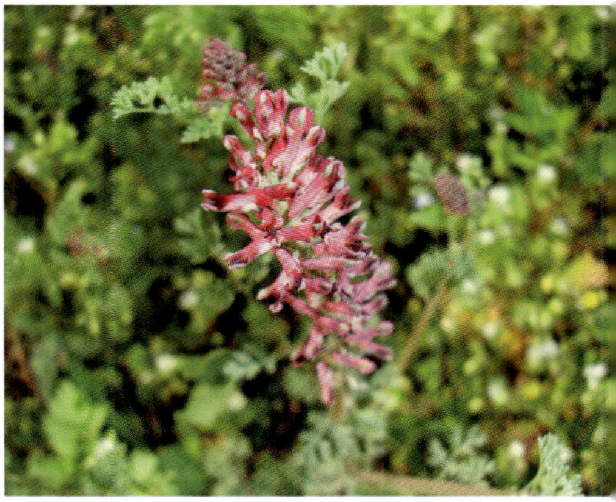

Am häufigsten wird der Erdrauch als **Tee** verwendet. Hier ist es am besten, wenn wir ihn mit anderen Kräutern mischen. Zum Beispiel mit *Bi – Bre – Ha – Jo – Scha – Scha* (= Birke, Brennnessel, Hafer, Johanniskraut, Schachtelhalm, Schafgarbe).

Von dieser Mischung einen Teelöffel mit ¼ Liter kochendem Wasser übergießen und 10 Minuten ziehen lassen. Abseihen und bei Bedarf bis zu 3 Schalen täglich trinken. Äußerlich wird der Tee für Waschungen, Kompressen und Bäder genutzt.

Für ein **Erdrauchöl**, dass wir in Salben verwenden können, nehmen wir Erdrauch, übergießen ihn mit Olivenöl und stellen das Glas 4 Wochen in die Sonne. Das ergibt ein wunderbares hautpflegendes Öl, welches wir in unsere heilenden Salben einarbeiten können.

Heilwirkung

Wirkt schweißtreibend, blutreinigend, verdauungsfördernd und cholesterinsenkend. Auch bei Krampfadern können wir ihn nutzen. Sein Wirkungskreis ist groß. In der Homöopathie wird er als Urtinktur oder in der Potenz D1 verwendet. 20 Tropfen bei juckenden Ekzemen und bei Leberstörungen einnehmen.

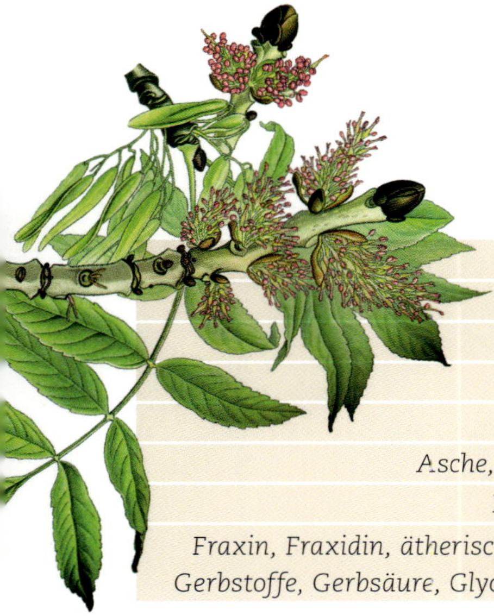

Esche, Gemeine

Fraxinus excelsior	wissenschaftl. Name
Lippenblütlerartige (Lamiales)	Ordnung
Ölbaumgewächse (Oleaceae)	Familie
Eschen (Fraxinus)	Gattung
Gemeine Esche	Art
Asche, Geisbaum, Oesch, Wundbaum	Volksnamen
Blätter, Knospen, Samen, Rinde	Verwendung
Fraxin, Fraxidin, ätherisches Öl, Bitterstoffe, Flavonoide, Gerbstoffe, Gerbsäure, Glycoside, Cumarine, Schleimstoffe	Inhaltsstoffe

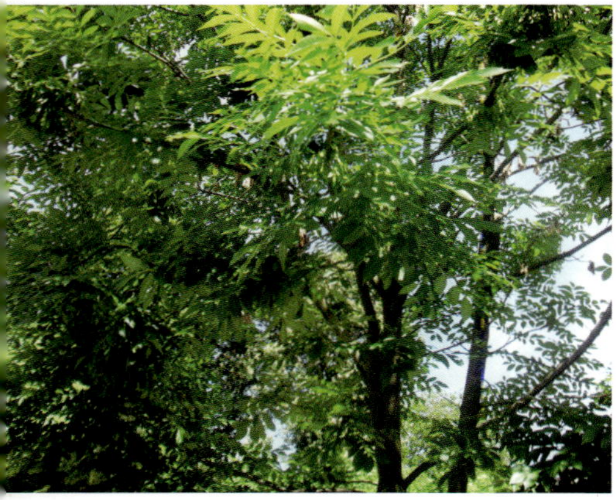

Die Esche kann bis zu 40 Meter hoch werden und bis zu 250 Jahre alt. Die Rinde ist anfangs glatt, später rissig und grau, die Knospen sind samtig schwarz, die Blätter gestielt und in 7–15 eiförmige fein gesägte Blättchen geteilt. Die Früchte sind geflügelte Nüsschen. Die Blätter ähneln denen der Eberesche, aber auch der Bitteresche. Der Götterbaum wird auch *Bitteresche* genannt, davon haben wir Albträume, denn dieser Baum vermehrt sich in einem rasenden Tempo. Ich hoffe, dass wir den Baum einmal aus unserem Garten verbannen können. In der Gemeinen Esche stecken aber viele Inhaltsstoffe, die sie zu einer wertvollen Heilpflanze machen.

Die Esche wird in der nordischen Mythologie auch *Weltenbaum* genannt und galt als Stütze des gesamten Kosmos. Sie war den Germanen heilig.

Schon in uralter Zeit wurde das Holz der Esche für Speere, Lanzen und Pfeile verwendet. Heute wird das Holz in der Möbeltischlerei sehr geschätzt. Es ist elastisch, zäh und splittert nicht (auch ein Unterschied zur Bitteresche).

Heilwirkung

In der Volksmedizin wird die leicht harntreibende Zubereitung aus Blättern bei Rheuma und zur Fiebersenkung eingesetzt. Die frische Rinde hat entzündungshemmende und schmerzstillende Eigenschaften, aber Vorsicht – der austretende Saft der Rinde kann Allergien auslösen. Tee aus Eschenblättern senkt den Blutzuckerspiegel und stärkt das Herz.

Knospe

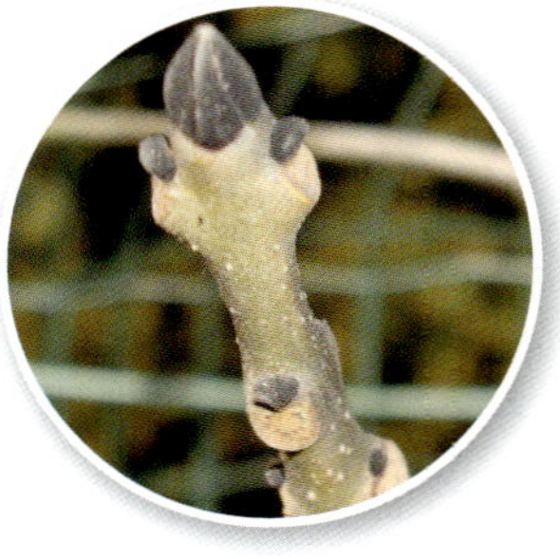

Fichte

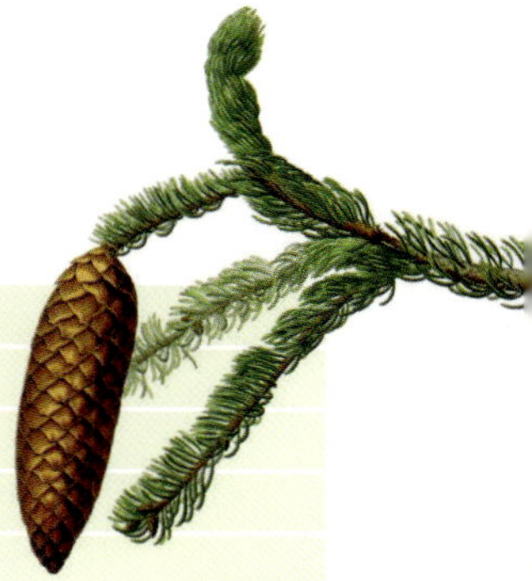

wissenschaftl. Name	*Picea abies*
Ordnung	*Koniferen (Coniferales)*
Familie	*Kieferngewächse (Pinaceae)*
Gattung	*Fichten (Picea)*
Art	*Gemeine Fichte*
Volksnamen	*Rotfichte, Rottanne, Feichten*
Verwendung	*junge Triebe, Nadeln, Harz*
Inhaltsstoffe	*ätherisches Öl, Terpentinöl, Harz, Glycoside, Gerbstoff, Vitamin C*

Die Fichte gehört zu unseren Lieblingslieferanten. Im Frühling warten wir schon auf den Mai, um uns wieder die Triebe für einen Wipfelsirup zu sichern. Wipferlpflücken ist nicht überall erlaubt. Die Gemeine Fichte kommt bei uns in Österreich sehr häufig vor. Sie ist ein Flachwurzler und dadurch sehr sturmanfällig. Besonders gern wird sie als Christbaum eingesetzt, weil sie schnell wächst und die erwünschte konische Form hat. Die Fichte ist ein immergrüner Nadelbaum, der eine Höhe von bis zu 50 Meter erreichen kann. Sie ist einhäusig, das heißt, Männchen und Weibchen wachsen am selben Baum. Aus den weiblichen Blüten werden dann die Zapfen. Sie sind länglich und hängend.

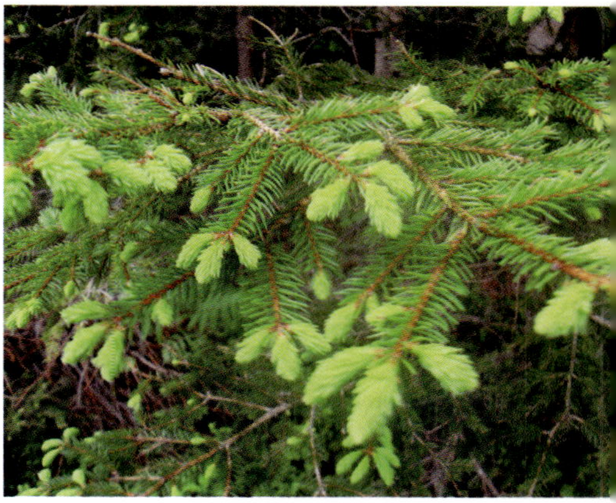

Wipferlsirup: Zutaten: Triebspitzen und brauner Zucker
Die Maiwipferl mit Wasser (die Spitzen sollen bedeckt sein) 4 Tage warm stellen. Danach den gesamten Inhalt bis zum Siedepunkt erhitzen. Filtern. Mit braunem Zucker im Verhältnis 1:1 vermengen und auf kleinem Feuer weiterköcheln lassen. Wenn der Saft eine sirupähnliche Konsistenz hat, dann ist er richtig. In Fläschchen füllen und bei Bedarf (Husten, anschleichende Erkältung) ein Löfferl nehmen oder auf ein Butterbrot geben. Einfach genießen.
Nicht in heißen Tee geben, das schadet der Kraft des Sirups.

Heilwirkung

Bei Husten, Anzeichen einer Erkältung, Nervosität, Muskelkater, Kreuzschmerzen (Harzsalbe), Bronchitis, Keuchhusten. Die Anwendungsmöglichkeiten sind vielfältig und wir nutzen sie gerne.

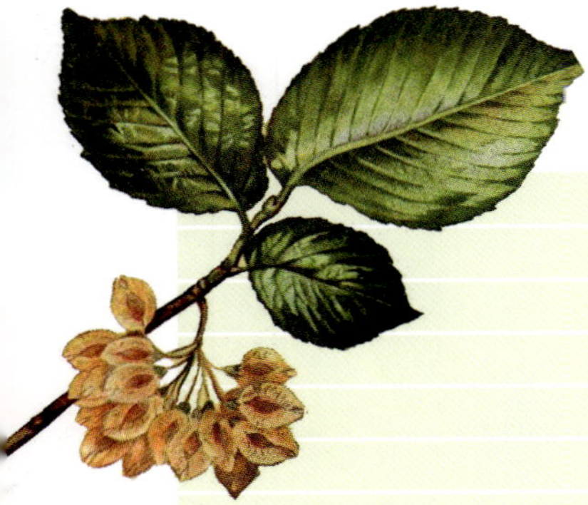

Flatterulme

Ulmus laevis	**wissenschaftl. Name**
Rosenartige (Rosales)	**Ordnung**
Ulmengewächse (Ulmaceae)	**Familie**
Ulmen (Ulmus)	**Gattung**
Flatterulme	**Art**
Weißrüster, Flatterrüster	**Volksnamen**
Rinde	**Verwendung**
Gerbstoffe, Phytosterin, Schleimstoffe, Bitterstoffe und Kalium	**Inhaltsstoffe**

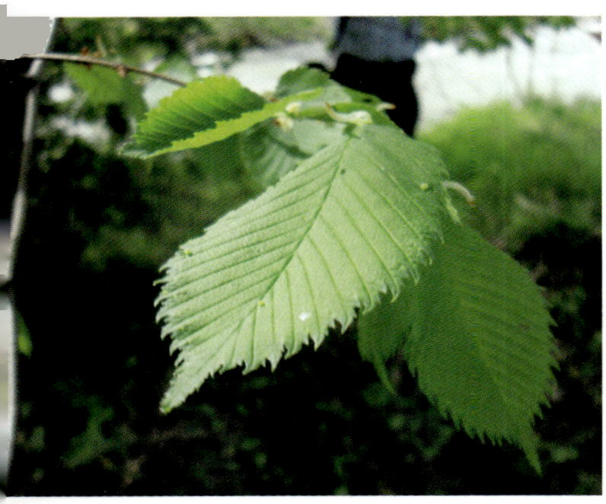

Heilwirkung

Bei Durchfall, Ausschlägen, Flechten, zur Wundheilung, bei Hämorrhoiden, bei Magenschleimhautentzündung und auch bei Ekzemen.

Was an der Flatterulme auffällt, sind die hübschen Blätter. Der Rand wirkt ein bisschen wie Rüschen.
Im alten Griechenland war der Baum dem Götterboten Hermes geweiht, dem Beschützer der Kaufleute und Diebe. In Frankreich war die Flatterulme so wie bei uns die Linde der Baum, unter dem Recht gesprochen wurde und wo man zusammenkam.
Der Umfang des Stammes kann sehr mächtig sein, ich habe von bis zu 3,33 Meter gehört und dass diese Baumart 400 Jahre alt werden kann.
Die Gattung der Ulmen umfasst circa 20 Arten, davon sind bei uns drei heimisch: die Bergulme, die Feldulme und die Flatterulme. Die Ulmen sind oft von einer sehr heimtückischen Krankheit befallen, die bereits 90 % der wunderbaren Bäume eliminiert hat. Wir verwenden die Rinde des Baumes in Salben und für Wunden, die verhärtet sind. Sie stopft auch bei Durchfall. Bei Ausschlägen und Flechten machen wir Waschungen. Die Rinde wirkt harntreibend. Als Bachblüte heißt sie *Elm* und hilft gegen Stress.

Gesammelt wird die Rinde der ein- bis zweijährigen Äste. Man trocknet dann kleine Stückchen in der Sonne. Um eine **Tinktur** anzusetzen, nimmt man ein Glas mit gutem Verschluss. Man gibt die Ulmenrinde hinein, übergießt mit Alkohol (Korn oder Wodka) und verschließt das Glas. Nach 6 Wochen abseihen und die Tinktur in einem dunklen Fläschchen aufbewahren. Diese Tinktur kann man dann weiter zu einer Salbe verarbeiten.
Nicht vergessen: Immer beschriften!

Flieder

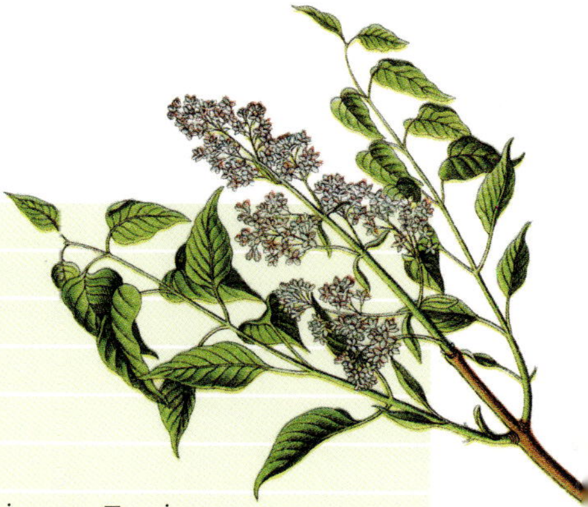

wissenschaftl. Name	*Syringa vulgaris*
Ordnung	*Lippenblütlerartige (Lamiales)*
Familie	*Ölbaumgewächse (Oleaceae)*
Gattung	*Flieder (Syringa)*
Art	*Gewöhnlicher Flieder*
Volksnamen	*Lila (Lilac), Holler*
Verwendung	*Blüten, Blätter, Früchte, Rinde junger Zweige*
Inhaltsstoffe	*Bitterstoffe, ätherische Öle, Syringin, Anisaldehyde, Farnesol*

Blätter aller Fliederarten verwenden wir bei Blutungen, Fieber, Verdauungsschwäche, Durchfall und zum Senken des Blutzuckers. Auch bei Adipositas ist ein Tee aus den Blättern anzuraten. Ich habe auch schon Sirup aus den Blüten gemacht. Zusammen mit Gänseblümchen und Brennnesseln – urlecker. Obwohl der Flieder so herrlich duftet, schmeckt er etwas bitter. Darum ist er bei der Insektenwelt nicht sonderlich beliebt. Was noch auffällt: Für viele ist Holler und Flieder das Gleiche. Ein Irrtum.
Im Frühling wird die Rinde junger Zweige gesammelt, die Blätter pflückt man, wenn sie jung und frisch ausgetrieben sind, und die Blüten, wenn sie sich gerade entfaltet haben.
Als wir heuer in Bad Traunstein waren, habe ich ein Fläschchen *Flieder Tante Frieda* erworben. Ein Sirup, hergestellt aus Zucker, Wasser, Säuerungsmittel, Zitronensäure und Fliederextrakt.

Schon die Kelten dachten, dass der Duft des Flieders die Menschen ins Reich der Feen schicken kann. Sie schrieben ihm magische Kräfte zu. Der Fliederduft wird aber auch heute noch bei der Parfümherstellung gerne verwendet.

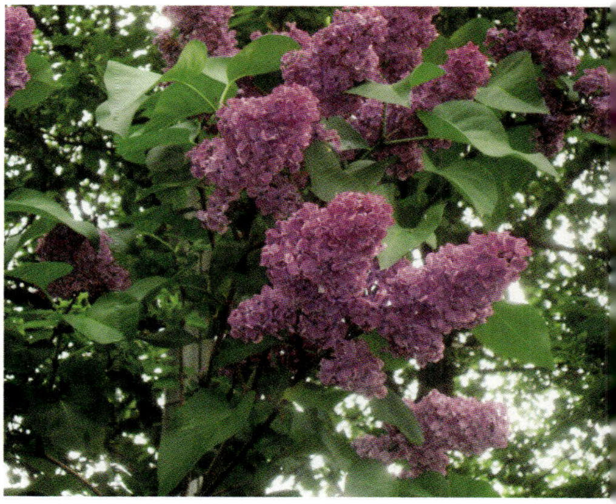

Heilwirkung

Bei Fieber, Rheuma, Gicht, Verdauungsschwäche, Adipositas, Durchfall und auch zum Senken des Blutzuckers können wir die Blätter als Tee verwenden.

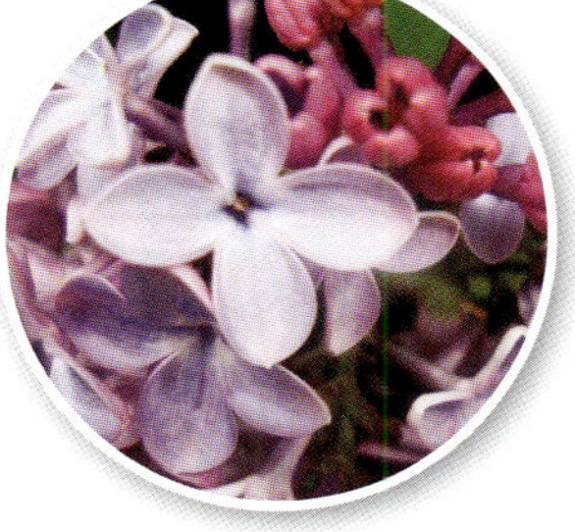

Blüten

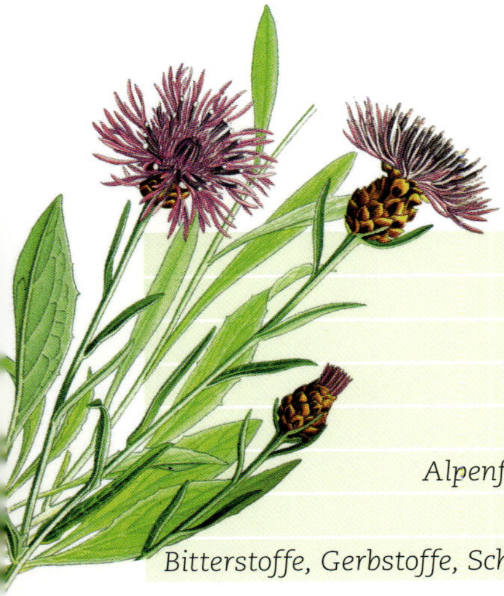

Flockenblume, Berg-

Centaurea montana	**wissenschaftl. Name**
Asternartige (Asterales)	**Ordnung**
Korbblütler (Asteraceae)	**Familie**
Flockenblume (Centaurea)	**Gattung**
Berg-Flockenblume	**Art**
Alpenflockenblume, Gemeine Bergcyane	**Volksnamen**
Blüten	**Verwendung**
Bitterstoffe, Gerbstoffe, Schleimstoffe, Flavonoide, Farbstoffe	**Inhaltsstoffe**

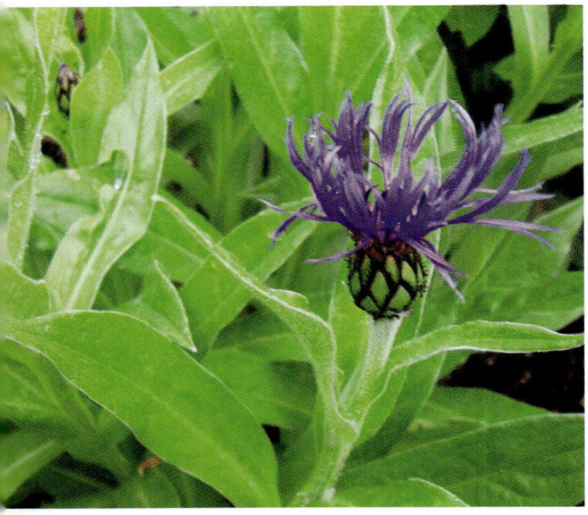

Heilwirkung

Wirkt abführend, appetitanregend, verdauungsfördernd, entzündungshemmend und auch fiebersenkend. Teekompressen helfen bei geschwollenen Augen. Auch in Salben zur Wundheilung wird sie verwendet

Hat wenig Heilkraft und wird in der Volksheilkunde kaum verwendet. Als Bienenweide ist sie bei unseren kleinen Freunden sehr begehrt. Sie sieht ähnlich aus wie unsere Kornblume und wirkt abführend und appetitsteigernd, fördert auch die Verdauung. Verwendet werden die Blüten. Sie zählt zu den Bachblüten und wird auch in der Homöopathie eingesetzt.

Bei einer lieben Nachbarin steht sie im Garten und fühlt sich dort auch sichtlich wohl. Nachdem sie sich ziemlich vermehrt hat, wurden mir einige Nachkömmlinge geschenkt. Liebevoll gepflanzt, mit ein bisschen Heimaterde aus dem Nachbarsgarten. Aber es dauerte gar nicht lange, da hatten sie auch schon *wilde Tiere* wie Schnecken, Eidechsen, Wühlmäuse usw. entdeckt und vernascht.

Es gibt an die 500 Arten von Flockenblumen. Hier bei uns wächst die Wiesen-Flockenblume und auch die Berg-Flockenblume.

Ich verwende die Blütenblätter sehr gerne als Schmuckdroge in meinen Tees.

Eine wundheilende **Flockenblumen-Salbe** wird ähnlich wie eine Ringelblumensalbe hergestellt. Die Blüten (2 Handvoll) werden in ¼ Liter Bio-Sonnenblumenöl ausgezogen. Dieses Öl wird dann gefiltert und im Wasserbad mit 50 g Bienenwachs und 50 g Kakaobutter unter Rühren geschmolzen. Dann weiterrühren, bis die Salbe etwas überkühlt ist, eventuell 5 Tropfen Vitamin E zwecks besserer Haltbarkeit zufügen und in Salbentiegel abfüllen. Beschriftung nicht vergessen.

Föhre, Schwarze

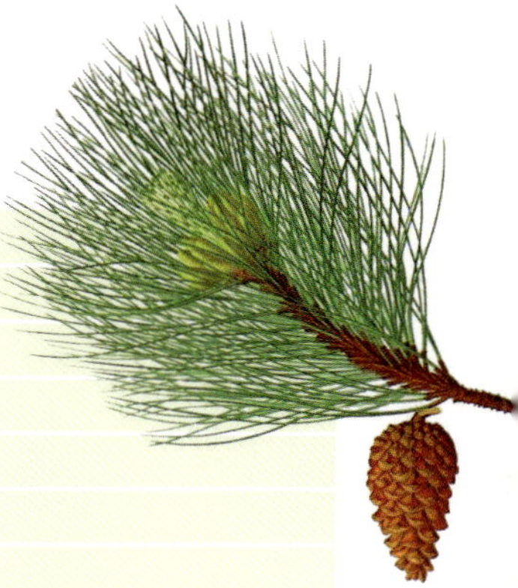

wissenschaftl. Name	*Pinus nigra*
Ordnung	*Koniferen (Coniferales)*
Familie	*Kiefern*
Gattung	*Kiefern (Pinus)*
Art	*Schwarzföhre*
Volksnamen	*Kiefer, Forlen*
Verwendung	*Nadeln, Harz, ätherisches Öl*
Inhaltsstoffe	*Harze, Bitterstoffe, Limonen, Camphen, Bornylacetat*

Bei den Föhren oder Kiefern gibt es verschiedene Arten: die bei uns sehr häufig vorkommende Schwarzföhre *Pinus nigra* und die Gemeine Kiefer *Pinus sylvestris*, die auch Rotföhre oder Weißkiefer genannt wird. Weiters wären da noch die Bergkiefer *Pinus mugo*, die Zirbelkiefer *Pinus cembra*, die Küstenkiefer *Pinus contorta* und die Weymouthkiefer *Pinus strobus*, die bei uns eher nicht zu finden sind. Noch viele weitere Arten sind bekannt.
Der wissenschaftliche Name *pinus* leitet sich von Pix = Pech ab. Das Pech ist es auch, das wir uns gerne zunutze machen. Wir fertigen Salben daraus. Die Nadeln nehmen wir gerne zum Inhalieren, für Bäder oder für Tee. Das stark harzhaltige Splintholz, das der Baum um Verletzungen herum bildet, wurde früher als Kienspan zur Beleuchtung verwendet.

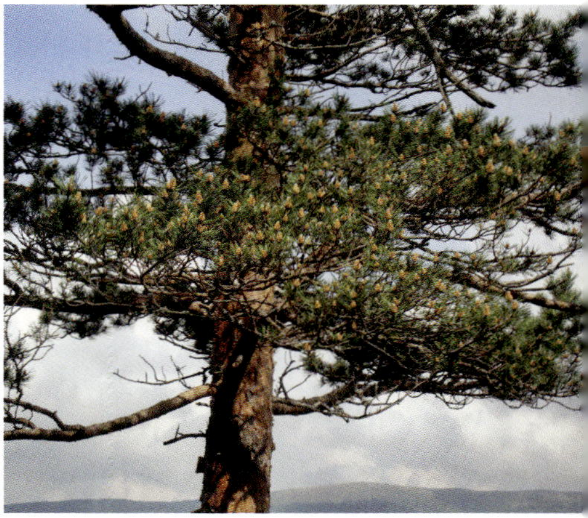

Heilwirkung

Bei Bronchitis, Husten, Durchblutungsstörungen, Rheuma und Muskelkater. Sie wirkt stärkend und erfrischend.

Eine **Kreuzsalbe**, die ich sehr gerne mache und auch immer wieder verwende: 20 dag Schmalz (steirisches Resi-Schmalz) und 1 kleine Handvoll Harz (Föhre, Fichte) langsam mit dem Fett und circa 25 g Bienenwachs schmelzen lassen. Filtern, in kleine Gläser füllen und bei Schmerzen zum Einreiben verwenden.
Ein **Kiefernnadeln-Bad** hat schon manche Erkältung im Vorfeld gebannt:
1 Handvoll Kiefernnadeln zerschneiden, in einen Waschlappen geben, mit einem Gummiringerl verschließen und ins Badewasser legen. Den Duft der Nadeln einatmen und entspannen. Tut der Lunge und den Bronchien gut.

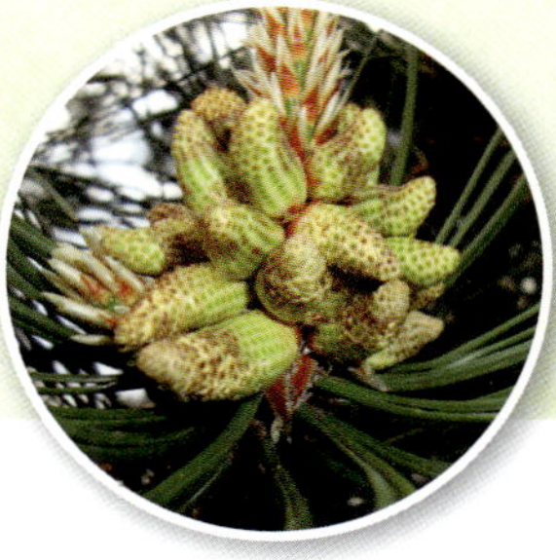

Blüten

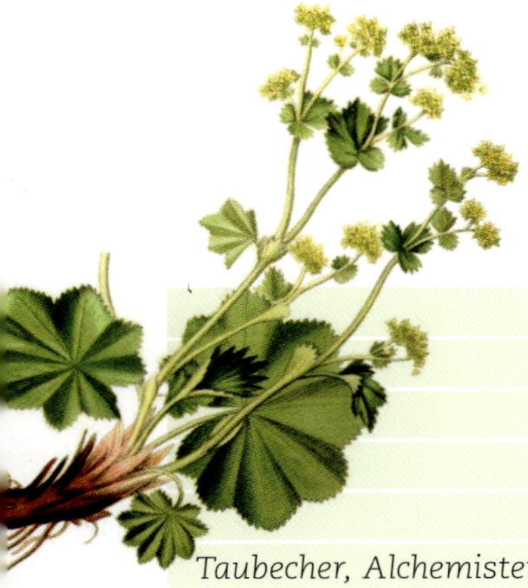

Frauenmantel

Alchemilla vulgaris	**wissenschaftl. Name**
Rosenartige (Rosales)	**Ordnung**
Rosengewächse (Rosaceae)	**Familie**
Frauenmantel (Alchemilla)	**Gattung**
Gemeiner Frauenmantel	**Art**
Taubecher, Alchemistenkraut, Gewittergras, Marienmantel, Marienkraut	**Volksnamen**
Blüten, Blätter, Wurzeln	**Verwendung**
Gerbstoffe, Flavonoide, Bitterstoffe, Phytosterin, Saponine, Glycoside	**Inhaltsstoffe**

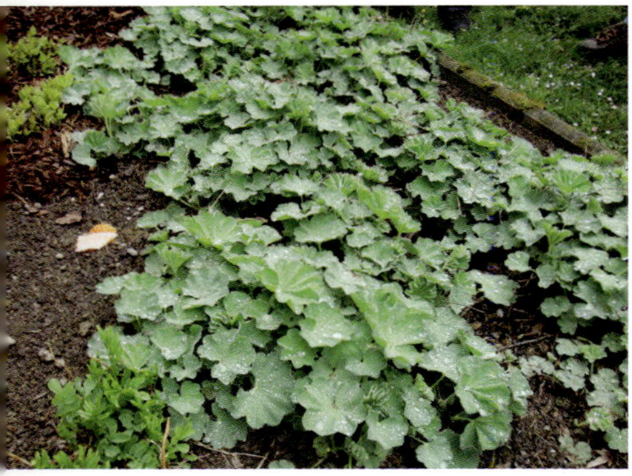

Der Frauenmantel ist, wie der Name schon sagt, ein spezielles Frauenkraut. Er wächst auf Wiesen, an Feldrändern und im Garten. Die Blüten sind zart gelb und verströmen einen honigartigen Duft. Die Blätter erinnern ein bisschen an den Umhang Marias, darum auch die Volksnamen Marienmantel, Frauenmantel.
Der wissenschaftliche Name *Alchemilla* leitet sich vom Begriff Alchemie ab. Er geht darauf zurück, dass im Mittelalter die Alchemisten den von den Blättern gesammelten Tau (Guttationstropfen) zur Herstellung des Steins der Weisen verwendet haben. Damit wollten sie Gold erzeugen.
In der Küche nimmt man größere Blätter als Hülle von Rouladen. Man kann sie auch in Gemüselaibchen einarbeiten oder einem Blattgemüse zufügen. Die luftgetrockneten Blätter sind im Winter Vitaminspender. Die Blüten machen sich gut als Dekoration. Der Geschmack ist ähnlich dem Kohlrabi, aber leicht bitter.

Heilwirkung

In der Volksmedizin wird der Frauenmantel traditionell vorwiegend in der Frauenheilkunde verwendet. Aber auch bei Hautunreinheiten, Zahnfleischbluten und Augenentzündungen ist er sehr hilfreich. Ferner wird er bei Erkältungskrankheiten, Husten und Schnupfen eingesetzt.

Frauenmanteltee: 1 Esslöffel Kraut wird mit ¼ Liter kochendem Wasser übergossen, 10 Minuten ausgezogen oder kalt zugestellt und bis zum Sieden erhitzt. Man trinkt 3 Tassen täglich.
Frauenmantel-Gesichtsmilch: 1 Handvoll Blätter wird mit 1 Tasse Milch etwa 20 Minuten gekocht, dann filtriert und in eine Flasche gefüllt. Kühl stellen und täglich mehrmals verwenden. Macht die Haut jugendlich und bleicht (angeblich) Sommersprossen.

Fünffingerkraut, Kriechendes

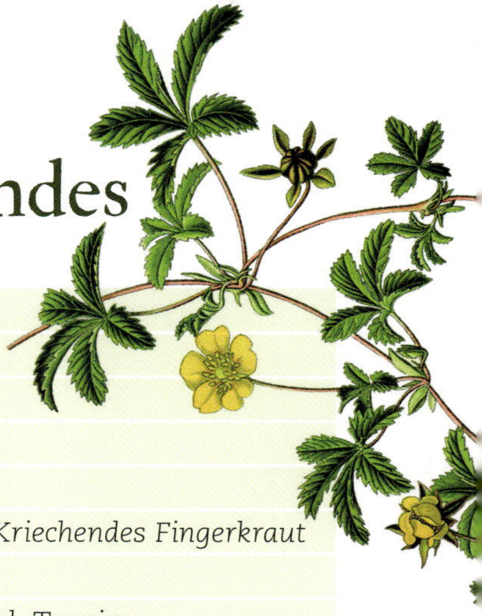

wissenschaftl. Name	*Potentilla reptans*
Ordnung	*Rosenartige (Rosales)*
Familie	*Rosengewächse (Rosaceae)*
Gattung	*Fingerkräuter (Potentilla)*
Art	*Kriechendes Fingerkraut*
Volksnamen	*Kriechender Gänserich, Fünfblatt, Kriechendes Fingerkraut*
Verwendung	*blühendes Kraut, Wurzel*
Inhaltsstoffe	*Gerbstoffe, Calcium, Eisen, Schwefel, Tannine*

Das Fünffingerkraut ist eine weitschichtige Verwandte des Gänsefingerkrauts. Auch wenn die Blätter ganz anders aussehen, die Blüten haben das gleiche leuchtende Gelb. Die Dritte im Bunde der Fingerkräuter ist die Blutwurz. Alle Fingerkräuter haben eines gemeinsam: Sie sind heilkräftig und krampflösend. Schon Kräuterpfarrer Künzle (1857–1945) nannte die *Potentillas Gewaltkräuter*, und zwar weil alle Fingerkräuter *gewaltig* heilkräftig sind. Das Kraut wird vor oder während der Blüte gesammelt und an einem schattigen Ort getrocknet.

Im Mittelalter war es neben giftigen Pflanzen Bestandteil der *Hexensalbe*. Es ist auch ein Schutzkraut, das Haus und Hof vor Geistern schützt.
In keinem Kräuterbündel durfte es fehlen. Die fünf Blätter sollen für Liebe, Kraft, Weisheit, Gesundheit und Fülle stehen.

Tee aus Fünffingerkraut: 1 Teelöffel getrocknetes Kraut mit ¼ Liter heißem Wasser übergießen. 10 Minuten ziehen lassen und 3 Tassen täglich trinken. Wie bei den meisten Kräutern darauf achten: Nie länger als 3 Wochen verwenden.

Wenn der Kreislauf streikt, dann ist ein **Muntermacherwein** eine gute Wahl. Einige Blättchen von Fünffingerkraut, Erdbeeren, Himbeeren, Gänseblümchen, Schafgarbe und Veilchen mit ¼ Liter Weißwein übergießen und einige Stunden ziehen lassen. Abseihen und stamperlweise als Medizin nehmen.

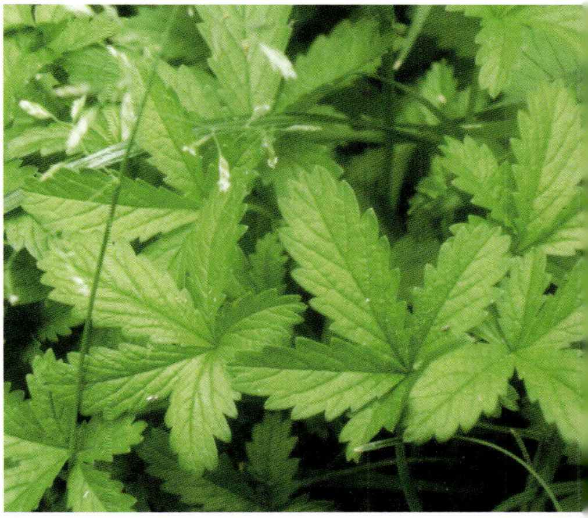

Heilwirkung

Bei Durchfall, Halsschmerzen, gegen wunde Stellen im Mund, bei Hautproblemen, Diabetes und bei Magen-Darmbeschwerden. Nicht zu vergessen, die Potentillas sind alle ganz fabelhaft, wenn man zu Krämpfen neigt.

Gamander-Ehrenpreis

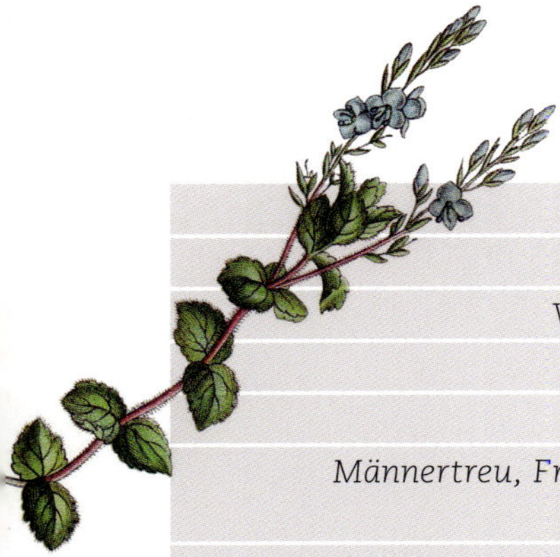

Veronica chamaedrys	**wissenschaftl. Name**
Lippenblütlerartige (Lamiales)	**Ordnung**
Wegerichgewächse (Plantaginaceae)	**Familie**
Ehrenpreis (Veronica)	**Gattung**
Gamander-Ehrenpreis	**Art**
Männertreu, Frauenbiss, Wildes Vergissmeinnicht, Gewitterblume, Katzenäugle	**Volksnamen**
blühendes Kraut	**Verwendung**
Glycosid Aucubin, Bitterstoffe, Gerbstoffe, ätherisches Öl, Saponine, Zucker, Harz und Iridoide	**Inhaltsstoffe**

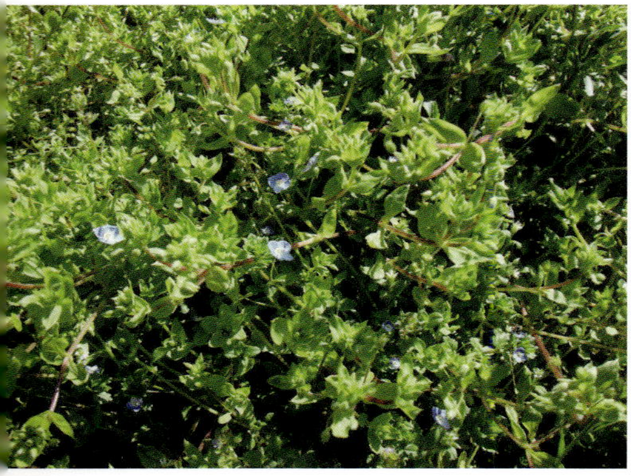

Manche Unwissende würden ihn vielleicht mit der Vogelmiere verwechseln. Der Stängel ist jedoch bei diesem beidseitig behaart, der der Vogelmiere nur einseitig. Die Blütenblätter sind wunderschön blau. Beim Pflücken fallen sie allerdings leicht ab. Die Blätter haben einen kurzen Stängel und sind leicht gekerbt, die Blätter der Vogelmiere sind glatt. Der Gattungsname *Veronica* soll nach der heiligen Veronika, die in der zweiten Hälfte des 15. Jahrhunderts lebte, gehen.
Mit ungefähr 300 Arten ist die Gattung *Veronica* in unserer Botanik häufig vertreten.

Um den Namen Ehrenpreis ranken sich zahlreiche Sprüche und Geschichten. *„Ehret und preiset den Herrn, dass er uns dieses Kraut geschickt hat"* oder *„Ihm sei Ehr und Preis als vera unica medicina, das einzig wahre Heilmittel"*, heißt es. Ja, vor langer Zeit galt der Ehrenpreis als Allheilmittel.

Auch in der Homöopathie wird der Ehrenpreis verwendet. Veronica Urtinktur, mit der frischen, blühenden Pflanze angesetzt, nehmen wir bei Bronchitis und hartnäckigen Hautleiden.

Für einen hervorragenden **Frühlingstee** zur Stärkung der Nerven nehmen wir 2 Löfferl Ehrenpreis und übergießen ihn mit ¼ Liter kochendem Wasser. 10 Minuten ziehen lassen. Abseihen und 3 Mal täglich eine Schale trinken.

Heilwirkung

Bei Gicht, Rheuma, Magenproblemen, aber auch bei Husten, Abszessen, Wunden und bei Juckreiz.
Er wirkt blutreinigend, schweiß- und harntreibend.

Blüten

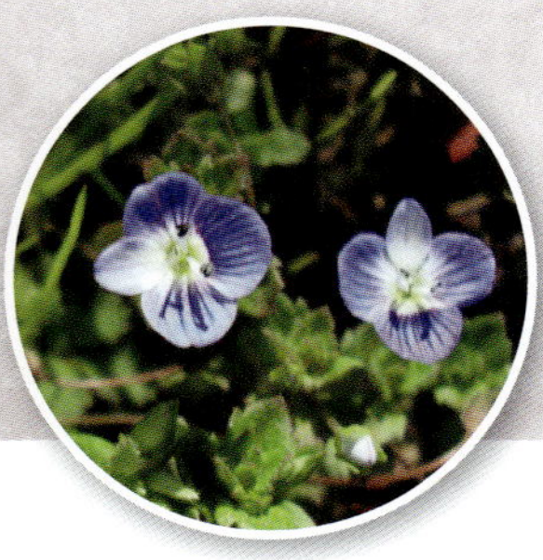

Gänseblümchen

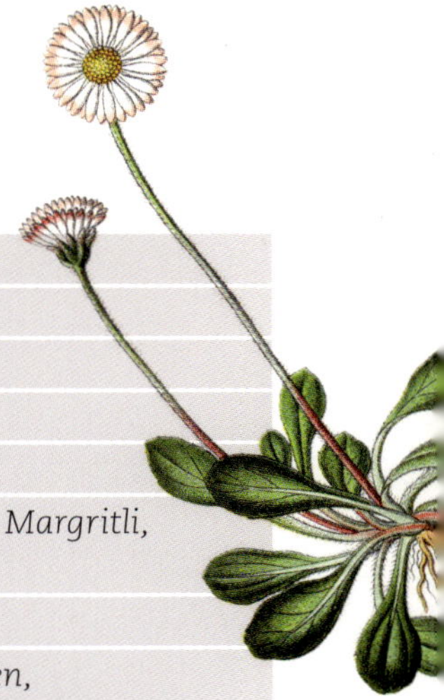

wissenschaftl. Name	*Bellis perennis*
Ordnung	*Asternartige (Asterales)*
Familie	*Korbblütler (Asteraceae)*
Gattung	*Gänseblümchen (Bellis)*
Art	*Gänseblümchen*
Volksnamen	*Maßliebchen, Tausendschön, Marienblume, Margritli, Mondscheinblume*
Verwendung	*Blätter, Blüte, Knospen*
Inhaltsstoffe	*reich an Kalium, Calcium, Magnesium, Eisen, Vitamin A und C, Gerbstoffen, Saponinen, Bitterstoffen, Schleimstoffen, Inulin sowie ätherischen Ölen*

Das Gänseblümchen ist ein kleines, unscheinbares Pflänzchen, das fast das ganze Jahr zu finden ist. Es wächst auf Wiesen, in Gärten, Parkanlagen und auf Weiden.

Ursprünglich war das Gänseblümchen der germanischen Göttin Freya, der Göttin des Frühlings, heilig. Später wurde es durch die Christianisierung der Jungfrau Maria zugesprochen. Die Legende erzählt, dass die Blümchen den Tränen Marias entsprossen seien. Daher leitet sich auch der Volksname Marienblume ab.
Der wissenschaftliche Name kommt von *Bellis* (lat.) hübsch, schön, und *perennis* für ausdauernd, mehrjährig.

Schon kleine Kinder kennen das Gänseblümchen. Mit einem Butterbrot mit Honig und Gänseblümchenblüten hat man schon manches Kind zum Vernaschen von Wildkräutern verführt. Auch ein Topfenaufstrich, garniert mit Gänseblümchen, kann sich sehen lassen. Im Frühling legt man die Knospen in Essig ein (falsche Kapern). Der Geschmack der Blätter erinnert ein bisschen an Feldsalat.

Wenn man die ersten drei Gänseblümchen, die man zu Frühlingsbeginn findet, vernascht, ist man vor Krankheit gefeit.

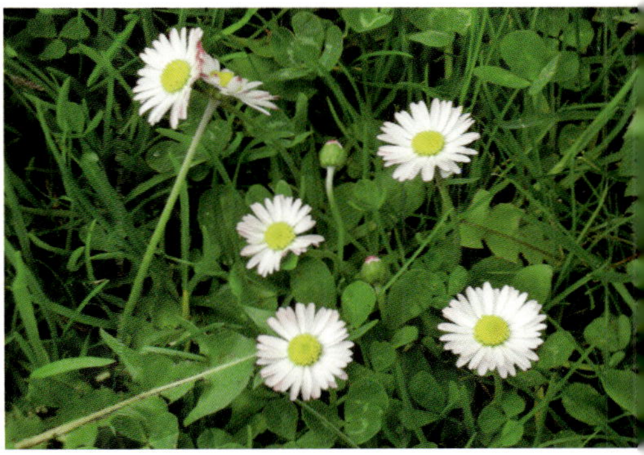

Heilwirkung

Früher volksmedizinisch bei Leberleiden, zur Anregung des Stoffwechsels und der Blutbildung angewandt. Äußerlich bei Akne, weiteren Hautproblemen und zur Wundbehandlung.

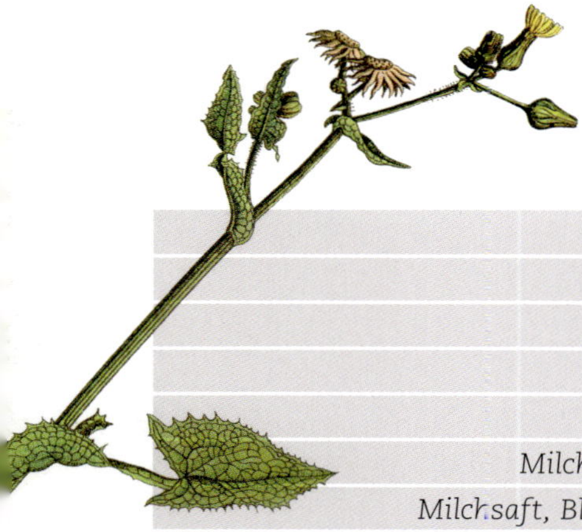

Gänsedistel

Sonchus oleraceus	**wissenschaftl. Name**
Asternartige (Asterales)	**Ordnung**
Korbblütler (Asteraceae)	**Familie**
Gänsedistel (Sonchus)	**Gattung**
Gemüse-Gänsedistel	**Art**
Milchdistel, Saudistel, Dänsedistel	**Volksnamen**
Milchsaft, Blätter, Samen, Blüten, Wurzel	**Verwendung**
Bitterstoffe, Mineralstoffe, Eisen, Calcium, Karotin, Cholin, Kautschuk, Lactucopicrin	**Inhaltsstoffe**

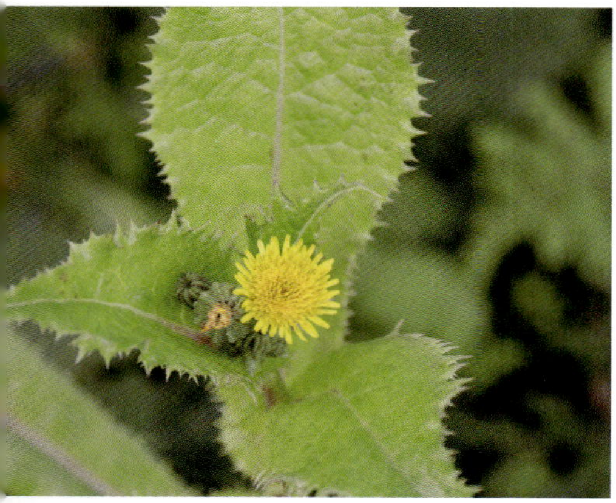

In früherer Zeit wurde die Gänsedistel schon verwendet, heute ist sie aus der Mode gekommen. Dabei kann sie einiges. Verwertet werden die Blätter und die Wurzel in Gemüsespeisen, als Salat oder in Gemüsesuppen. Schmeckt ganz köstlich. Der Milchsaft ist der heilkräftigste Bestandteil der Pflanze. Bei Warzen wird er unverdünnt verwendet. Verdünnt wurde er früher in der Volksheilkunde bei Fieber, Kurzatmigkeit und auch bei Leberschwäche angewandt. Mit dem verdünnten Milchsaft wuschen Frauen ihr Gesicht, um ihrer Haut ein strahlendes Aussehen zu verleihen.

Erwähnt wurde sie schon bei Dioskurides (1.Jahrhundert). Sein Werk *Materia medica* wird auch heute noch gerne hergenommen. Zur Gänsedistel schreibt er: *„Der Saft als Schlürftrank lindert Magenstiche. Das Kraut und die Wurzel als Kataplasma sind bei Skorpionstichen heilsam."* Ein Kataplasma ist ein Breiumschlag oder eine aufgetragene Salbe.

Heilwirkung

Zusammenziehend, wundheilend. Als Antidot bei Insektenstichen, den Milchsaft bei Warzen verwenden. In der Homöopathie wird Sonchus oleraceus bei entzündlichen Hauterkrankungen gegeben. Für eine Bachblütenessenz werden die Blüten verwendet. Sie ist für jene bestimmt, die sich selbst nicht lieben können, aber alles tun, um anderen zu gefallen.

Wir machen uns lieber einen **Gänsedistelsalat**. Hier nehmen wir die Blätter, Stängel und die Blüten der Gänsedistel. Die Stängel klein schneiden, bei den Blättern mit einer Schere den Dornensaum entfernen, mit Zwiebeln, Tomaten, Gurken, Karotten und Knoblauch mischen und mit einer leckeren Salatmarinade übergießen.

Gänsefingerkraut

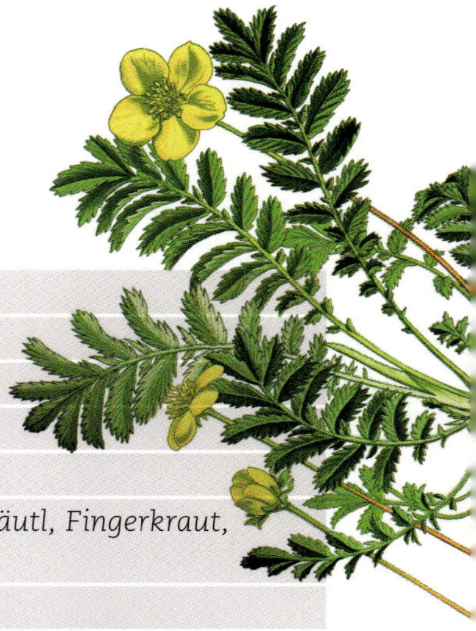

wissenschaftl. Name	*Potentilla anserine*
Ordnung	*Rosenartige (Rosales)*
Familie	*Rosengewächse (Rosaceae)*
Gattung	*Fingerkräuter (Potentilla)*
Art	*Gänsefingerkraut*
Volksnamen	*Silberkraut, Krampfkraut, Krampfkräutl, Fingerkraut, Dreckkraut*
Verwendung	*blühendes Kraut, Wurzel*
Inhaltsstoffe	*Gerbstoffe, Bitterstoffe, Schleimstoffe, Flavonoide, Tormentol, Tannine, Amine, Calcium und Cholin*

Das Gänsefingerkraut wird gerne auch Krampfkraut genannt, in diesem Bereich liegt seine Hauptwirkung. Bei Regelkrämpfen, Bauchkrämpfen, Muskelkrämpfen greifen wir zur Anserine. Sie ist auch alleine stark genug, sodass sie mit nichts gemischt werden möchte. Auch bei Wechseljahresbeschwerden kann man sie einsetzen. Außerdem wirkt sie zuckersenkend.
Nicht nur als Tee und Tinktur, auch als Pulver kann man Gänsefingerkraut einnehmen. Getrocknetes Kraut mahlen und eine Messerspitze bei Durchfall oder bei Blähungen zu sich nehmen.

In der Volksmedizin ist auch das Kauen der Wurzel bekannt, z. B. bei Zahnfleischbluten. In vielen Tees und Dragees, die in Apotheken verkauft werden, ist auch heute noch ein Trockenextrakt aus Gänsefingerkraut enthalten.

Die Blätter und die Wurzel können in der Küche verwendet werden, indem sie z. B. zusammen mit anderen Wildgemüsearten verkocht werden.

Tee aus Gänsefingerkraut kann man sowohl mit Wasser als auch mit Milch machen. Man gibt 2 Teelöffel des Krautes in das kalte Wasser oder die Milch, bringt es zum Kochen und lässt einige Minuten ziehen. Bei Krämpfen nimmt man stündlich einige Esslöffel davon. Schon Pfarrer Kneipp schwor auf die Gänsefingermilch.

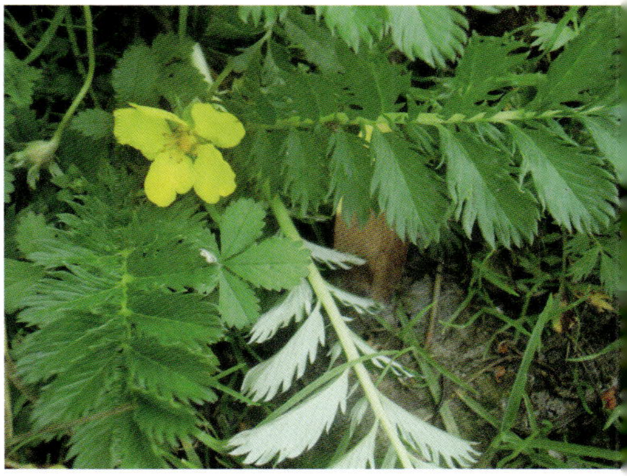

Heilwirkung

Bei Magenkrämpfen, Darmkrämpfen, Wadenkrämpfen, Furunkeln, Sonnenbrand – die Anserine ist vielseitig verwendbar. Sie wirkt harntreibend, entzündungshemmend, krampflösend, entspannend und blutstillend.

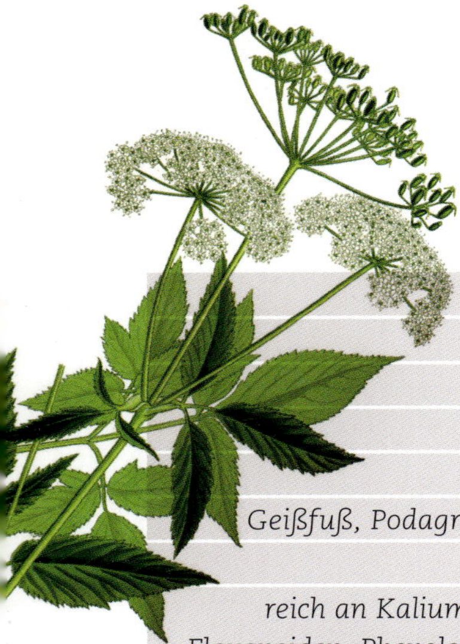

Giersch

Aegopodium podagraria	wissenschaftl. Name
Doldenblütlerartige (Apiales)	Ordnung
Doldenblütler (Apiaceae)	Familie
Giersch (Aegopodium)	Gattung
Giersch	Art
Geißfuß, Podagrakraut, Gashaxn, Dreiblatt, Erdholler	Volksnamen
Blätter	Verwendung
reich an Kalium, Calcium, Magnesium, Zink, Kupfer, Flavonoiden, Phenolcarbonsäure und enthält ein Vielfaches an Eiweiß, Vitamin A und C als Kopfsalat	Inhaltsstoffe

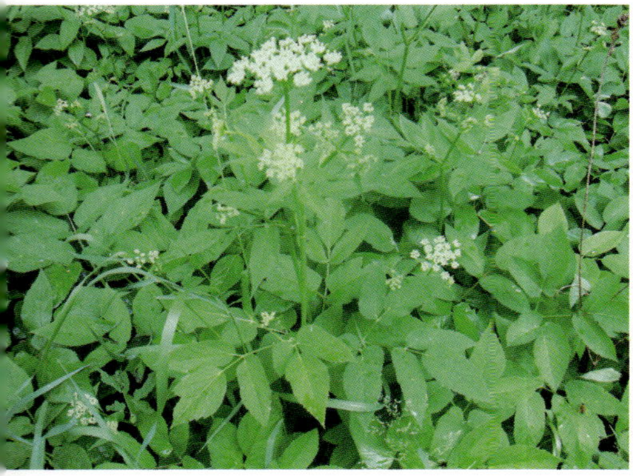

Der Giersch oder das Podagrakraut. *Podagra* (Gicht) deshalb, weil er bei dieser Krankheit Verwendung fand. Er gehört zur Familie der Doldenblütler, unter denen sich auch sehr viele giftige Pflanzen befinden (Schierling, Hundspetersilie ...). Diese Giftpflanzen haben zwar einen ähnlichen Blütenstand, aber andere Blätter. Was den Giersch unverkennbar macht, ist sein dreikantiger Stängel. Die jungen Blätter lieben wir sehr.

Heilwirkung

In der Volksmedizin wird er bei Rheuma und Gicht verwendet. Er wirkt entwässernd, harntreibend, entzündungshemmend und krampflösend. Äußerlich hilft er bei Insektenstichen und bei Verbrennungen.

Eine **Gierschfrittatensuppe**, ein leckerer Topfenaufstrich, eine Zutat für ein Kräutersalz oder aber für den erfrischenden Wiesendudler – überall ist der Giersch ein markanter Bestandteil. Der Giersch ist auch in der Neunerlei-Kräutersuppe, die bei uns traditionsgemäß am Gründonnerstag serviert wird. Bei einem Kochseminar, das ich abhielt, war dann den Teilnehmerinnen klar: Giersch im Garten reißen sie nicht mehr aus, sie essen ihn lieber.

Wiesendudler: Wir nehmen 10 Stängel Giersch, 3 Ranken Gundelrebe, 5 Stängel Minze, 5 Stängel Melisse, 1 Liter Apfelsaft, 1 Liter Mineralwasser und den Saft einer Zitrone. Die Kräuter binden wir zu einem Strauß zusammen und drücken diesen kräftig. Dadurch können sich die Inhaltsstoffe besser entfalten. Den Strauß in den Apfelsaft hängen und nach circa 3 Stunden herausnehmen. Mit Zitronensaft und Mineralwasser vermischen.

Gingko

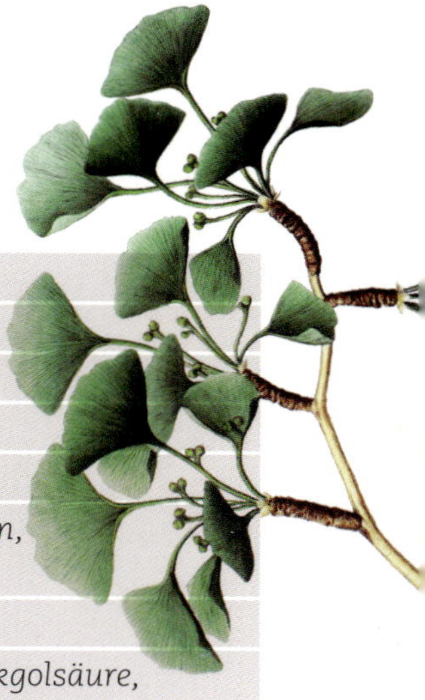

wissenschaftl. Name	*Ginkgo biloba*
Ordnung	*Ginkgoales*
Familie	*Ginkgogewächse (Ginkgoaceae)*
Gattung	*Ginkgo*
Art	*Ginkgo*
Volksnamen	*Entenfußbaum, Hügelaprikose, Tempelbaum, Fächerblattbaum*
Verwendung	*Blätter, Nüsse*
Inhaltsstoffe	*Ginkgolide, Bilobalid, Proanthocyanide, Ginkgolsäure, Terpenlactone und Flavonolglycoside*

Ginkgo ist der heilige Baum der Asiaten. Wie toll und widerstandsfähig er ist, zeigte er nach dem Atombombenabwurf von Hiroshima. Er war als Erster wieder da, in all seiner Pracht.

Etwas irritierend ist, dass er zu den Nadelbäumen zählt. Das kommt daher, dass Botaniker zwischen Nacktsamer und Bedecktsamer unterscheiden. Der Ginkgo zählt zu den Nacktsamern, zu denen auch unsere Nadelbäume gehören.

Wir lieben den Ginkgo und haben selber ein kleines Bäumchen gesetzt. Verwendet werden die Blätter und auch die Nüsse. Letztere sind von einem gelben, fetthaltigen, nach Buttersäure riechenden Samenfleisch umgeben. Blätter haben wir schon geerntet, Nüsse (Früchte) trägt unser Bäumchen noch nicht. Die Blätter, angesetzt zur Tinktur, haben uns schon gute Dienste erwiesen. Bei Schwindelanfällen verwenden wir den Ginkgo gerne in Kombination mit Weißdorntinktur, was vor allem meinem Mann zugute kommt. Aber auch in Form von Tee oder als Pulver kann man ihn verwenden.

Es wurde nachgewiesen, dass Ginkgo erfolgreich bei Demenzerkrankungen eingesetzt wurde.

Ginkgo verbessert, so wie auch der Knoblauch, die Durchblutung, daher ist es angebracht, bei bevorstehenden Operationen dem behandelnden Arzt die Einnahme von Heilkräutern mitzuteilen

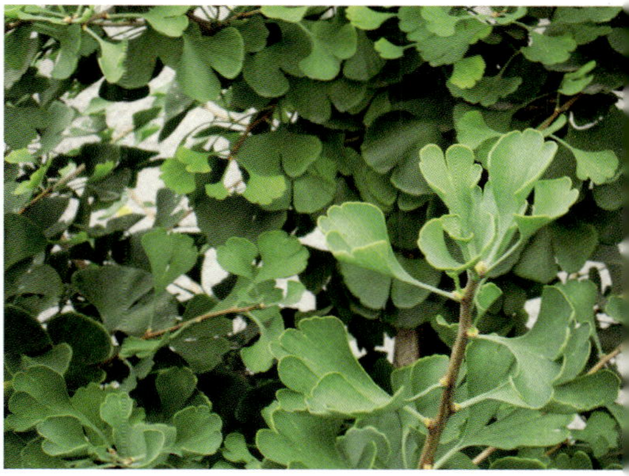

Heilwirkung

Bei Schwindelanfällen, Herzproblemen, bei Gedächtnisschwäche, Ohrensausen, Kopfschmerzen, Sehschwäche, Schwerhörigkeit, Gleichgewichtsstörungen und nach Schlaganfall.
Er ist ein echter Tausendsassa!
Äußerlich bei Krampfadern und Hämorrhoiden. Auch in der Homöopathie wird der Ginkgo verwendet, und zwar in der Potenz D1, D2 und D3.

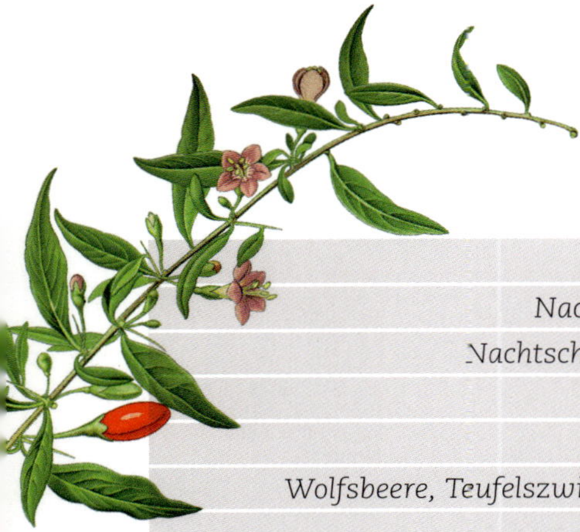

Gojibeere – Bocksdorn

Lycium barbarum	**wissenschaftl. Name**
Nachtschattenartige (Solanales)	**Ordnung**
Nachtschattengewächse (Solanaceae)	**Familie**
Bocksdorne (Lycium)	**Gattung**
Bocksdorn	**Art**
Wolfsbeere, Teufelszwirn, Liebesbeere, Hexenzwirn	**Volksnamen**
Beeren	**Verwendung**
Vitamine A, C, E und auch Vitamine der B-Gruppe. Spurenelemente, Eisen, Lutein, Zeaxanthin, Polysaccharide und Sesquiterpene	**Inhaltsstoffe**

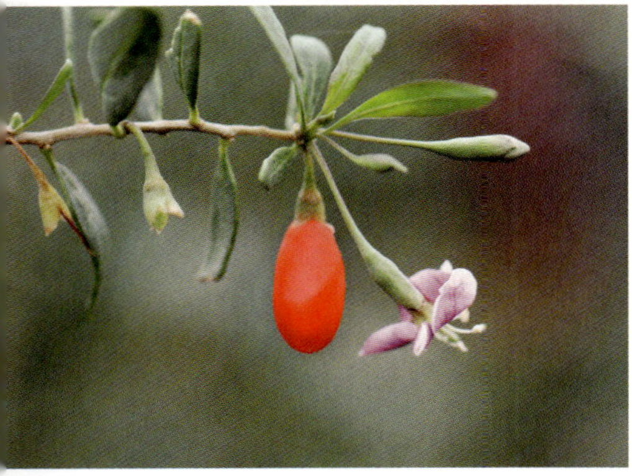

Ob Bocksdorn oder Gojibeere, es ist ein und dasselbe. Die Beeren werden getrocknet verwendet. Dass die Früchte giftig sind, war ein Gerücht, das sich leider Jahrzehnte lang gehalten hat.

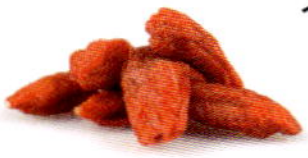

getrocknete Beeren

Heilwirkung

Zur Stärkung des Immunsystems, bei Bluthochdruck, Sehschwäche, Stress, Müdigkeit und Erkältung. Sie wird gegen vorzeitige Alterung und zur Unterstützung bei einer Krebstherapie genommen.
Wer Blutgerinnungsmittel nimmt, sollte von Gojibeeren Abstand nehmen. Manche Menschen reagieren auf die Beeren allergisch, auch hier gilt – Finger weg!

Eine **Tinktur** aus Gojibeeren: 1 Handvoll getrocknete Gojibeeren in ¾ Liter 80%igem Korn ansetzen. 2 Wochen stehen lassen. Von dieser Tinktur 3 Mal täglich 15 Tropfen zu den Mahlzeiten einnehmen. Hilft bei Diabetes und verhilft zu allgemein besserem Befinden. Aus frischen Gojibeeren kann man, gemischt mit Brombeeren oder Äpfeln, herrliche Marmeladen machen.

Auch als Zugabe zu einem Müsli sind sie schmackhaft und gesund. Weiters können sie in Suppen, Soßen, als Saft und auch als Tee zubereitet werden.

Für einen **Tee** übergießt man 1 Teelöffel getrocknete Beeren mit ¼ Liter Wasser und lässt 5 Minuten kochen. Abseihen oder samt den Beeren pürieren. Davon kann man 3 Schalen täglich trinken.

Goldnessel

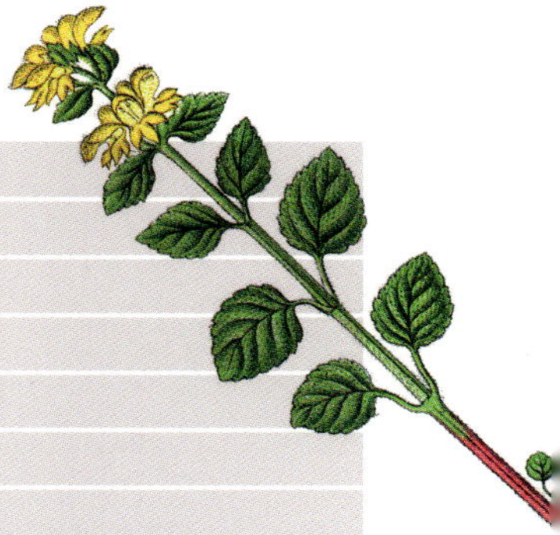

wissenschaftl. Name	*Lamium galeobdolon*
Ordnung	*Lippenblütlerartige (Lamiales)*
Familie	*Lippenblütler (Lamiaceae)*
Gattung	*Taubnessel (Lamium)*
Art	*Gewöhnliche Goldnessel*
Volksnamen	*Gold-Taubnessel, Bienensaug*
Verwendung	*Blüten, Blätter*
Inhaltsstoffe	*Flavonoide, Saponine, Gerbstoffe, Schleimstoffe, Kupfer, Zink, Eisen, Calcium, Phosphor, Kalium, Magnesium und ätherische Öle*

So wie alle Taubnesseln hat auch sie einen vierkantigen Stängel. Sie wird 15–50 cm hoch und in Gärten gerne als Bodendecker verwendet. Auch die Bienen wissen diese Pflanze zu schätzen, wie der Name *Bienensaug* zeigt. Tupfen auf der Unterlippe des Lippenblütlers dienen den Insekten als Wegweiser.
Wenn wir an die Heilkraft denken, dann ist sicher die Weiße Taubnessel die heilkräftigste. Wir schätzen aber auch die Goldnessel sehr. Mit ihren gelben Blüten kann man so manches Dessert verschönern und auch für Sirup verwenden wir sie gerne.

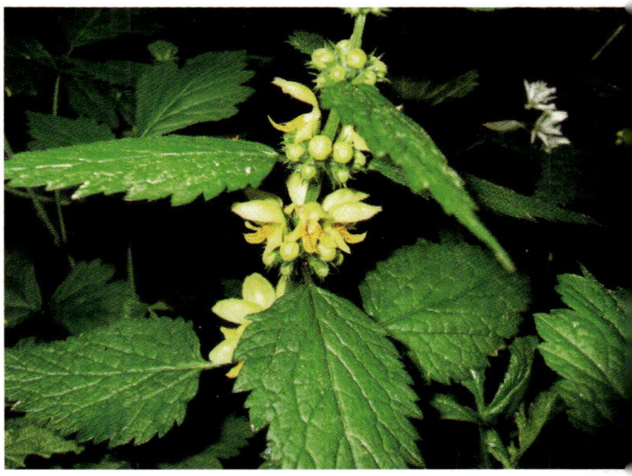

Bunte Blütenbällchen: Dazu mischt man Magertopfen mit etwas geriebenem Gouda, würzt mit Salz, Pfeffer und Knoblauch. Aus dieser Masse formt man kleine Bällchen, die man in verschiedenen Blütenmischungen wälzt. Für gelbe Bällchen nehmen wir die Blüten der Goldnessel, für rote die der Gefleckten Taubnessel und auch die Blüten der Weißen Taubnessel können wir verwenden. Noch ein paar Kugeln, in fein gehackter Vogelmiere gewälzt, dann haben wir auch grüne Bällchen und damit eine tolle, farbige Käseplatte.

Gemischter Blütenhonig: Goldnesselblüten zusammen mit abgezupften Löwenzahnblüten in ein Glas mit Blütenhonig geben und darin 4 Wochen ruhen lassen. Von Zeit zu Zeit das Glas bewegen. Danach den Honig filtern und die Blüten für süße Aufstriche verwenden.

Heilwirkung

Sie hilft bei Magen- und Darmerkrankungen, Gicht, Fieber und bei Katarrhen. Sie ist belebend, entzündungshemmend, harntreibend, verdauungsfördernd und blutstillend.

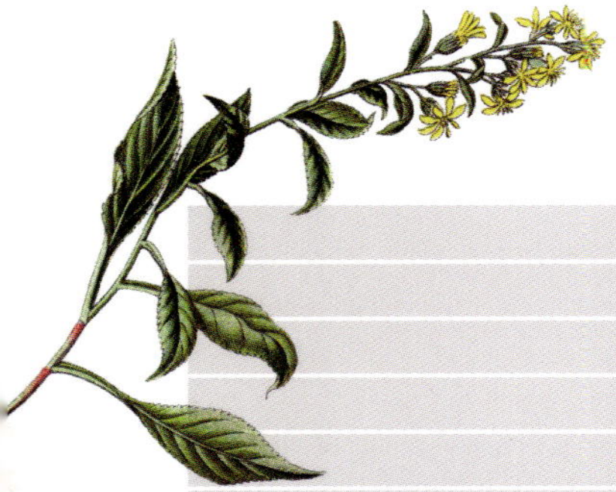

Goldrute, Echte

Solidago virgaure	**wissenschaftl. Name**
Asternartige (Asterales)	**Ordnung**
Korbblütler (Asteraceae)	**Familie**
Goldruten (Solidago)	**Gattung**
Echte Goldrute	**Art**
Gewöhnliche Goldrute, Gemeine Goldrute, Heilwundkraut, Himmelbrand, Machtheilkraut	**Volksnamen**
Blüten, Kraut während der Blüte	**Verwendung**
Bitterstoffe, Gerbstoffe, Saponine, Inulin, ätherisches Öl, Leiocarposid	**Inhaltsstoffe**

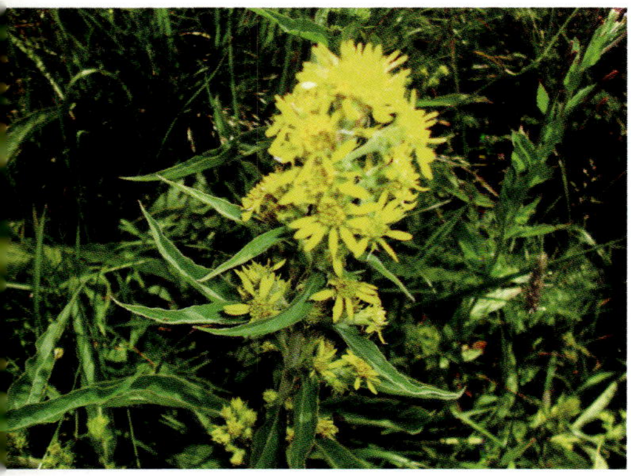

Die Goldrute blüht besonders üppig im Spätsommer. Wenn die anderen Blumen schon längst verblüht sind, leuchtet sie weithin. Die Pflanze wurde im Mittelalter zu Heilzwecken benutzt, vor allem bei Blasen- und Nierenleiden. Die Indianer Nordamerikas verwenden sie noch heute bei Schlangenbissen, bei Halsschmerzen kauen sie an den Blüten.
Auffallend ist die Ähnlichkeit mit dem Fuchs'schen Greiskraut, das leberschädigende Pyrrolizidinalkaloide enthält. Eine Verwechslung wäre möglich, aber wie immer sind wir beim Pflücken sehr vorsichtig.
Die Goldrute verdankt ihren Namen der Blütenfarbe und ihrer Wuchsform. Gerne wird sie auch als Färberpflanze verwendet.
Die Echte Goldrute stört im Gegensatz zu schulmedizinischen Entwässerungshilfen das lebenswichtige Gleichgewicht der Elektrolyte im menschlichen Körper nicht.

Heilwirkung

Bei Nieren- und Blasenleiden, Insektenstichen, bei Zahngeschwüren, Rheuma und bei Gicht.
Sie wirkt blutreinigend, ausleitend und harntreibend.

Goldrutentee: 1 Teelöffel der getrockneten Pflanze in ¼ Liter Wasser ansetzen und zum Sieden bringen. Den Tee 2 Minuten ziehen lassen und abseihen. Gut bei Blasenentzündung, auch ein Hilfsmittel zum Abnehmen.
Für eine **Tinktur** geben wir Blüten und Blätter in ein Glas mit Schraubverschluss, füllen mit Korn oder Wodka auf und stellen das Glas für 4 Wochen auf die Fensterbank. Dann filtern und abfüllen. Bei Bedarf 3 Mal täglich 10–20 Tropfen.

Goldrute, Kanadische

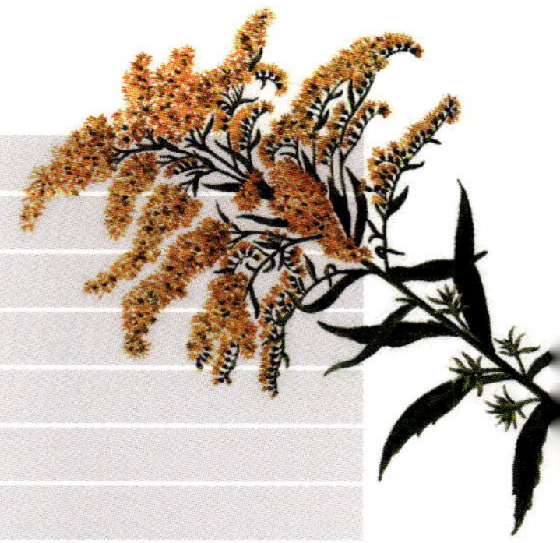

wissenschaftl. Name	*Solidago canadensis*
Ordnung	*Asternartige (Asterales)*
Familie	*Korbblütler (Asteraceae)*
Gattung	*Goldruten (Solidago)*
Art	*Kanadische Goldrute*
Volksnamen	*Wundkraut*
Verwendung	*Kraut*
Inhaltsstoffe	*Saponine, Gerbstoffe, Flavonoide, ätherische Öle und Diterpene*

Auch die Kanadische Goldrute zählt zu den Neophyten. Sie stammt aus Nordamerika und kam im 17. Jahrhundert nach Frankreich. Seit dem 19. Jahrhundert ist sie in unseren Gärten heimisch. Sie ist sehr dominant und vertreibt unsere einheimischen lichthungrigen Pflanzen. Die Kanadische Goldrute kann mit der meist kleineren Riesen-Goldrute verwechselt werden. Diese hat bis kurz unter den Blütenstand einen kahlen Stängel, während die Kanadische Goldrute ab dem Bereich der ersten Blätter behaart ist. Sie erreicht eine Größe von 50–250 cm. Teilweise wird sie von Imkern als Bienenweide ausgebracht, aber nur von ganz wenigen Wildbienenarten besucht.
Gerne wird sie als Färberpflanze verwendet. Dazu wird die gesamte Pflanze genommen. Die Färbung reicht von braun-gelb bis gold. Besonders geeignet ist sie zur Färbung von Naturfasern. Den höchsten Farbgehalt weisen die Blüten auf. Die Wasch- und Lichtbeständigkeit ist als mittel einzustufen.
Auch in der Volksmedizin findet sie ihre Anwendung. Sie ist harntreibend und gut für Niere und Blase.

Als invasiver Neophyt steht sie auf der schwarzen Liste für gefährliche Pflanzen invasiver Arten.

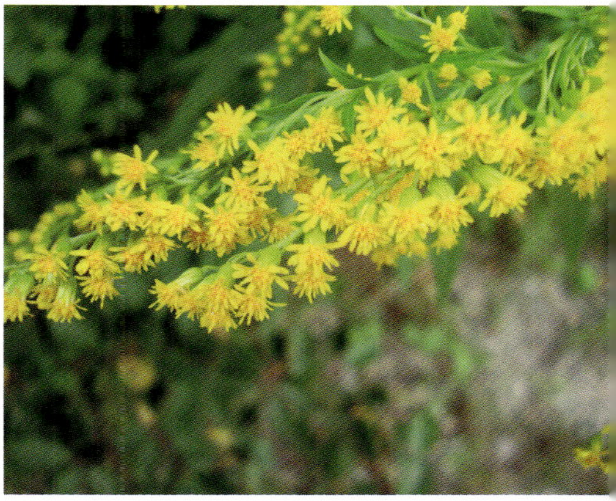

Heilwirkung

Erkrankungen der Harnwege und Blase, Nierenbeschwerden. Zerstoßene Kanadische Goldrute kann auf Insektenstiche aufgebracht werden. Sie wirkt entzündungshemmend und entkrampfend. Die Heilkraft der Kanadischen Goldrute beträgt gegenüber der Echten Goldrute nur etwa 30 %.

Gundelrebe

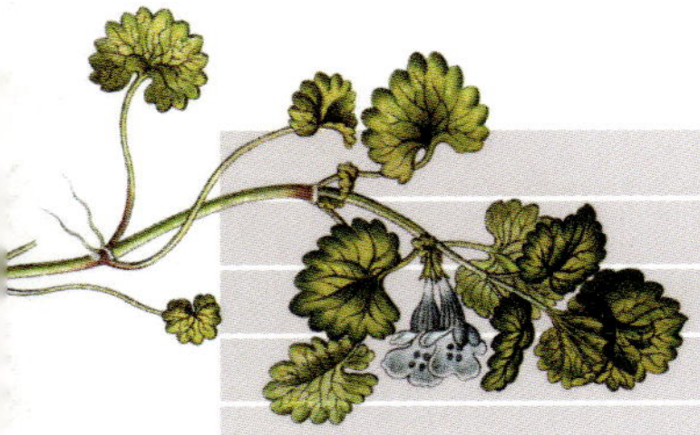

Glechoma hederacea	**wissenschaftl. Name**
Lippenblütlerartige (Lamiales)	**Ordnung**
Lippenblütler (Lamiaceae)	**Familie**
Gundermann (Glechoma)	**Gattung**
Gundelrebe	**Art**
Gundermann, Zickelskraut, Kranzkraut	**Volksnamen**
Blätter, Blüte	**Verwendung**
Bitterstoffe, Gerbstoffe, ätherisches Öl, Saponine, Cholin, Vitamin C und Kalium	**Inhaltsstoffe**

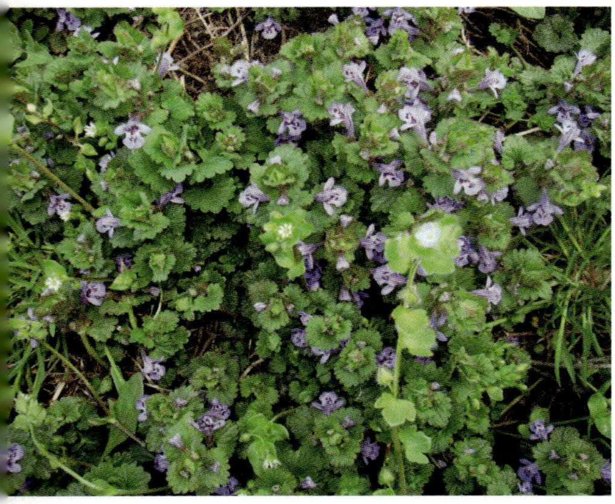

Heilwirkung

Bei Magen- und Darmkatarrhen, eitrigen Wunden, Blasenleiden, Leberbeschwerden und bei grippalen Infekten. Es wird der Gundelrebe auch eine ausgleichende Wirkung auf den Stoffwechsel zugeschrieben. Auch in der TCM wird die Gundelrebe bei Störungen im Dickdarm, in der Blase, aber auch in der Lunge eingesetzt.

Schon ab März kann man die Gundelrebe an Wegrändern, auf Wiesen und Schutthalden finden. Ihre kleinen violetten Blüten haben einen aromatischen Geruch. Als Bodendecker im Garten ist sie schön und pflegeleicht. Sie ist eine Bereicherung sowohl für die Küche als auch für die Hausapotheke!
Der Name Gundermann ist auf das alte Wort *Gund* zurückzuführen, was so viel wie Eiter bedeutet, was beinhaltet, dass der Gundermann äußerlich auch bei schlecht heilenden Wunden eingesetzt werden kann.

In der Küche für Aufstriche, Suppen (Bestandteil der Gründonnerstagssuppe), Salate, Eierspeisen und Kräuterbutter verwenden, da kommt die Gundelrebe sehr gut zur Geltung. In eine Gründonnerstagssuppe gibt man entweder sieben oder neun Frühlingskräuter. Außer der Gundelrebe sollten auch Brennnessel, Schafgarbe, Sauerampfer, Taubnessel, Giersch, Löwenzahn, Gänseblümchen und Spitzwegerich enthalten sein. Findet man sieben Kräuter, dann wird es eine Siebenkräutersuppe, hat man das Glück, alle neun zu finden, dann machen wir eine Neunerlei-Kräutersuppe.

Zahlreich sind Überlieferungen aus dem Volksglauben. Wenn zu Walpurgis ein Kranz aus Gundelreben getragen wird, erkennt man, wer eine Hexe ist. In der ersten Mainacht gepflückt und mit Hafer und Salz vermischt, wird der Gundermann den Tieren gegeben. Er soll er das Vieh vor bösem Hexenzauber und angezauberten Krankheiten schützen.

Günsel, Kriechender

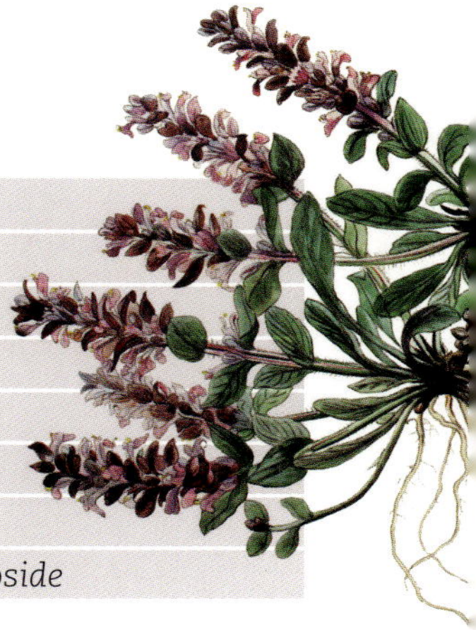

wissenschaftl. Name	*Ajuga reptans*
Ordnung	*Lippenblütlerartige (Lamiales)*
Familie	*Lippenblütler (Lamiaceae)*
Gattung	*Günsel (Ajuga)*
Art	*Kriechender Günsel*
Volksnamen	*Kriechgünsel, Guglkraut, Güldengünsel*
Verwendung	*Blätter, Blüte*
Inhaltsstoffe	*Gerbstoffe (Tannine), Saponine und Glycoside*

Der Kriechende Günsel ist eine hübsch aussehende, blau blühende Pflanze, die leider heutzutage kaum noch Verwendung findet. Ein Lippenblütler, der sich auch in unseren Gärten wohlfühlt. Er blüht von Ende April bis August und selten können die Blüten auch rosa sein. Die Bestäubung erfolgt meistens durch Bienen und Hummeln. Er zählt zu den typischen Bienenweiden. Für die Verbreitung der Samen sorgen die Ameisen.
Im Volksglauben spielt der Günsel, wie auch andere blau blühende Frühlingsblumen, als Gewitterpflanze eine gewisse Rolle. Er durfte nicht abgerissen werden, sonst käme ein Gewitter und der Blitz schlage ins Haus ein. Riechen durfte man auch nicht an ihm, da man sonst mit Sommersprossen übersät wurde.

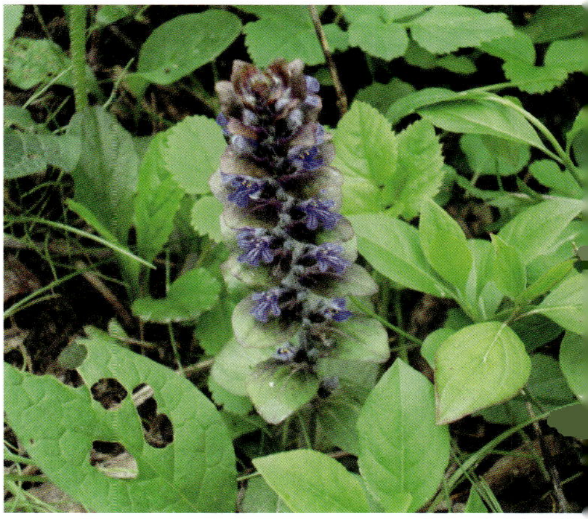

Im Frühling kann man aus den jungen, zarten Blättern und Triebspitzen zusammen mit Scharbockskraut und Gundelrebe einen gesunden, gut schmeckenden **Aufstrich** machen, indem man die Kräuter fein gehackt unter eine Topfenmasse mischt, die man dann mit Salz und Pfeffer würzt. Der Geschmack der Pflanze ist leicht bitter, herb, daher das frische Kraut nur sparsam verwenden.

Eine **Tinktur**, bei der man die Blätter in ein Schraubglas gibt, mit hochprozentigem Alkohol übergießt und dann für circa 4 Wochen stehen lässt, filtert und in dunkle Fläschchen füllt, ist bei Sodbrennen und Magenschmerzen hilfreich. Von dieser Tinktur nimmt man 1–3 Mal täglich 10 Tropfen.

Heilwirkung

Als Tee hat die Pflanze entzündungshemmende Eigenschaften. Früher wurde Günseltee auch bei Rheuma, Magenschmerzen und Gallenleiden eingesetzt. Er soll außerdem eine blutdrucksenkende und leicht abführende Wirkung haben.

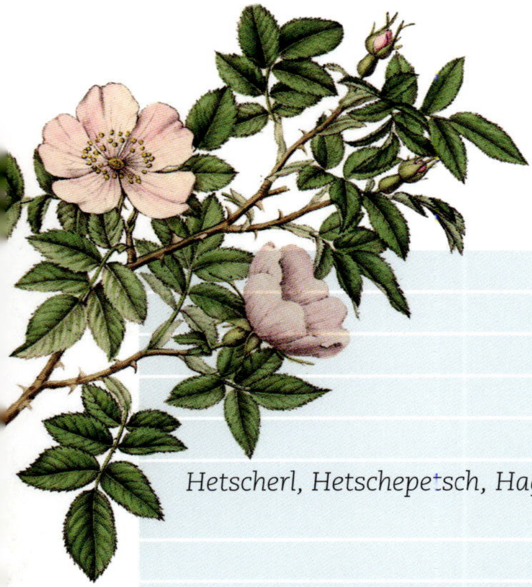

Hagebutte

Rosa canina	**wissenschaftl. Name**
Rosenartige (Rosales)	**Ordnung**
Rosengewächse (Rosaceae)	**Familie**
Rosen (Rosa)	**Gattung**
Hundsrose (Rosa canina)	**Art**
Hetscherl, Hetschepetsch, Hagedorn, Heckenrose, Wildrose, Hundsrose	**Volksnamen**
Blüten, Früchte, Kerne	**Verwendung**
Anthocyane, ätherisches Öl, Flavonoide, Gerbstoffe, Kieselsäure, Vitamin A, B, C, E und K, Pektin und Spurenelemente. In den Samen steckt auch Vanillin.	**Inhaltsstoffe**

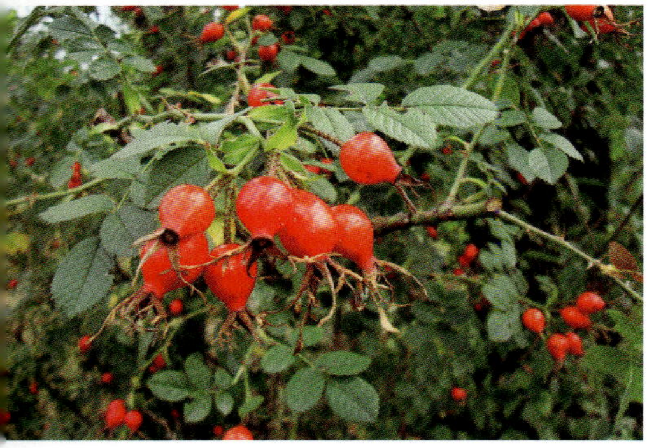

Die Nutzung der Hagebutte reicht offenbar bis in die Keltenzeit zurück. Man fand Früchte und auch Mus in Grabbeigaben. Wegen ihres hohen Vitamin-C-Gehalts wurde sie allseits sehr geschätzt. Auf langen Schiffsreisen verwendete man sie vorbeugend, um nicht an Skorbut zu erkranken. Auch wir schätzen die Hagebutte sehr, sei es als Marmelade oder als Tee.

Hagebuttensträucher werden bis zu 3 Meter hoch und um die Früchte zu ernten, muss man sich schon durch die Stacheln durchkämpfen, was nicht immer ganz einfach ist. Die Blüten sammeln wir im Frühsommer und die Früchte im Herbst.

Heilwirkung

Durch ihren hohen Vitamin-C-Gehalt ist sie hilfreich bei Erkältungen und Frühjahrsmüdigkeit. Sie stärkt unser Immunsystem und ist leicht harntreibend. Hildegard von Bingen ließ Rosenblütenblätter auf die Augen legen, um sie klar zu machen.

Die Blüten sind eine hübsche **Schmuckdroge** im Tee und mit den Früchten kann man Marmelade, Likör und Sirup machen. Auch als Zugabe zu Reisgerichten schmecken sie toll. Selbst in den Kernen (Nüsschen) steckt so allerlei. Kinder verwenden sie gerne als Juckpulver. Man schneidet die Früchte auf, nimmt mit einen kleinen Löffel die Nüsschen heraus, die mit einer Vielzahl von widerhakenbestückten Härchen bedeckt sind. Diese lösen den Juckreiz aus.

Ein herrlicher **Durstlöscher** für heiße Tage: Minze, Salbei und die Früchte der Hagebutte mit heißem Wasser aufgießen, 10 Minuten ziehen lassen, eventuell mit Honig süßen. Mit den Kernen, die wir reichlich sammeln, machen wir dann *Kernlestee*.

Hahnenfuß, Scharfer *leicht giftig*

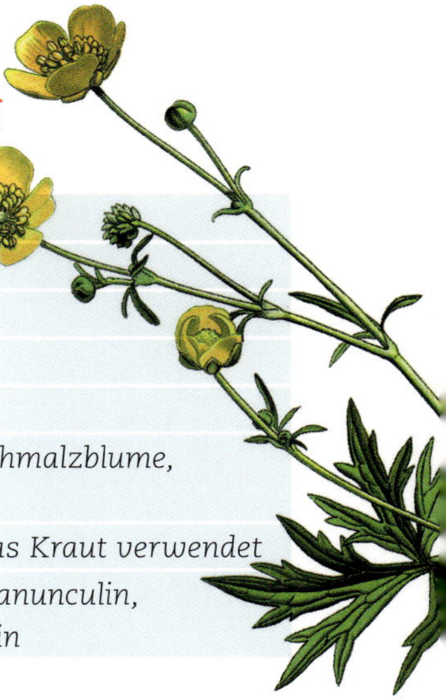

wissenschaftl. Name	*Ranunculus acris*
Ordnung	*Hahnenfußartige (Ranunculales)*
Familie	*Hahnenfußgewächse (Ranunculaceae)*
Gattung	*Hahnenfuß (Ranunculus)*
Art	*Scharfer Hahnenfuß*
Volksnamen	*Butterblume, Ranunkel, Teufelskraut, Schmalzblume, Krähenfuß*
Verwendung	*leicht giftig, in der Homöopathie wird das Kraut verwendet*
Inhaltsstoffe	*Saponine, Protoanemonin, Anemonin, Ranunculin, Vitamin C, Gerbstoff, Asparagin, Arginin*

Der Scharfe Hahnenfuß gehört, wie schon sein Name sagt, zu den giftigen Hahnenfußgewächsen. Es gibt bei den Hahnenfußgewächsen nur drei Ausnahmen, die man nehmen kann, und das sind – Scharbockskraut vor der Blüte, Sumpfdotterblume die Knospen und Schwarzkümmel die Samen.
Immer wieder bin ich überrascht oder eher erschrocken, wenn ich sehe, dass Kleinkinder ihren Müttern die schönen gelben Blumen pflücken. Da ist Aufklärung wichtig.
Für die Tiere ist er unbedenklich, da sie ihn im Grünzustand nicht fressen. Durch Trocknung geht dann das giftige Protoanemonin in das harmlose Dimere Anemonin über, und dadurch kann die Pflanze im Heu als Tierfutter verwendet werden. Auch für den Menschen ist das Protoanemonin giftig. Beim Verzehr kann es zu Übelkeit, Erbrechen, Durchfall und Krämpfen kommen. Bei großen Mengen kann es zum Tod führen.
Viele Geschichten ranken sich um den Hahnenfuß. So kann jemand, der z. B. an einem Sonntag Zahnschmerzen bekommt, sich damit helfen, indem er die schmerzende Stelle äußerlich mit Hahnenfuß einreibt. Die Haut wird zwar leiden, aber durch die Inhaltsstoffe, die betäubend wirken, kann man auf den Zahnarzt bis Montag warten. Angeblich sollen auch Bettler so gearbeitet haben. Sie rieben sich mit dem Saft der Pflanze ein, um mit den dadurch entstandenen Wunden Mitleid zu erregen.

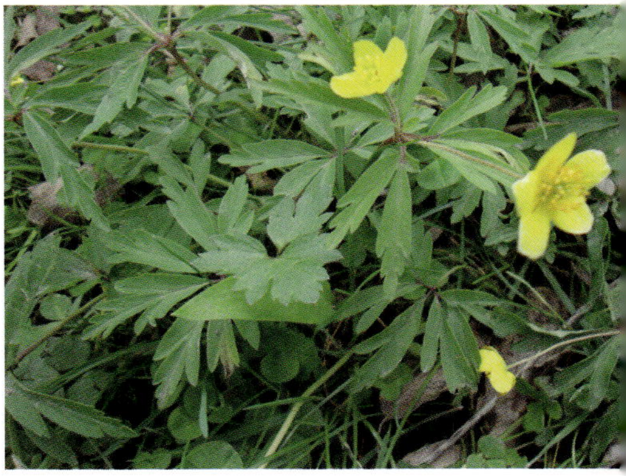

Heilwirkung

Durch seine Giftigkeit ist vom Gebrauch absolut abzuraten. Früher wurden Blätter und Stängel als Abführmittel verwendet und der Saft der Pflanze gegen Warzen genommen. Heute wird er nur mehr in der Homöopathie gegen Muskelschmerzen und Hautausschläge eingesetzt.

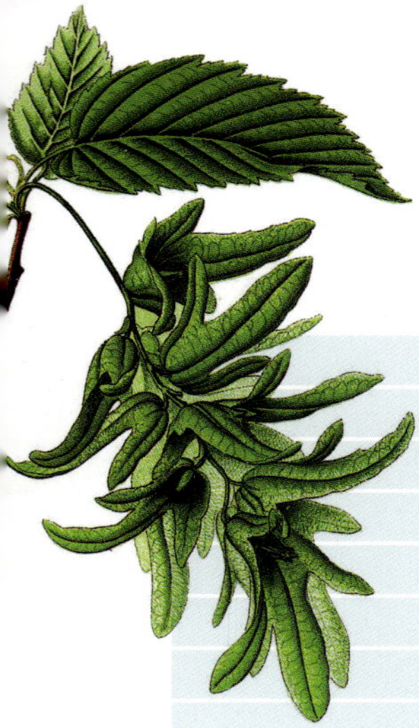

Hainbuche

Carpinus betulus	**wissenschaftl. Name**
Buchenartige (Fagales)	**Ordnung**
Birkengewächs (Betulaceae)	**Familie**
Hainbuchen (Carpinus)	**Gattung**
Hainbuche	**Art**
Hornbaum, Hagebuche, Weißbuche	**Volksnamen**
Blätter, Samen, Früchte	**Verwendung**
Gerbstoffe, Triterpene (Betulin)	**Inhaltsstoffe**

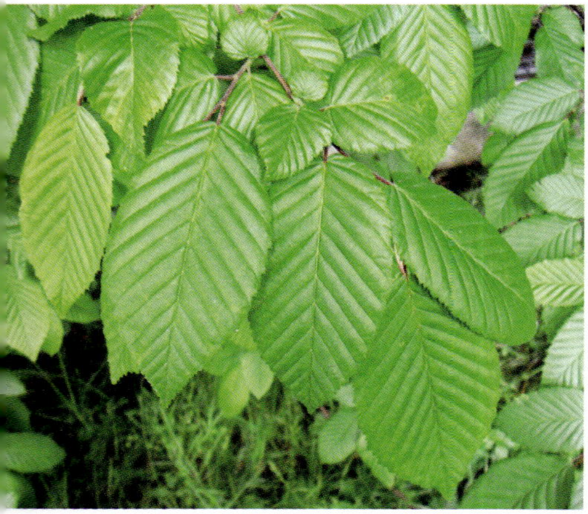

Heilwirkung

als Bachblüte bei geistiger Erschöpfung

Die Hainbuche ist ein Strauch, kann aber auch ein Baum sein. *Hainbuchen gehören trotz ihres irreführenden Namens nicht zu den Buchen, sondern zu den Birkengewächsen.*
Erkennungsmerkmal: Die Blätter sind doppelt fein gezähnt. Manchmal wird sie auch Weißbuche genannt. Die Pflanze ist einhäusig, das heißt, Männchen und Weibchen wohnen auf einem Baum bzw. Strauch. Die Blüten der Männchen sind schlaff hängende Kätzchen, 4–7 cm lang, die der Weibchen sind nur 3 cm lang und grün. Die Früchte finden wir im Herbst – es sind 6–10 mm kleine Nüsschen. Sie sind hart und einsamig und von einem dreilappigen Flügel umgeben. Die Rinde der Hainbuche ist glatt und grau. Sie wächst schnell und kann bis zu 150 Jahre alt werden.
Die Samen können zur Ölgewinnung verwendet werden, junge Blätter, die zwar etwas bitter schmecken, kann man unter Salate mischen.
Die Hainbuche wird als 17. Bachblüte *Hornbeam* verwendet und bei Erschöpfung und Schwäche verabreicht. Sie stärkt die Antriebskraft und das Durchhaltevermögen und hilft auch bei geistiger Erschöpfung.

Die Hainbuche liefert uns auch Holzkohle. Ihr Holz wird gerne für Werkzeugstiele und Schneidbretter verwendet, da es sehr hart und fest ist.

Haselnuss

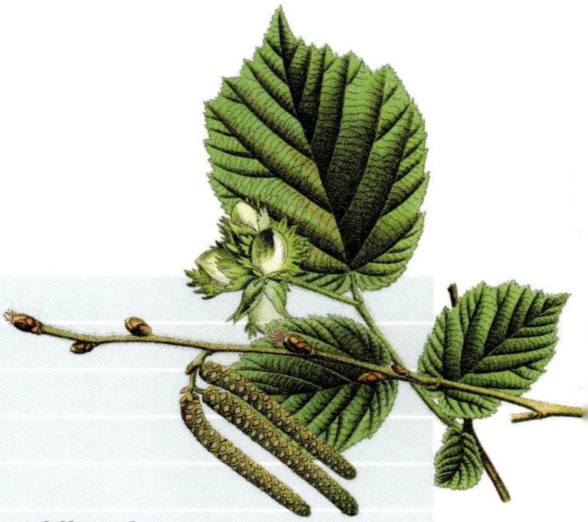

wissenschaftl. Name	*Corylus avellana*
Ordnung	*Buchenartige (Fagales)*
Familie	*Birkengewächse (Betulaceae)*
Gattung	*Hasel (Corylus)*
Art	*Haselnuss*
Volksnamen	*Gemeine Hasel, Hexenhasel, Waldhasel*
Verwendung	*Kätzchen, Blätter, Früchte*
Inhaltsstoffe	*60 % Fette, Eiweiß, Eisen, Calcium, Kalium und Vitamine*

Die Haselnuss ist ein Strauch oder ein kleiner Baum. Männchen und Weibchen wohnen auf der gleichen Pflanze. Sie wird vom Wind bestäubt. Die männlichen Blüten sind die 4–6 cm langen, hängenden Kätzchen. Die weiblichen Blüten sind klein, rot und unscheinbar. Im Spätherbst reifen die hartschaligen Nüsse. Man sollte im Herbst regelmäßig Haselnüsse essen, dann kommt man gut über den Winter.

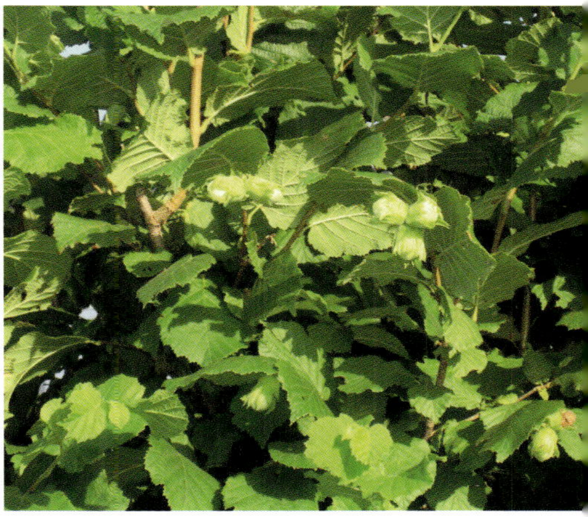

Viele Geschichten ranken sich um die Hasel. Aschenputtel wünschte sich für das Grab ihrer Mutter einen Haselzweig, der vor Hexen und Schlangen schützen sollte. Ein Haselstrauch vor dem Haus soll schädliche Erdstrahlen ableiten und vor Blitzen bewahren.

Die männlichen Kätzchen, im Frühling gesammelt und zusammen mit Hollerblüten, Lindenblüten und Mädesüß zu einem **Grippetee** gemischt, sind schweißtreibend und helfen gegen Erkältung. Die Rinde der Hasel verwenden wir im Frühjahr für Tee, aber auch eine **Haselrinden-Tinktur** erfüllt ihren Zweck. Leider reagieren viele Menschen auf Haselnüsse allergisch. Für einen **Stoffwechseltee** nehmen wir Kätzchen und Blätter zu gleichen Teilen und lassen den Tee lange ziehen. Dieser Tee regt den Stoffwechsel an und wird auch bei Fettleibigkeit eingesetzt.
Haselnuss-Pflegeöl: 50 ml Haselnussöl, 50 ml Mandelöl, 10 Tropfen ätherisches Myrrhenöl und 5 Tropfen ätherisches Rosenöl. Die Öle vermischen. Pflegt die Gesichtshaut und ist auch hilfreich bei Falten, besonders im Augenbereich.

Heilwirkung

Wirkt schweißtreibend, blutbildend, anregend, bei Gelbsucht, Leberleiden, die Schilddrüsenfunktion ausgleichend, bei Krampfadern und Hämorrhoiden.

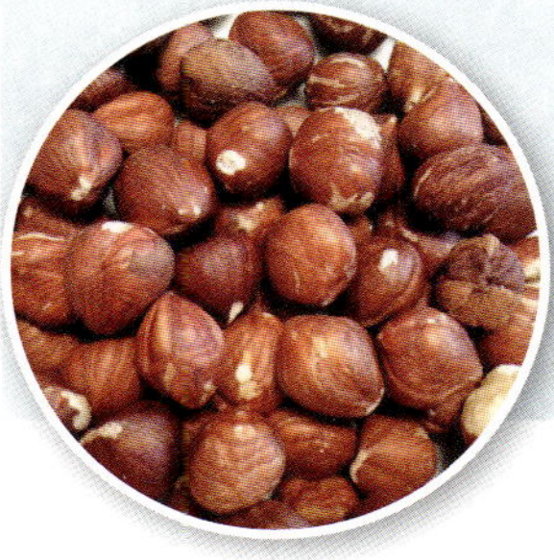

Nüsse

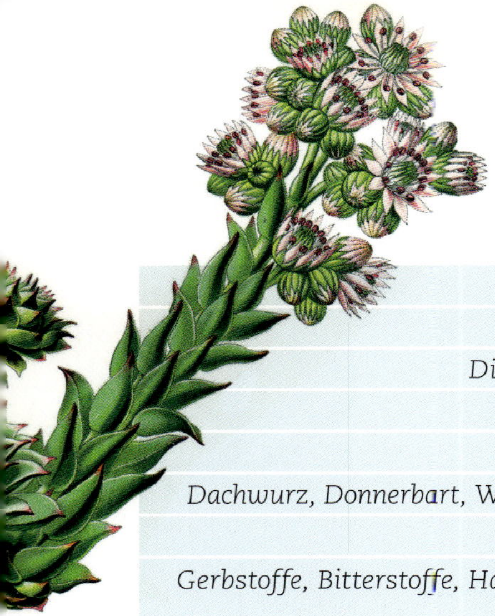

Hauswurz

Sempervivum tectorum	**wissenschaftl. Name**
Steinbrechartige (Saxifragales)	**Ordnung**
Dickblattgewächse (Crassulaceae)	**Familie**
Hauswurzen (Sempervivum)	**Gattung**
Echte Hauswurz	**Art**
Dachwurz, Donnerbart, Wetterwurz, Steinrose, Jupiterbart	**Volksnamen**
Blätter	**Verwendung**
Gerbstoffe, Bitterstoffe, Harze, Apfelsäure, Ameisensäure, Tannine und Vitamin C	**Inhaltsstoffe**

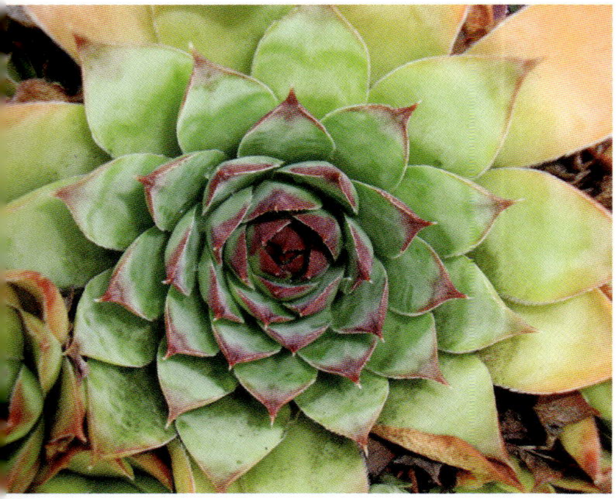

Schon Karl der Große forderte seine Untertanen auf, zum Schutz der Häuser auf den Dächern den Jupiterbart zu pflanzen. Er sollte vor Blitzen schützen. Die Verwurzelung der Pflanze ist so verzweigt, dass sie eine Blitzableiterfunktion hat. Viele magische Kräfte werden der Hauswurz nachgesagt. Als Symbol des ewigen Lebens ist sie noch heute auf vielen Dächern und Ställen zu finden, um der Familie, aber auch den Stalltieren Gesundheit zu sichern.
Die Hauswurz ist eine unserer ältesten Heilpflanzen. Sie ist die kleine Schwester der Aloe Vera. Die Blätter wirken kühlend und werden zu Brei gequetscht oder mit der Schnittkante auf die Haut getupft.

Heilwirkung

Entzündungshemmend, fiebersenkend, kühlend, schmerzstillend, wundheilend und krampflösend. Durstlöscher bei Fieber. 1–2 Blatt Hauswurz in ein Glas Wasser geben, eine halbe Stunde stehen lassen, dann trinken. Der Hauswurzsaft wird auch zur Aufhellung von Sommersprossen verwendet.

Bei Ohrenschmerzen helfen einige Tropfen **Hauswurzsaft**, handwarm in den Gehörgang geträufelt. Ein Rezept habe ich gefunden, wonach man den Saft von 7 Blättern mit der gleichen Menge Mandelöl mischt und körperwarm ins Ohr gibt.
Hauswurzöl: 25 g Hauswurzblätter zusammen mit 100 g Olivenöl in ein Glas geben, 14 Tage zugedeckt an einen warmen, sonnigen Ort stellen. Gelegentlich schütteln, danach abseihen und auspressen. In dunkle Fläschchen füllen. Hilft bei Wunden und auch zahnenden Kindern.
Hauswurzsalbe nach Phillipine Welser (1557–1580) Hauswurz dick einkochen, Arnikasaft hinzugeben, etwas Harz und Schweineschmalz am Schluss kurz mitkochen und vom Feuer ziehen. So lange rühren, bis die Masse erkaltet ist. Die Salbe hilft bei Verletzungen und frischen Wunden.

Heidelbeere

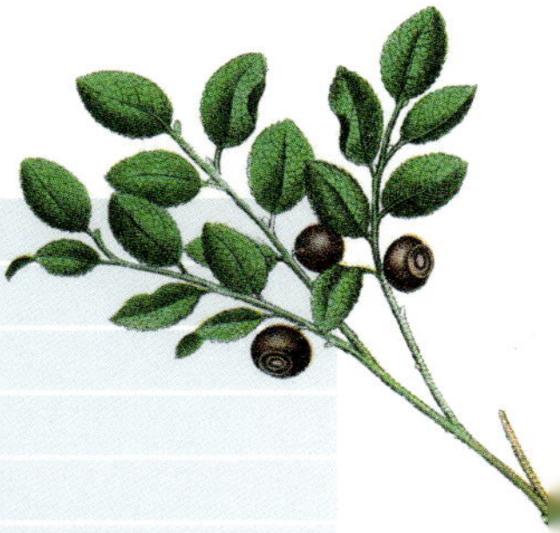

wissenschaftl. Name	*Vaccinium myrtillus*
Ordnung	*Heidekrautartige (Ericales)*
Familie	*Heidekrautgewächse (Ericaceae)*
Gattung	*Heidelbeeren (Vaccinium)*
Art	*Heidelbeere*
Volksnamen	*Blaubeeren, Schwarzbeere, Wildbeere, Moosbeere, Zeckbeere, Heubeere*
Verwendung	*Früchte, Blätter, Blüten*
Inhaltsstoffe	*Gerbstoffe, Flavonoide, Mangan, Chrom, Pektin, Zucker, Vitamine und Fruchtsäuren*

Die Heidelbeere blüht im April und Mai. Sie ist ein niedriger Halbstrauch mit kriechendem Stängel. Die Blätter sammelt man von Juni bis Oktober, die Früchte, sofern sie der Hagel nicht erwischt hat, von Juli bis September. Wir pflücken die Früchte in der Steiermark und sind immer sehr glücklich, wenn wir mit reicher Beute nach Hause kommen. Auf dem Weg von St. Jakob zum Hochwechsel wachsen sie üppig und sehr hoch, sodass man sich nicht zu sehr bücken muss.
Aus den Früchten lassen sich herrliche Leckereien zubereiten, z. B. Heidelbeerkuchen, Heidelbeerdatschi, Heidelbeerlikör, Heidelbeerjoghurt, Heidelbeermarmelade oder auch für Trinkfeste den *Heidelbeerwoddy.*

Getrocknet kann man die Früchte für Tees oder in einer Trockenobstmischung verwenden.
Im Mittelalter war Hildegard von Bingen die Erste, die die Heilwirkung der Pflanze beschrieb. Sie verwendete sie bei Durchfallserkrankungen. Dafür nutzt man die getrockneten Beeren auch heute noch.

Wild wachsende Heidelbeeren sollte man vor dem Vernaschen gründlich waschen, um eventuell abgelegte Eier des Fuchsbandwurms zu entfernen.

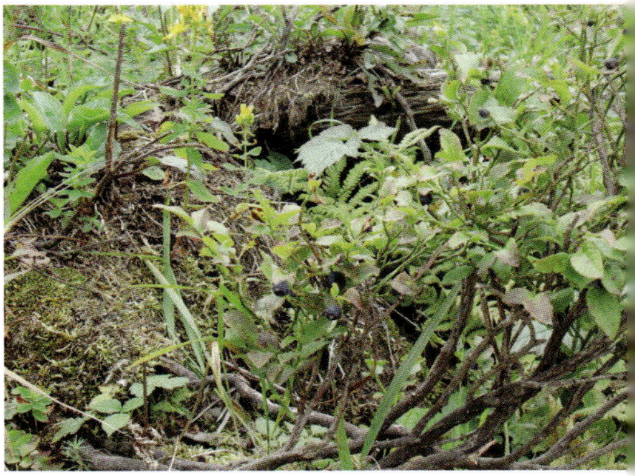

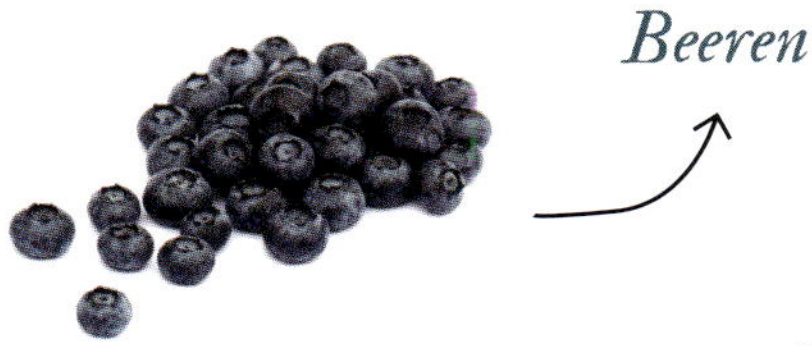

Heilwirkung

Aufgrund des hohen Gerbstoffanteils und der leicht antibakteriellen Wirkung wird sie auch schulmedizinisch verwendet,
vorwiegend bei Durchfall, aber auch bei Kreislaufbeschwerden. Die Blätter werden bei Blasenentzündung und Harnwegsinfekten angewandt. Auch bei Diabetes rät die Volksmedizin zur guten, alten Heidelbeere.

Heilziest

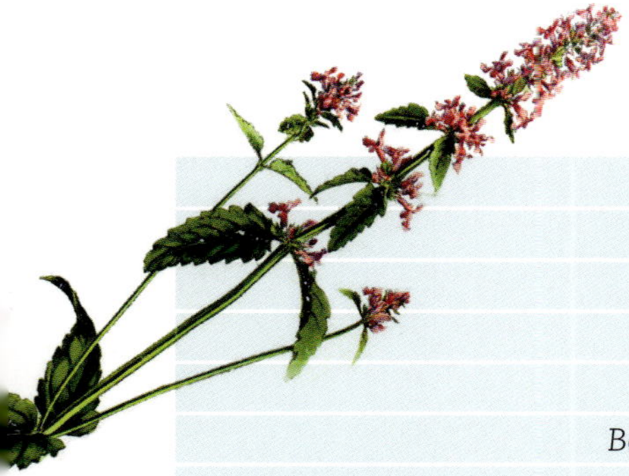

Betonica officinalis	**wissenschaftl. Name**
Lippenblütlerartige (Lamiales)	**Ordnung**
Lippenblütler (Lamiaceae)	**Familie**
Zieste (Stachys)	**Gattung**
Heilziest	**Art**
Betonie, Pfaffenblume, Zahnkraut	**Volksnamen**
Blätter, Blüte	**Verwendung**
Gerbstoffe, Bitterstoffe, Betonicin, ätherisches Öl und Stachydrin	**Inhaltsstoffe**

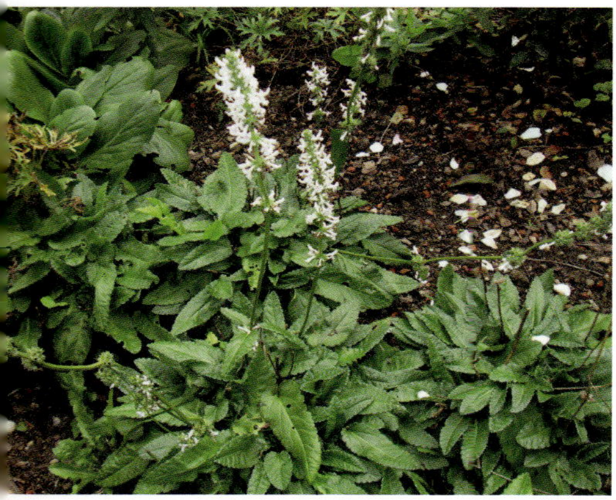

Die Pflanze ist auch als *Stachys officinalis* bekannt. Bei uns wachsen eigentlich nur der Aufrechte Ziest *Stachys recta* und der Waldziest *Stachys sylvatica*. Den Heilziest sah ich zum ersten Mal auf der *Garten Tulln*-Messe. In einem Kurs lernte ich auch noch den Einjährigen Ziest *Stachys annua* kennen.
Der Heilziest allerdings hat die meiste Heilkraft. Das wussten schon die Ärzte im Altertum. Zu dieser Zeit glaubte man, dass er sogar bei Kopfverletzungen die Schädeldecke wieder heilen könne. Hildegard von Bingen sagte: *„Wer dumm ist, sodass es ihm an Verstand mangelt, der zerstoße das Kraut der Betonie zu Saft und lege es abends auf die Brust. Tue dies oft und der Verstand wird wiederkommen."*
In der normalen Heilkunde wird der Ziest kaum eingesetzt, in der Volksheilkunde schätzt man ihn umso mehr.

Heilwirkung

Er wirkt stopfend, stärkend, heilend, kreislaufanregend, schmerzstillend und harntreibend. Stärkt das zentrale Nervensystem, wirkt besonders gut bei Kopfschmerzen, die durch Überarbeitung entstanden sind. Als Tee fördert er die Durchblutung des Gehirns. Auch bei Erkrankungen der Atemwege ist er wirksam. Bei Sodbrennen, Magenübersäuerung, Gicht und Rheuma hilft er. Der Heilziest ist ein Allrounder.

Aus dem ganzen Kraut kann man **Tee** für die innerliche Anwendung zubereiten und für Spülungen im Mund und Rachenraum. Bei Erkrankungen der Atemwege mischt man die Blüten des Heilziestes mit ganz wenigen Blüten der Weißen Taubnessel. Man süßt mit Honig und nimmt ihn nur löffelweise ein. In einer **Tinktur**, gemeinsam mit Tausendguldenkraut und Kalmus, ist er ein sicheres Mittel gegen Sodbrennen. Aus den getrockneten, pulverisierten Blättern kann man **Niespulver** herstellen. Die Blätter, getrocknet, können auch als **Tabakersatz** verwendet werden. Homöopathisch wird der Heilziest ebenso angewandt.

Herbstzeitlose *stark giftig*

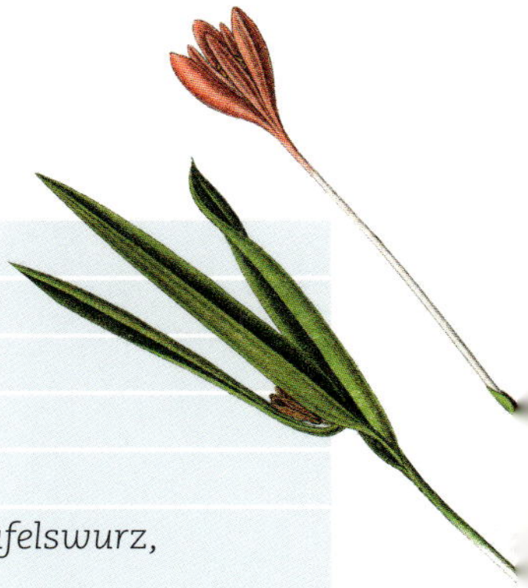

wissenschaftl. Name	*Colchicum autumnale*
Ordnung	*Lilienartige (Liliales)*
Familie	*Zeitlosengewächse (Colchicaceae)*
Gattung	*Zeitlose (Colchicum)*
Art	*Herbstzeitlose*
Volksnamen	*Giftkrokus, Herbstlilie, Leichenblume. Teufelswurz, Mönchskappe, Wiesenlilie*
Verwendung	*nur in der Homöopathie*
Inhaltsstoffe	*Gerbstoffe, Flavonoide, Mangan, Chrom, Pektin, Zucker, Vitamine und Fruchtsäuren*

Achtung: Stark giftig! Nur in Fertigpräparaten und homöopathisch verwenden! Vom sonstigen Gebrauch ist absolut abzuraten! Es dauert bei Einnahme 2–3 Tage bis zum Tod, ähnlich wie beim Knollenblätterpilz.

Der lateinische Name *Colchicum* kommt von der Landschaft Kolchis. In der Argonautensage war Kolchis die Gegend, in der Medea lebte. Sie benützte schon die Herbstzeitlose für ihre Zaubertränke und seit jener Zeit wird diese Pflanze mit Hexen in Verbindung gebracht.

Im Frühling, wenn die Blätter erscheinen (nur Unkundige könnten sie mit dem Bärlauch verwechseln), ist von den wunderschönen Blüten nichts zu sehen. Diese tauchen erst im Herbst auf. Dadurch, dass die Herbstzeitlose erst spät im Herbst blüht, galt sie immer als Winterankünderin, und so wurden auch die Blüten bei Frostschäden an den Händen verwendet. Dies geschah entweder in Form einer Salbe oder man rieb die Blüten einfach zwischen den Händen.

In der Homöopathie wird sie bei Gicht und Rheuma ab D4 verwendet. Auch bei Erbrechen, Übelkeit, Darmentzündung und Durchfall, ebenso bei Kopfneuralgien und Migräne. Die Urtinktur wird aus den frischen, im Frühling gesammelten Knollen, den Samen und den Blüten angesetzt.

Aufgrund der Giftigkeit ist die Anwendung der Herbstzeitlose sehr, sehr heikel und gehört unbedingt in die Hände eines Arztes.

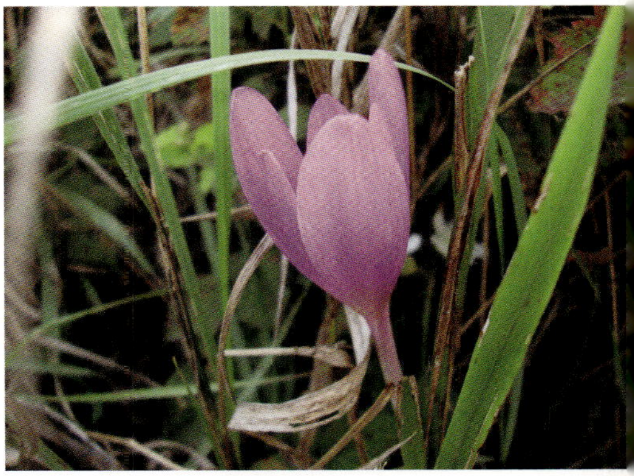

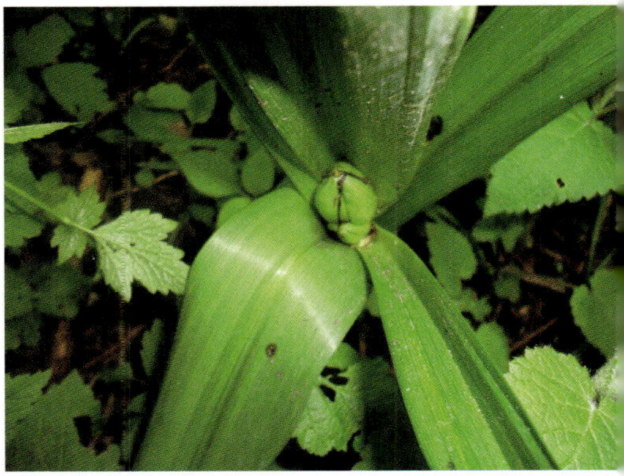

Herzgespann

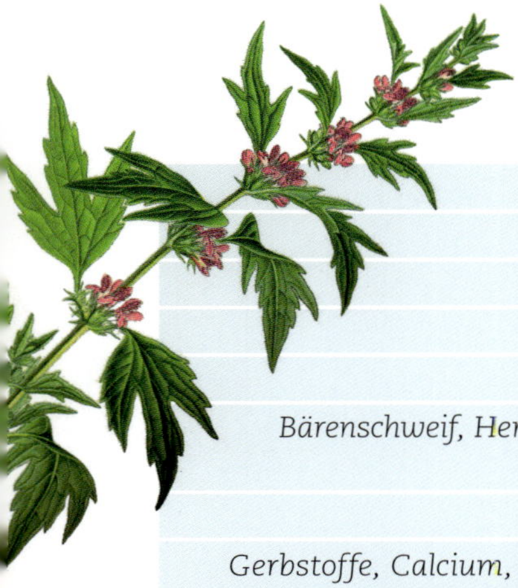

Leonurus cardiaca	wissenschaftl. Name
Lippenblütlerartige (Lamiales)	Ordnung
Lippenblütler (Lamiaceae)	Familie
Herzgespann (Leonurus)	Gattung
Herzgespann	Art
Bärenschweif, Herzgold, Löwenschwanz, Mutterkraut, Herzkräutl, Herzgespannkraut	Volksnamen
blühendes Kraut	Verwendung
Gerbstoffe, Calcium, Apfelsäure, Weinsäure, ätherisches Öl, Glycoside, Flavonoide, Zitronensäure, Phosphorsäure, Kalium, Alkaloide, Harz und der Bitterstoff Leonurin	Inhaltsstoffe

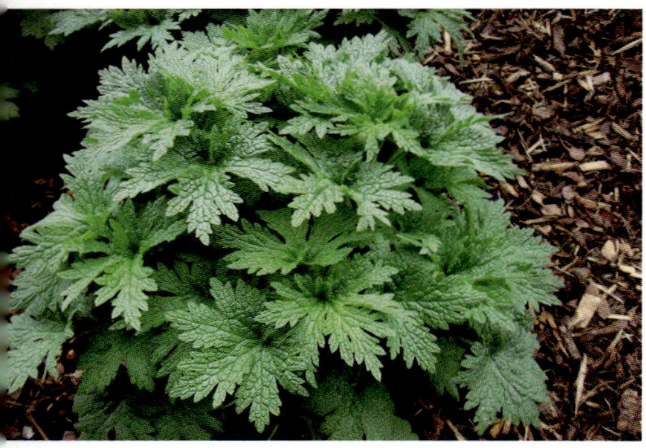

Das Herzgespann wird auch Löwenschweif oder Herzgespannkraut genannt. Worauf schon der Name hinweist, wird es bei Herzleiden verwendet. Auch bei Druck auf der Brust (*de Trud hockt drauf*), bei Enge und bei Stress ist es zu empfehlen.
Wir setzen mit der Pflanze eine Tinktur an. In den Wechseljahren, bei Schweißausbrüchen und auch bei Schilddrüsenleiden können wir diese verwenden. Außerdem kann man das Kraut in der Küche einsetzen. Getrocknet oder frisch, wie man mag. Früher hat man es als Bierwürze genommen.

Das Herzgespann liefert eine wunderschöne dunkelgrüne Farbe, die man zum Färben von Naturmaterialien verwenden kann.

Heilwirkung

Bei Herzleiden, Schweißausbrüchen, wirkt blutdrucksenkend, beruhigend und krampflösend. Auch in der Homöopathie wird das Herzgespann eingesetzt. In der Potenz D0 bis D2 bei Nervosität, bei Blähungen und bei Wechselbeschwerden nimmt man 2 Mal täglich 10–15 Tropfen.

Blüte

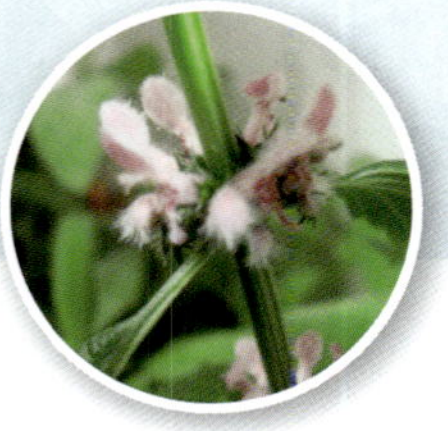

Antistresstropfen: 30 ml Melissentinktur, 30 ml Weißdorntinktur, 20 ml Herzgespanntinktur und 20 ml Johanniskrauttinktur zusammenmischen, in ein dunkles Fläschchen füllen und bei Bedarf 10 Tropfen nehmen.
Auch als **Gute-Nacht-Tee**, zusammen mit Baldrian und Mistel, ist das Herzgespann zu empfehlen. Dafür sollte man die Kräuter zu gleichen Teilen kalt ansetzen, 2 Stunden stehen lassen, kurz aufkochen, 10 Minuten ziehen lassen und eine Schale vor dem Schlafengehen trinken. Verspricht eine gute Nacht.

Hibiskus

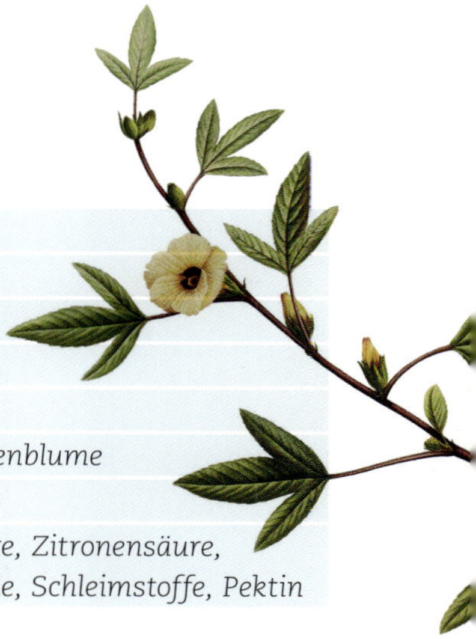

wissenschaftl. Name	*Hibiscus sabdariffa*
Ordnung	*Malvenartige (Malvales)*
Familie	*Malvengewächse (Malvaceae)*
Gattung	*Hibiskus (Hibiscus)*
Art	*Hibiskus*
Volksnamen	*Eibisch, Malve, Hawaiblume, Stundenblume*
Verwendung	*Blüten*
Inhaltsstoffe	*Fruchtsäuren, Apfelsäure, Weinsäure, Zitronensäure, Anthocyane, Flavonoide, Phytosterole, Schleimstoffe, Pektin*

Der Hibiskus ist eigentlich in den Tropen heimisch. Er wird auch dort angebaut und allen Früchtetees beigemischt, die rote Farbe brauchen. Typisch ist der leicht säuerliche Geschmack. Bei uns sehr gängig ist der Malventee. Es gibt circa 150 verschiedene Hibiskusarten.
Er wächst bei uns in Strauchform in Gärten und trägt Blüten von verschiedenen Farben und Größen. Die meisten kennen ihn vorwiegend als Zierpflanze.

In der Volksheilkunde, vor allem in Afrika, wird der Hibiskus gegen allerlei Beschwerden eingesetzt.

Verwendung finden die Blüten in der Küche als Zutat von Currygerichten, eine australische Spezialität sind in Zuckersirup eingelegte Blütenblätter, die bei festlichen Anlässen, mit Champagner aufgegossen, serviert werden.
Auch für verschiedene Haut- und Haarpflegeprodukte werden Hibiskusblüten verwendet.

Eines unserer Lieblingsrezepte ist der **Winterzauber-Tee:** 30 g getrocknete Hagebutten, 30 g getrocknete Äpfel, 25 g Hibiskusblüten, 10 g Orangenschalen, Zimtrinde, Gewürznelken und Kardamom nach Geschmack.
1 Esslöffel der Mischung mit ¼ Liter kochendem Wasser übergießen, 10 Minuten ziehen lassen. Mit Honig süßen. Die weihnachtlichen Gewürze wärmen und lassen, gemeinsam mit den Früchten, Harmonie im Körper entstehen.

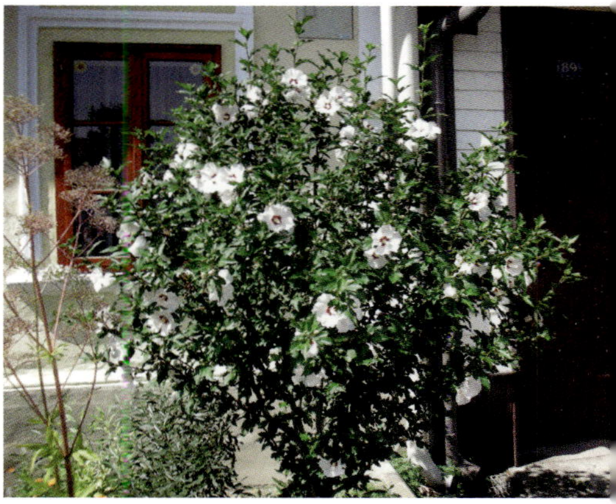

Heilwirkung

Hibiskusblüten kann man als Tee trinken, um den Durst zu löschen, äußerlich den Tee bei Ekzemen verwenden. Er wirkt harntreibend, krampflösend, abführend und antibakteriell.

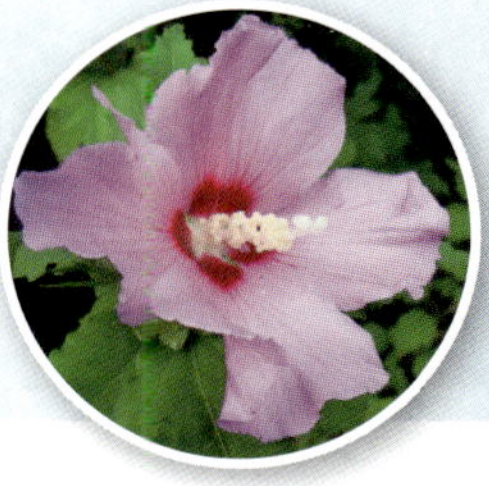

Blüte

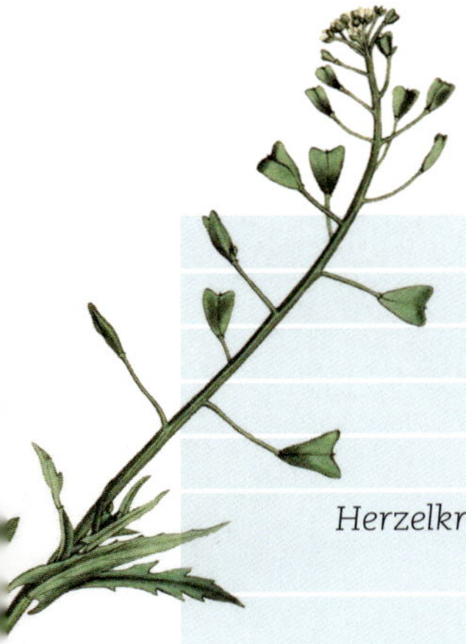

Hirtentäschel, Gewöhnliches

Capsella bursa pastoris	**wissenschaftl. Name**
Kreuzblütlerartige (Brassicales)	**Ordnung**
Kreuzblütler (Brassicaceae)	**Familie**
Hirtentäschel (Capsula)	**Gattung**
Gewöhnliches Hirtentäschel	**Art**
Herzelkraut, Taschendieb, Herzel, Hirtentäschelkraut, Beutelschneider	**Volksnamen**
ganzes Kraut	**Verwendung**
Saponine, Gerbstoffe, ätherisches Öl, Kalium, Cholin, Acethylcholin, Tyramin und Bursasäure	**Inhaltsstoffe**

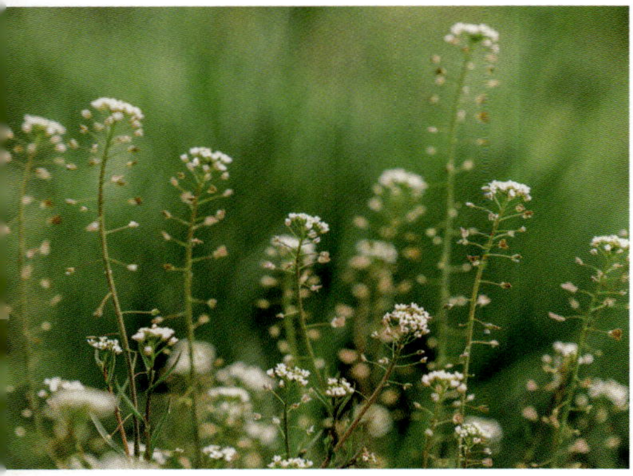

Die bekannteste Heilwirkung ist wahrscheinlich die blutstillende Wirkung der Pflanze. Erst kürzlich konnten wir uns selbst davon überzeugen. Zum Beispiel bei *Nasenbluten*: Das frische Kraut in der Hand ballen und ins Genick legen. Was soll ich sagen – 10 Sekunden später war die Blutung gestillt. Es ist so toll, was Pflanzen können. Dabei steht das Hirtentäschel klein und unscheinbar an Wegrändern. Außer der blutstillenden Wirkung reguliert es noch den Blutdruck, fördert die Verdauung und tut auch unserer Haut gut.

Heilwirkung

Die Heilwirkung ist weit gestreut. Es ist blutstillend, entzündungshemmend, harntreibend und blutreinigend. Man verwendet es bei Fieber, Lungenschwäche, Verstopfung, Kreislaufschwäche, bei niedrigem und bei hohem Blutdruck. Es regt den Stoffwechsel an und hilft bei Nasenbluten. Vorsicht ist geboten, wenn man schwanger ist. In den ersten Monaten nicht verwenden.

Hirtentäscheltee: 1 Teelöffel des Krauts mit ¼ Liter kochendem Wasser übergießen, 5 Minuten ziehen lassen. Kinder unter 10 Jahren sollten keinen Hirtentäscheltee trinken, können aber äußerlich Umschläge damit machen.
Hildegard von Bingen empfiehlt den Tee auch zum Gurgeln bei Halsschmerzen und bei Zahnfleischbluten.
Wie alle Kreuzblütler schmeckt das Kraut ein bisschen scharf, ähnlich der Kresse. In kleinen Mengen kann es in Salat gestreut und die Blüten und Herzerl als Garnierung verwendet werden. Sieht hübsch aus und schmeckt gut.
Ein **Frühlingssalat**, dem man das Hirtentäschel beimischt, mundet ganz ausgezeichnet.

Hohlzahn, Stechender

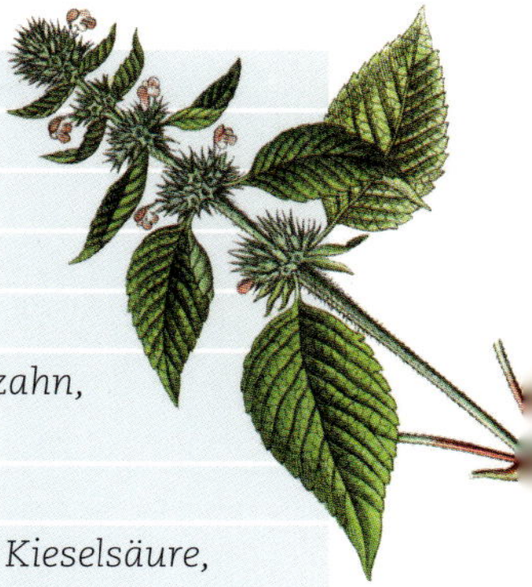

wissenschaftl. Name	*Galeopsis tetrahit*
Ordnung	*Lippenblütlerartige (Lamiales)*
Familie	*Lippenblütler (Lamiaceae)*
Gattung	*Hohlzahn (Galeopsis)*
Art	*Stechender Hohlzahn*
Volksnamen	*Weißer Hohlzahn, Hanfnessel, Dorn-Hohlzahn, Gemeiner Hohlzahn*
Verwendung	*Blätter, Blüten, blühendes Kraut, Samen*
Inhaltsstoffe	*Gerbstoffe, Saponine, Flavonoide, Iridoide, Kieselsäure, Harze und ätherische Öle*

Um ihn zu erkennen, greift man ihn an. Er sticht. Alle Hohlzähne sind gleich zu verwenden. Wir unterscheiden den Stechenden Hohlzahn, den Acker-Hohlzahn, den Bunten Hohlzahn, den Gelben Hohlzahn und noch viele mehr. Sein Mineralstoffgehalt ist ähnlich dem unseres Blutes. Wir machen Auflagen bei Gicht und Rheuma und trinken ihn als Tee. Er wirkt schleimlösend und wird auch bei Husten verwendet. Aus frischen Blüten und Zucker, die man lagenweise in ein Gefäß schlichtet, entsteht Hustensirup. Er hat sehr viel Ähnlichkeit mit der Taubnessel und ähnlich ist er auch zu verwenden.

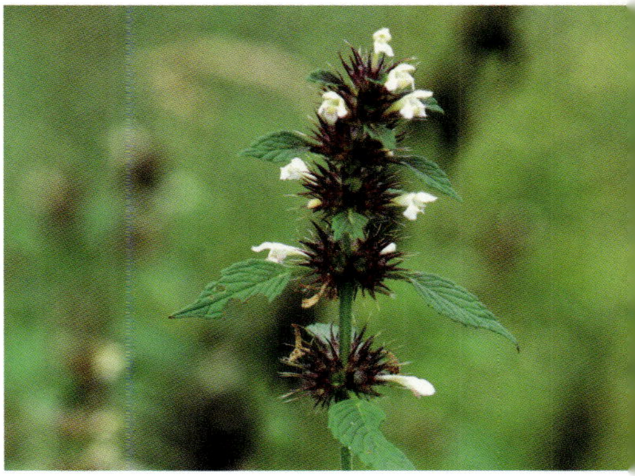

Für einen **Tee** in Grippezeiten nehmen wir 2 Teelöffel Kraut und übergießen mit ¼ Liter kochendem Wasser. Lassen 10 Minuten ziehen, seihen ab und süßen mit Honig. 3 Mal täglich 1 Schale. Tut gut und vertreibt den Husten. 3 Wochen lang trinken.
Bei Hautkrankheiten kann man diesen Tee für **Umschläge** verwenden. Im Sommer, wenn man frische Blätter zur Verfügung hat, kann man diese *anquetschen*, ich mache das meistens mit dem Nudelwalker, und auf befallene Stellen auflegen. Auch bei Frostbeulen, alten Narben oder bei Geschwüren kann man diese Blätterauflage nutzen. Ebenso kann man die Blätter Salaten oder Spinat zufügen, hilft bei Blutarmut. Aus den Samen wird Öl gepresst.

Heilwirkung

Schleimlösend, krampflösend, erweichend, harntreibend und zusammenziehend.
Wir verwenden ihn bei Husten, Heiserkeit, Gicht, Rheuma, Bronchialkatarrh, zur Blutreinigung und bei Hautkrankheiten.
Wird auch homöopathisch angewandt. Eine Essenz aus frischen Pflanzenteilen wird bei Nieren- und Blasenbeschwerden gegeben.

leicht giftig

Holunder, Roter

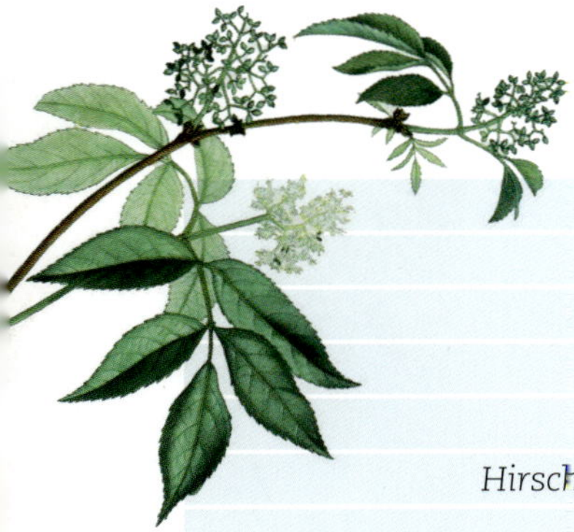

Sambucus racemosa	**wissenschaftl. Name**
Kardenartige (Dipsacales)	**Ordnung**
Moschuskrautgewächse (Adoxaceae)	**Familie**
Holunder (Sambucus)	**Gattung**
Roter Holunder	**Art**
Hirschholler, Traubenholunder, Bergholunder	**Volksnamen**
Blüten, Beeren, Wurzel	**Verwendung**
Gerbstoffe, Vitamin C, Vitamin B1, Pektin, Sambunigrin, Chlorogensäure, Carotinoide und Chelerythrin	**Inhaltsstoffe**

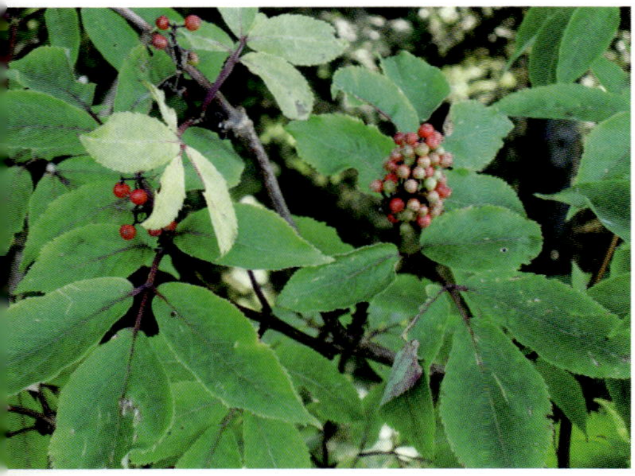

Er wird auch Hirschholler oder Traubenholunder genannt. Wir verwenden die Früchte für Gelees, Marmelade und Saft. Roh sind sie giftig. Er blüht bereits im April und die roten Beeren, die im Spätherbst erscheinen, sind schon sehr verlockend. Wichtig ist, dass bei der Zubereitung die Kerne entfernt werden. Diese sind nämlich für seine Giftigkeit verantwortlich. Also weich kochen, passieren, Kerne entfernen, weiter verarbeiten.

Heilwirkung

Abführ- und Brechmittel, bei Husten, Fieber, Vitamin-C-Mangel und bei Warzen. Er wirkt entzündungshemmend, blutreinigend, fiebersenkend und schweißtreibend.

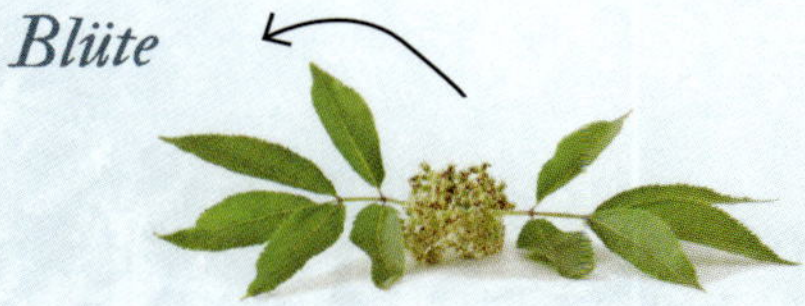

Für einen **Sirup** nehme ich 1 Liter rote Hollerbeeren, koche sie mit etwas Wasser auf und füge ½ kg Zucker bei. Zugedeckt so lange köcheln lassen, bis die Beeren platzen. Nun das Ganze durch ein Sieb gießen, etwas auspressen und nochmals erhitzen. Heiß in Flaschen füllen und bei Husten, Atemwegsbeschwerden oder Heiserkeit ein Gläschen, mit Wasser verdünnt, einnehmen.

Rotes Gelee: die roten Beeren des Holunders, Ribiseln, Himbeeren, Monatserdbeeren – rote Beeren, die gerade zur Verfügung stehen, Gelierzucker 2:1 und ein Zweigerl Zitronenmelisse

Die Holunderbeeren abrebeln, aufkochen und passieren, mit den anderen Beeren genauso verfahren. Beide Mischungen abmessen und zusammen mit dem Gelierzucker und der Melisse zu Gelee kochen. Heiß in Gläser füllen.

Tee: 1 Teelöffel getrocknete Blüten mit ¼ Liter kochendem Wasser übergießen und 10 Minuten ziehen lassen. Abseihen und in kleinen Schlucken trinken.

Holunder, Schwarzer – Blüte

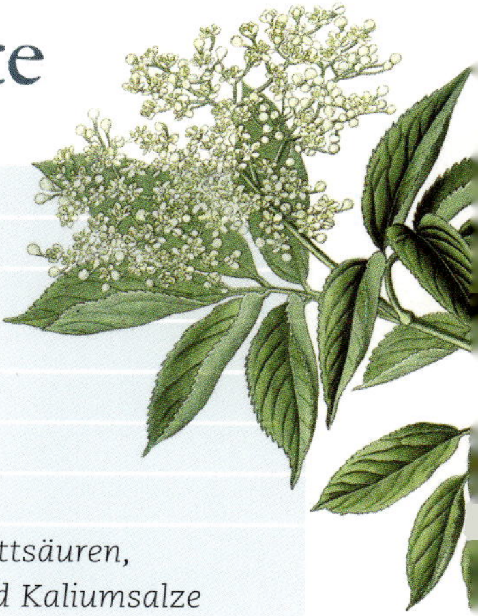

wissenschaftl. Name	*Sambucus nigra*
Ordnung	*Kardenartige (Dipsacales)*
Familie	*Moschuskrautgewächse (Adoxaceae)*
Gattung	*Holunder (Sambucus)*
Art	*Schwarzer Holunder*
Volksnamen	*Holler, Flieder, Frau Holle*
Verwendung	*Blüte, Mark, Blätter*
Inhaltsstoffe	*ätherisches Öl, hoher Anteil an freien Fettsäuren, Flavonoide, Gerbstoffe, Schleimstoffe und Kaliumsalze*

Der Holunder blüht vom Mai bis Juni. Das intensive Aroma lockt nicht nur Insekten an, nein, auch wir machen es uns zunutze. Gebackene Hollerküchlein, Holundersirup, Hollergelee, Holundersekt oder auch Frau-Holles-Blüten-Elixier – das alles gibt uns der Holunderstrauch und wir erfreuen uns daran.

Als Lebensbaum, für den er gehalten wurde, trat der zur Sommer-Sonnenwende (24. Juni) in voller Blüte stehende Holunder als Liebesorakel in Aktion. Schüttelte ein Mädchen die Hollerstaude, dann kam der Bräutigam aus der Richtung, aus der ein Hund bellte. Wer zu Johanni (24. Juni) einen Holunderkuchen aß, sprang am weitesten über das Sonnwendfeuer und erntete dadurch Bewunderung beim anderen Geschlecht.

„Der Holunder sucht die Nähe des Menschen", sagt man. In der Tat wächst er am liebsten im Schutze alter Scheunen, nahe bei Häusern und Höfen, an Wiesenrändern oder entlang von Bahngleisen. Die Wurzeln des Holunders reichen bis über das Höllenfeuer der Großmutter des Teufels, weiß eine alte Sage. Deshalb sollen die Menschen Krankheit und Unheil bei einem Hollerbusch lassen. Diese würden dann direkt im Höllenfeuer landen, der Mensch könne befreit von seinem Leid und Schmerz nach Hause gehen.

Aus den Blättern kann man ein tolles **Spritzmittel** gegen Blattläuse herstellen, und das ganz biologisch. Blätter mit Wasser übergießen und 3 Tage stehen lassen.

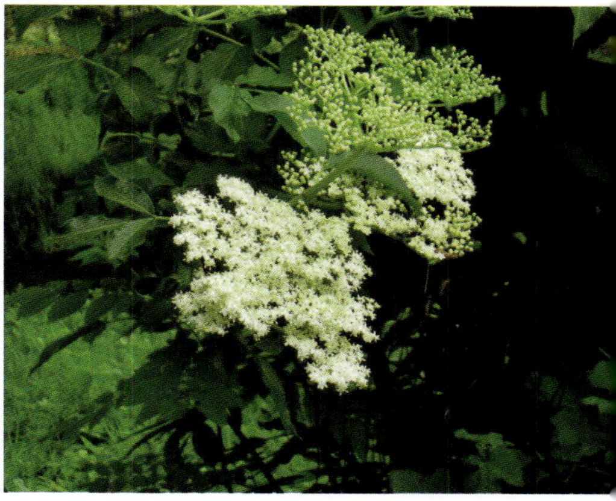

Heilwirkung

Getrocknete Blüten, zu Tee aufgegossen, wirken schweißtreibend und werden häufig zusammen mit Lindenblüten bei Erkältungskrankheiten verwendet. Sie fördern außerdem die Bronchialsekretion. Holunderblütentee baut auch überschüssige Harnsäure ab und reinigt die Poren der Haut.

Holunder, Schwarzer – Frucht

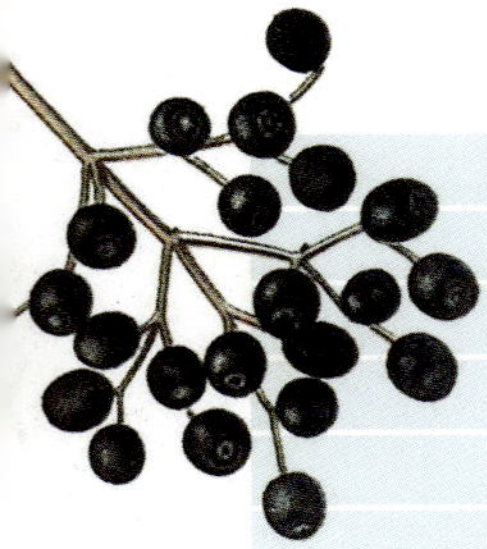

Sambucus nigra	**wissenschaftl. Name**
Kardenartige (Dipsacales)	**Ordnung**
Moschuskrautgewächse (Adoxaceae)	**Familie**
Holunder (Sambucus)	**Gattung**
Schwarzer Holunder	**Art**
Holler, Flieder, Holderbusch	**Volksnamen**
Blüte, Früchte, Mark	**Verwendung**
ätherische Öle, Flavonoide, Anthocyane, Zucker, Fruchtsäuren, Vitamin B, Vitamin C und Folsäure	**Inhaltsstoffe**

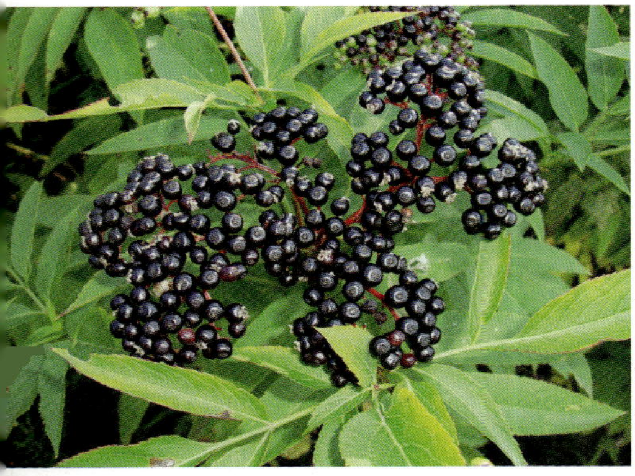

Das lateinische Wort *nigra* bedeutet schwarz und bezieht sich auf die Farbe der Früchte. Im Volksglauben galt der Strauch als Wohnsitz guter Geister und als der Ort, wo man mit den Ahnen in Verbindung treten konnte. Mädchen, die vorbeigingen, machten vor Ehrfurcht einen Knicks, Burschen zogen ihren Hut.

Der Holunder war nicht nur Lebensbaum, er galt auch als Baum des Todes. Der Bestatter nahm mit einem Holunderstab Maß für den Sarg und der Fuhrmann des Leichenwagens hatte anstelle einer Peitsche einen Holunderzweig. Holunderreisig wurde auf den Toten gelegt.

Die Früchte sind reich an Vitamin C und sehr hilfreich, um Erkältungskrankheiten vorzubeugen.
In den Blätter und der Rinde sowie in den rohen Beeren sind giftige Blausäureglykoside enthalten, weshalb die Früchte vor dem Essen gekocht werden sollten. Giftig sind aber auch die Blätter und die Rinde.
Der blaue Farbstoff Anthocyan verursacht nicht nur hartnäckige Flecken, sondern wird auch in der Lebensmittelindustrie verwendet, um Fruchtsäfte und andere Lebensmittel zu färben.
Die Früchte lassen sich zu Marmelade, Saft, Hollerkoch, Likör und vielem mehr verarbeiten.

Heilwirkung

Die Beeren und der daraus gewonnene Saft wirken besonders wegen ihres Anthocyangehalts antioxidativ und stärken dadurch das Immunsystem. Sie sind Radikalefänger. Die Volksmedizin setzt sie auch bei Nervenschmerzen und Ischias ein.

Beeren

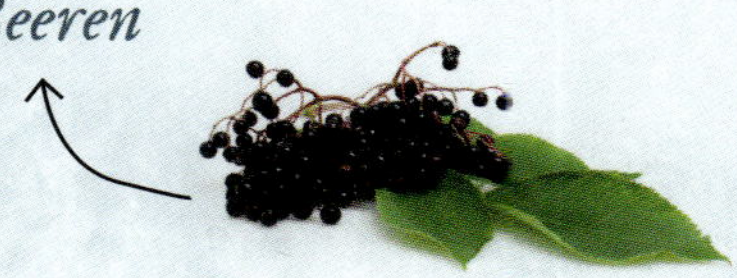

Holunder, Zwerg- / Attich *leicht giftig*

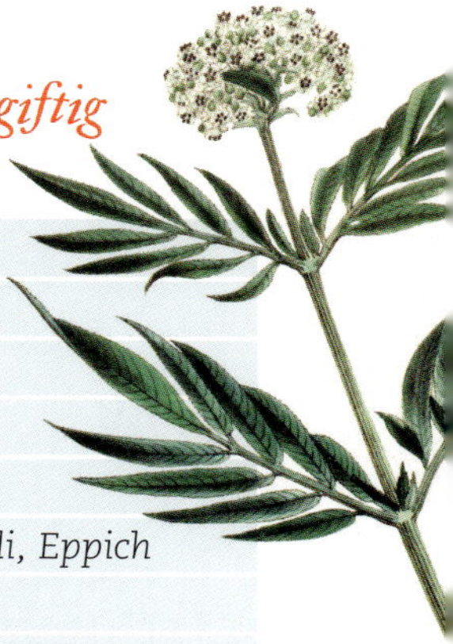

wissenschaftl. Name	*Sambucus ebulus*
Ordnung	*Kardenartige (Dipsacales)*
Familie	*Moschuskrautgewächse (Adoxaceae)*
Gattung	*Holunder (Sambucus)*
Art	*Zwergholunder*
Volksnamen	*Zwergholunder, Ackerholler, Wilder Flieder, Odi, Eppich*
Verwendung	*Wurzel, Früchte*
Inhaltsstoffe	*Bitterstoffe, Gerbstoffe, ätherisches Öl, Harze, Saponine, Ebulosid und Isoswerosid sowie Spuren eines Blausäureglycosids*

Er erinnert sehr an seinen großen Bruder, den Sambucus nigra. Er kann eine maximale Höhe von 1,50 Meter erreichen und – er ist giftig. Außerdem riecht er nicht sehr gut. Die Blüten sind weiß, manchmal rötlich, die Beeren sind ähnlich wie die des Schwarzen Holunders, aber größer und stehen nach oben.
In der Volksheilkunde wird er verwendet. Allerdings mit Vorsicht, da größere Mengen zu Erbrechen, Übelkeit und Durchfall führen.
Teemischungen mit Attich sind möglich.

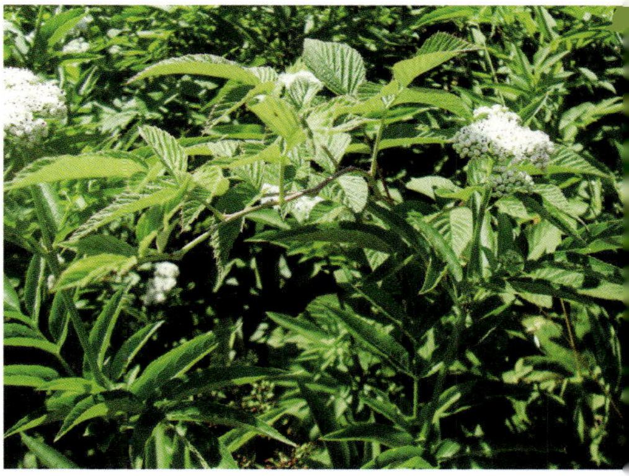

Tee bei Blasenleiden:
Unsere Grundkräuter: BiBreHaJoSchaScha (Grundmischung aus Birke, Brennnessel, Hafer, Johanniskraut, Schachtelhalm, Schafgarbe und gleichzeitig der Gruß der Freunde naturgemäßer Lebensweise, kurz FNL genannt) und Attichwurzel, Blätter der Bärentraube, Bruchkraut, Eichenrinde, Gundelrebe, Hirtentäschel und Salbei. Mischen, mit kochendem Wasser übergießen und 5 bis 7 Minuten ziehen lassen.
Tee bei Verstopfung:
Wir nehmen wieder unsere Grundkräuter und geben Blüten der Berberitze und der Schlehe, Wurzeln vom Engelsüß, Fenchelfrüchte, Wurzeln vom Rhabarber, Beeren vom Zwergholunder und vom Kreuzdorn, Faulbaumrinde, Stiefmütterchen, Pfefferminze, Sennesblätter und Leinsamen dazu. Bei den Mischungen lassen wir uns von unserem Gefühl leiten, wie viel wir wovon nehmen.

Heilwirkung

Bei Verstopfung,
Nierenproblemen, Blasenleiden,
geschwollenen Beinen,
Fieber und bei Wassersucht.
Außerdem hat der Attich eine blutdrucksenkende Wirkung.

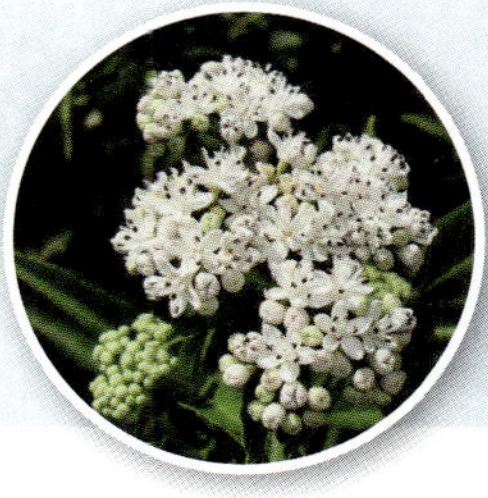

Blüte

Hopfen

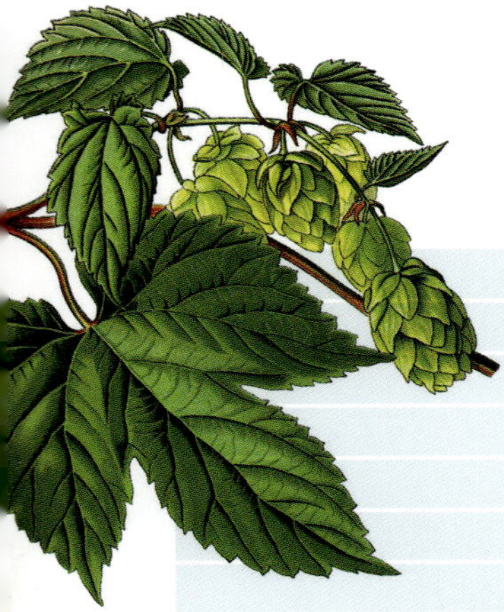

Humulus lupulus	wissenschaftl. Name
Rosenartige (Rosales)	Ordnung
Hanfgewächse (Cannabaceae)	Familie
Hopfen (Humulus)	Gattung
Echter Hopfen	Art
Weidenhopfen, Heckenhopfen, Hopf	Volksnamen
Zapfen, Sprossen	Verwendung
Humulon, Lupolon, Hopfenbitter, ätherisches Öl, Gerbsäure, Harze, Eugenol, Farnesol, Isovalerinsäure, Stigmasterol und Campesterol	Inhaltsstoffe

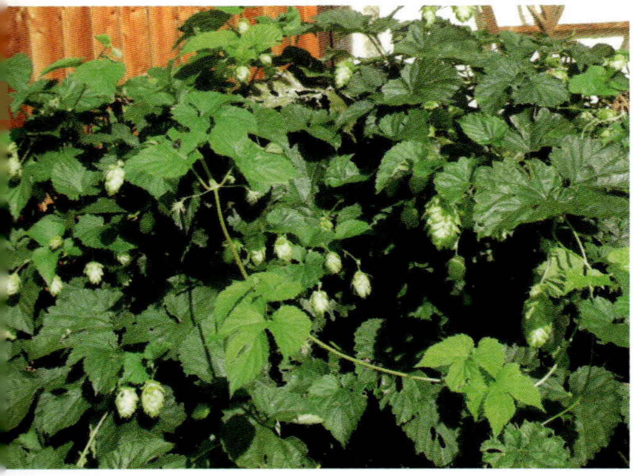

Die meisten kennen den Hopfen wahrscheinlich vom Bier. Man sagt ja: *Hopfen und Malz, Gott erhalts.* Aber die Zapfen, sie sind weiblich, werden nicht nur fürs Bier verwendet: Auch als Zutat für einen Schlaftee, für einen Nerventee sind sie geeignet oder einfach die Zapfen in ein Kissen füllen für besseren Schlaf. Hopfen beruhigt. Auf Grund seiner entspannenden Wirkung und seiner Bitterstoffe ist er auch als Verdauungshelfer sehr willkommen.

Im Volksglauben sind die Hopfensprossen die Fruchtbarkeitsspeise für Frauen. Bei Männern wirkt er eher gegenteilig. Sie werden schläfrig und müde.

Heilwirkung

Er wirkt antibakteriell, beruhigend, entzündungshemmend und schmerzstillend.

Bei Schlafstörungen, Migräne, Nervosität, auch bei Magenkrämpfen, Darmkrämpfen und Verstopfung können wir ihn verwenden.

In der Homöopathie wird er als Beruhigungsmittel und bei Magen- und Darmbeschwerden gegeben.

Hopfentinktur: Man nimmt 5 Esslöffel frische Hopfenzapfen und ½ Liter 40%igen Alkohol. Die Zapfen abschütteln, um sie vom Ungeziefer zu befreien, in ein größeres Glas geben und mit dem Alkohol auffüllen. Das Glas verschließen und circa 4 Wochen am Fensterbrett stehen lassen. Öfters schütteln. Dann filtern und in kleine Fläschchen füllen. Zur Nervenberuhigung, bei Rekonvaleszenz und Appetitmangel.

Hopfensalz: 20 frische Hopfenzapfen und 100 g grobes Meersalz. Die Zapfen zerzupfen und mit dem Salz im Mörser zerstoßen. Dann bei 30 °C im Backrohr trocknen lassen. Trocken in eine Gewürzmühle füllen und zum Würzen von Gemüse, Salaten und Brotteig verwenden. Hat eine leicht bittere Note.

Hornklee *leicht giftig*

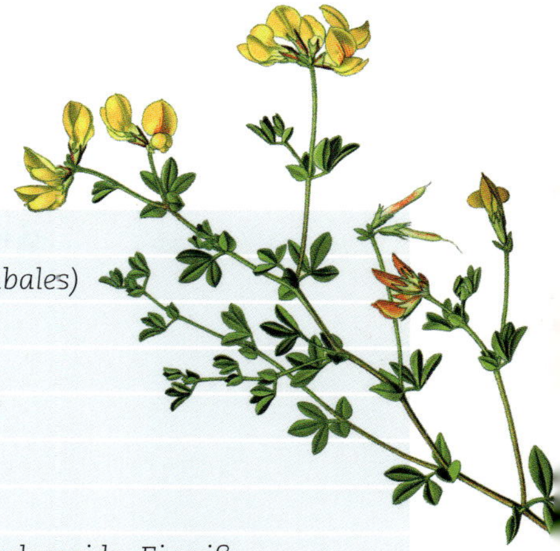

wissenschaftl. Name	*Lotus corniculatus*
Ordnung	*Schmetterlingsblütenartige (Fabales)*
Familie	*Hülsenfrüchtler (Fabaceae)*
Gattung	*Hornklee (Lotus)*
Art	*Gewöhnlicher Hornklee*
Volksnamen	*Schotenklee, Wiesenhornklee*
Verwendung	*Blüten*
Inhaltsstoffe	*Flavonoide, Tannine, Blausäureglycoside, Eiweiß und Wasserstoffderivate*

As Erstes fällt mir auf: Der Hornklee ist kein echter Klee, würde er zu den echten Kleearten zählen, wäre sein wissenschaftlicher Name Trifolium.
Der Name Corniculatus heißt übersetzt *der Gehörnte* und wenn wir uns eine Blüte genauer ansehen, erkennen wir auch das Horn.
Der Hornklee ist im Moment eines meiner Lieblingskräuter. Auf Urlaub in der Steiermark lasen wir in einem Kräuterbuch, dass er beruhigend und schlaffördernd ist. Da mein 14-jähriger Enkel immer glaubt, beim Schlafen etwas zu versäumen, dachten wir, dass ihm ein Hornkleeschlaftrunk mit Honig vielleicht eine gute Nacht bescheren würde. Gesagt, getan. Tee, waschen, Bett – 2 Minuten und der Rudi war weg. Es freut uns immer, wenn wir solche Erfahrungen mit Kräutern machen dürfen.
Im Übrigen wirkt der Hornklee bei Krämpfen und Koliken und ist gut für den Magen. Er ist auch nervenberuhigend. Wir verwenden die Blüten im Tee.
Der Hornklee ist leicht giftig. Er enthält Blausäureglycoside, die allerdings beim Trocknen abgebaut werden. Frisch, über einen längeren Zeitraum verwendet, kann er zu Nervenschädigungen führen.

Für einen **Hornklee-Schlaftee** nehmen wir ganz wenig getrockneten Hornklee, übergießen mit einer kleinen Schale kochendem Wasser und lassen 10 Minuten ziehen. Ist der Tee mit Honig gesüßt, wird die Nacht durch angenehmen Schlaf versüßt. Maximal 2 Tassen täglich für einen kurzen Zeitraum.

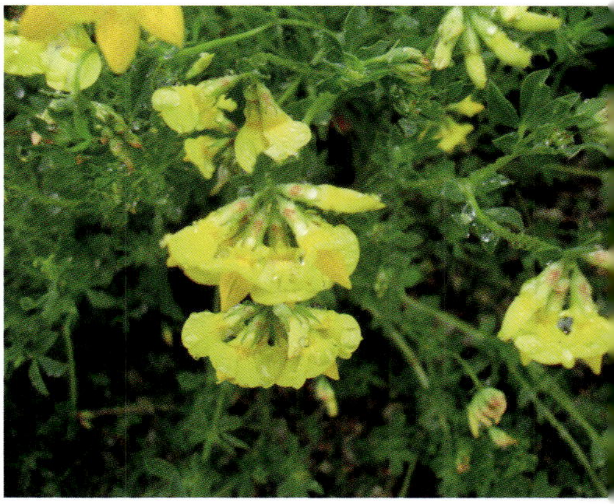

Heilwirkung

Nervenberuhigend, wir verwenden ihn bei Koliken und Krämpfen, bei entzündeten Augen machen wir Kompressen, als Mundspülung und bei Schlafstörungen hilft er auch.
In der Homöopathie wird der Hornklee ebenso angewandt. Die Urtinktur wird aus der frischen Pflanze hergestellt. Globuli werden in der Potenz D4 bis D6 bei Angstzuständen gegeben.

Huflattich

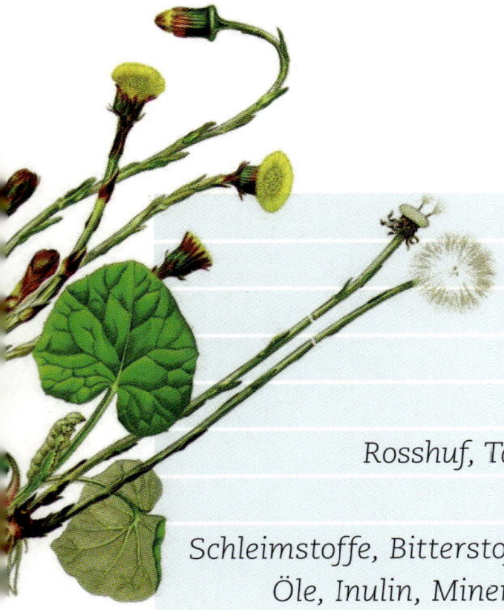

Tussilago farfara	wissenschaftl. Name
Asternartige (Asterales)	Ordnung
Korbblütler (Asteraceae)	Familie
Huflattich (Tussilago)	Gattung
Huflattich	Art
Rosshuf, Tabakkraut, Berglatschen, Brustlattich	Volksnamen
Blüten, Blätter	Verwendung
Schleimstoffe, Bitterstoffe, Pyrrolizidinalkaloide, ätherische Öle, Inulin, Mineralstoffe, Salpeter, Rutin und Tannin	Inhaltsstoffe

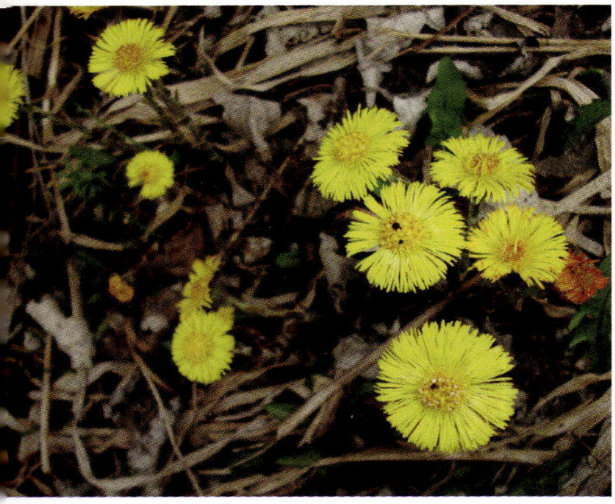

Heilwirkung

Bei jeder Art von Erkältung, Frühjahrsmüdigkeit, Venenentzündung und bei Hautkrankheiten. Äußerlich bei Beschwerden im Mund und Rachenraum, bei Abszessen und Schweißfüßen. Huflattich wirkt entzündungshemmend, adstringierend und reizlindernd. Blätter rauchen oder den Rauch durch einen Trichter einatmen ist ein uraltes Rezept gegen chronische Bronchitis.

Der Huflattich ist einer der Ersten, der jedes Jahr, kaum ist der Schnee weg, seine gelben Köpfchen aus der Erde reckt. Wir kennen da auch ein schönes Plätzchen, wo wir ernten können.
Wir füllen ein sauberes Glas mit Huflattichblüten, gießen mit Blüten- oder Akazienhonig auf, verschließen das Glas und lassen unsere Blüten 4 Wochen ziehen. Dann abseihen, fertig. Bei Husten ein Löfferl genommen, da freut sich die Lunge.

Erst wenn die Blüten verblüht sind, kommen die Blätter. Sie sind weich und hufeisenförmig, an der Unterseite grau verfilzt. Die jungen Blätter sind reich an wertvollen Wirkstoffen. Sie werden geschnitten und rasch getrocknet. Eine Verwechslung mit den Blättern der Pestwurz wäre eventuell möglich. Allerdings werden Huflattichblätter nicht so groß. Da beide Pflanzen ähnliche Wirkstoffe haben, ist eine Verwechslung nicht weiter tragisch. Allerdings sollte man mit Pflanzen, welche Pyrrolizidinalkaloide enthalten, einen vorsichtigen Umgang pflegen.

Rosshändler sollen an Viehmarkttagen Huflattichblüten unter das Futter gemischt haben, um die Pferde jünger und frischer wirken zu lassen.

Ein **Fußbad** mit Huflattichblüten:
100 g getrocknete Huflattichblüten mit 1 Liter Wasser zustellen und 10 Minuten kochen. Abseihen und dem Fußbad beigeben.

Immenblatt *geschützt*

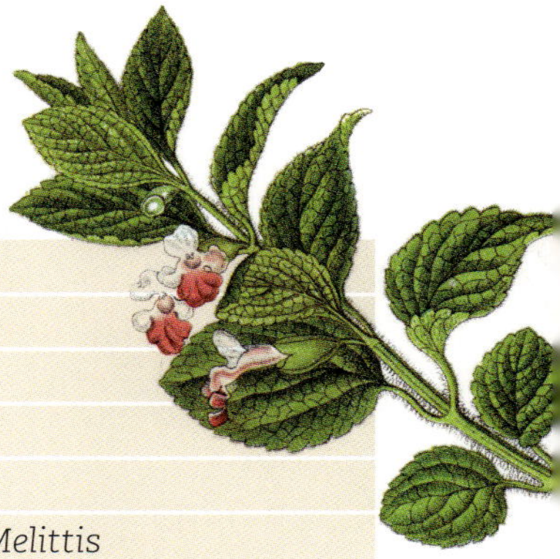

wissenschaftl. Name	*Melittis melissophyllum*
Ordnung	*Lippenblütlerartige (Lamiales)*
Familie	*Lippenblütler (Lamiaceae)*
Gattung	*Melittis*
Art	*Immenblatt*
Volksnamen	*Bienensaug, Waldmelisse, Duftende Melittis*
Verwendung	*Kraut*
Inhaltsstoffe	*Cumarine, Gerbstoffe, ätherische Öle und Harz*

Die Pflanze steht unter Naturschutz. Sie gilt als Bienenweide, aber auch Schmetterlinge und Hummeln fliegen auf sie. Wir verwenden das Immenblatt ebenfalls. Dazu nimmt man das ganze Kraut. Es wirkt nervenberuhigend und blutreinigend. Viel mehr als die Wirkung, da könnte man auch andere Kräuter nehmen, fasziniert mich die Schönheit dieser Pflanze. Dazu noch der Duft, der an Waldmeister, Ruchgras, Heu und Steinklee erinnert. Die enthaltenen Cumarine sind dafür verantwortlich.

Für mich gilt: Ich lasse die Bienen daran naschen und erfreue mich an seiner Schönheit und seinem Duft.
Wir haben das Immenblatt bei einer Exkursion auf Burg Reinsberg kennengelernt. Ein bisschen erinnert die *Melittis* an eine wunderschöne Taubnessel. Da die enthaltenen Cumarine erst im getrockneten Zustand zum Vorschein kommen, oder soll ich sagen, in die Nase steigen und wir diese geschützte Pflanze nicht ernten, können wir leider auch ihren Duft nicht einatmen. Alternativ verwenden wir die Melisse oder auch den Majoran.

So wie alle Lippenblütler hat auch das Immenblatt einen vierkantigen Stängel, die Blätter sitzen gegenständig. Die Blüten sind weiß-rosa und wunderschön. Der Name Immenblatt deutet schon darauf hin, dass die Pflanze für Bienen etwas Besonderes ist (Imme = Biene).

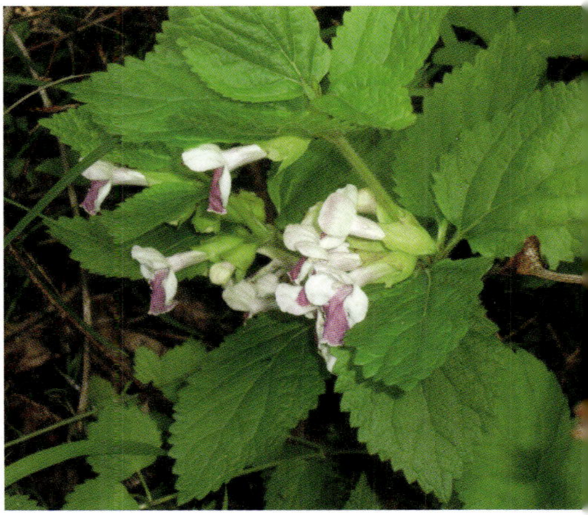

Heilwirkung

Wirkt nervenberuhigend, blutreinigend, antiseptisch, harntreibend, krampflösend. Wird bei Gicht und auch bei Harngrieß angewandt.

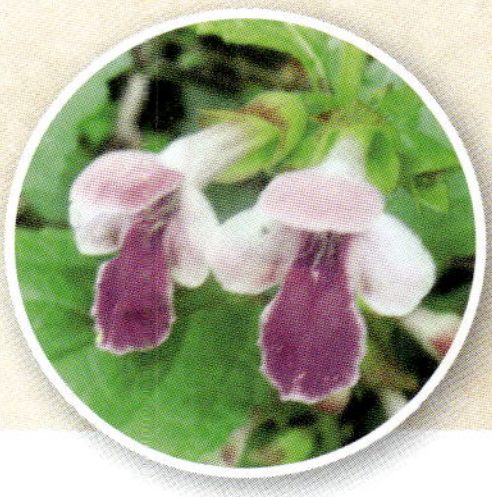

Blüte

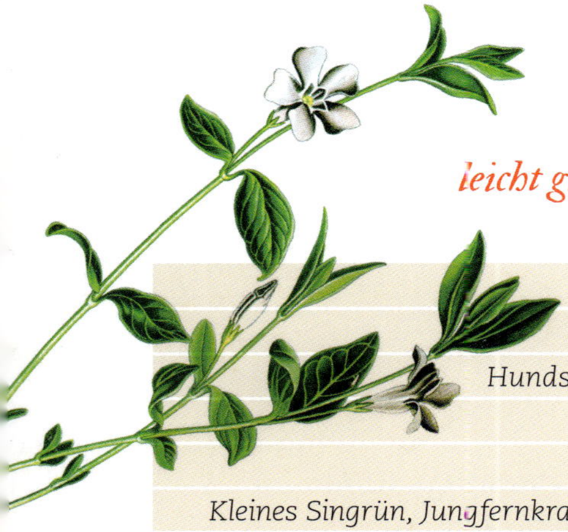

leicht giftig **Immergrün, Kleines**

wissenschaftl. Name	*Vinca minor*
Ordnung	*Enzianartige (Gentianales)*
Familie	*Hundsgiftgewächse (Apoicynaceae)*
Gattung	*Immergrün (Vinca)*
Art	*Kleines Immergrün*
Volksnamen	*Kleines Singrün, Jungfernkraut, Totenveilchen, Wintergrün*
Verwendung	*Kraut, Blüten*
Inhaltsstoffe	*vor allem Alkaloide, Bitterstoffe, Flavonoide, Gerbstoffe, Gerbsäure, Saponine, Vincamin, Vincin und Beta-Sitosterol*

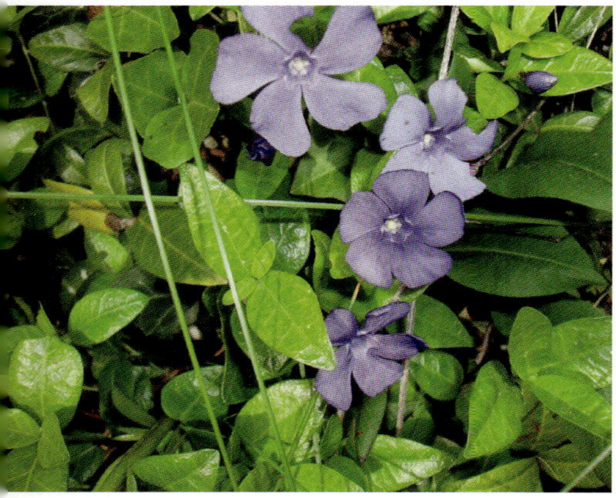

Als Heilpflanze wird das Kleine Immergrün nur selten verwendet, da es leicht giftig ist. Es zählt zu den Hundsgiftgewächsen. Wenn man einen Ansatz macht, verdünnt man anschließend 1:10 und davon nimmt man einen Tropfen. Früher wurde das Immergrün in der Volksheilkunde gerne verwendet. Die Blüten dieser leicht giftigen Heilpflanze kann man bedenkenlos auf Salate streuen oder Brote damit garnieren. Beim Kraut der Pflanze sollte man auf die Dosis achten (wir wissen, die Dosis macht das Gift) und auch die übliche 3-Wochen-Kur nicht überschreiten.
Wir haben es bei uns am Leitzersbrunner Grund als Bodendecker gesetzt. Wunderschön macht es sich dort und weil es sich wohlfühlt, breitet es sich auch immer weiter aus. Der Vorteil des Immergrüns ist, wie schon der Name sagt, dass es immer grün ist und somit das ganze Jahr bei der Hand. Am heilkräftigsten ist das Kraut allerdings kurz vor der Blüte, im April. Man kann es wie erwähnt als Ansatz verwenden, aber auch als Tee, für Bäder und Kompressen.

Immergrünkränze wurden früher gerne als Brautschmuck getragen. Die Pflanze galt als Liebespflanze und junge Frauen schmückten sich zum Tanzen mit geflochtenen Kränzen. Dies bietet sich an, da die Stängel schmiegsam, elastisch und lang sind.

Das Große Immergrün verwenden wir nicht.

Heilwirkung

Bei Husten, Verdauungsproblemen, Halsentzündung, Herzschwäche, bei zu hohem Blutdruck, aber auch bei Vergesslichkeit. In der Homöopathie wird es als Vinca minor in der Potenz D12 bei Husten, Vergesslichkeit, Melancholie und auch bei Zahnschmerzen verabreicht.

Blüte

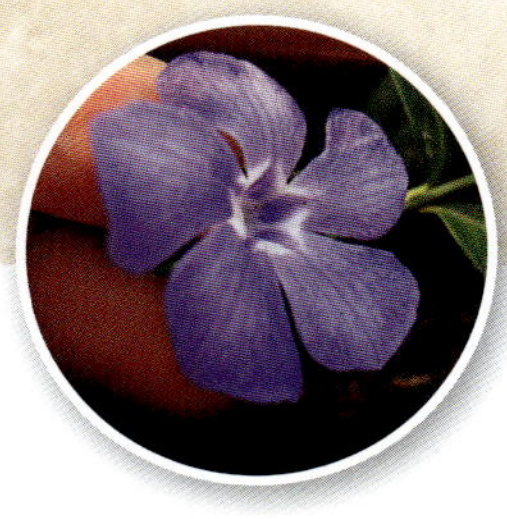

Isländisch Moos

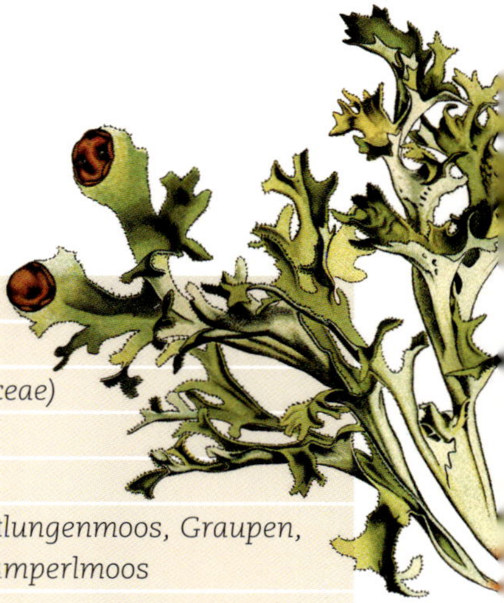

wissenschaftl. Name	*Cetraria islandica*
Ordnung	*Lecanorales*
Familie	*Schüsselflechtengewächs (Pameliaceae)*
Gattung	*Cetraria*
Art	*Isländisch Moos*
Volksnamen	*Lichen Islandicus, Islandmoos, Blutlungenmoos, Graupen, Hirschhornflechte, Fiebermoos, Kramperlmoos*
Verwendung	*Moos*
Inhaltsstoffe	*Schleimstoffe, ätherische Öle, Fumarsäure, Vitamine, Eisen und Cetrarin*

Das erste Mal habe ich in Kärnten von Graupen gehört, die gut sind bei Husten, man in höheren Lagen findet und aussehen wie Baumrinde. Ich suchte in verschiedenen Büchern und wurde auf Isländisch Moos aufmerksam. Heute weiß ich, dass es noch immer Spuren von Tschernobyl in sich trägt.

Wir verwenden es bei Husten, es hilft unseren Atmungsorganen und ist blutbildend. Auch bei Altersschwäche können wir es einsetzen. Es schmeckt sehr bitter. Wenn es auch ausschaut wie eine Rinde, sobald man es angreift, merkt man den Unterschied – es ist ganz weich.

Auch in *Schlifnis Tee* für Husten, Lunge, Bronchitis und Asthma ist Isländisch Moos enthalten. Um mir diese Mischungen zu merken, habe ich mir einen Schlüssel zurechtgelegt: *Wir nehmen unsere Grundkräuter und mischen mit folgenden Kräutern, denn der Husten kommt oft über Nacht, da hab ich an den Tee gedacht. Königskerze, Isländisch Moos, Huflattich und Thymian, so fang ich erst mal an. Anis, Anserine, Lungenkraut, so wird weiter aufgebaut. Süßholz, Himmelschlüssel und Leinsamen – Amen.* Wir wissen – dieser Tee hilft und lässt und hustenfrei schlafen.

Was vielleicht noch interessant ist: Isländisch Moos ist eigentlich kein Moos, sondern eine Flechte.

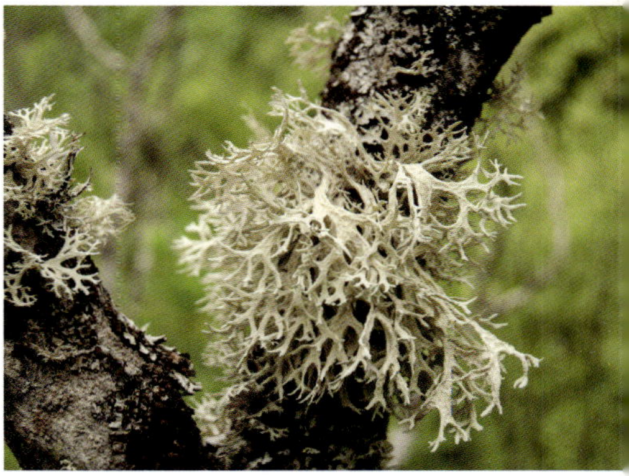

Heilwirkung

Bei Husten, Asthma, Lungenentzündung, Bronchitis, Reizhusten, aber auch bei Nervosität, Appetitlosigkeit und Erschöpfungszuständen können wir Isländisch Moos einsetzen.

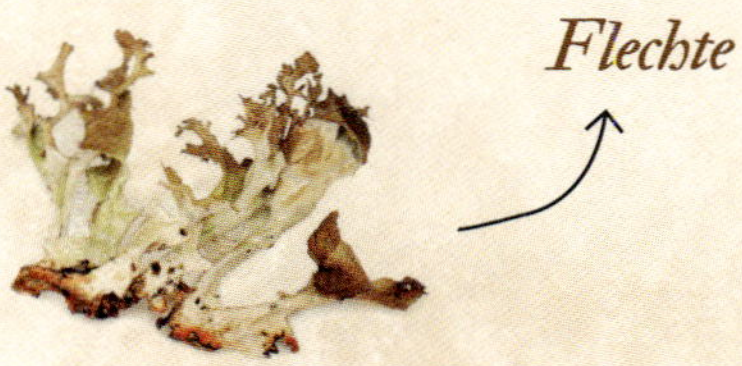

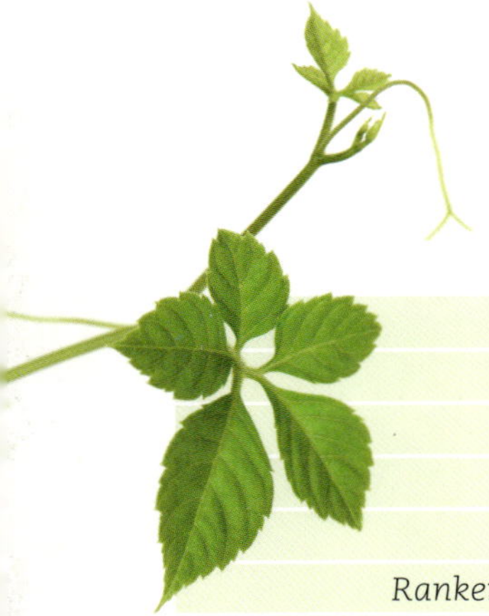

Kraut der Unsterblichkeit Jiaogulan

Gynostemma pentaphyllum	**wissenschaftl. Name**
Kürbisartige (Cucurbitales)	**Ordnung**
Kürbisgewächse (Cucurbitaceae)	**Familie**
Gynostemma	**Gattung**
Kraut der Unsterblichkeit	**Art**
Rankende Indigopflanze, Xiancao, Amachazuru	**Volksnamen**
Blätter	**Verwendung**
Saponine, Gypensoide, Spurenelemente, Aminosäuren, Proteine, Polysaccharide und Vitamine	**Inhaltsstoffe**

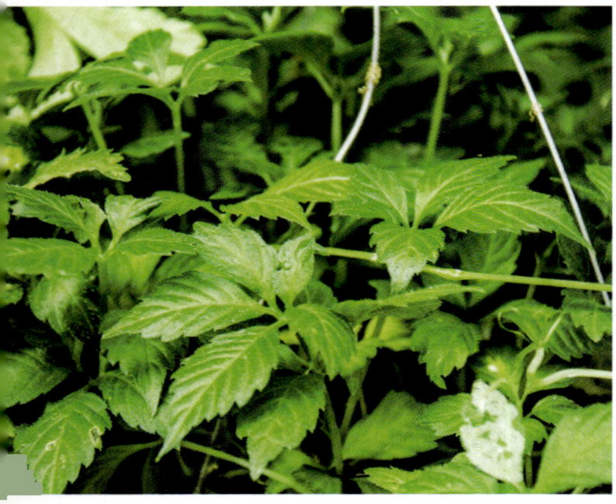

Tee aus den süß-herben Blättern wird seit Jahrhunderten in den Bergen Südchinas getrunken. Die Leute dort sagen, dass dieses Kraut wie Ginseng wirkt, aber besser ist als dieser. Er macht vital, wirkt ausgleichend und regulierend auf viele Körperregionen und bringt die Energie des Körpers ins Gleichgewicht. In manchen chinesischen Provinzen ist der Anteil der über 100-Jährigen enorm. Man führt das auf den regelmäßigen Konsum dieser Pflanze zurück. Nicht nur als Tee, auch im Salat oder als Gemüse ist er gut zu verwenden.
Seit längerer Zeit ist er aber nicht nur in China und Japan zu finden. Nein, auch in Amerika und bei uns in Europa erfreut er sich immer größerer Beliebtheit.

Jiaogulan kann durch Samen oder durch Stecklinge, aber auch durch Wurzelteilung vermehrt werden. Bei der Vermehrung durch Stecklinge werden Triebspitzen mit einem scharfen Messer abgetrennt und in ein Glas mit Wasser gestellt. Nach circa 2 Wochen erscheinen die Wurzeln. Dann kann man das Pflänzchen einsetzen.

Heilwirkung

Es wirkt stressabbauend, beruhigt die Nerven, reduziert Nervosität. Hilft bei Diabetes, senkt den Blutzuckerspiegel, den Cholesterinspiegel und die Anzahl der Triglyzeride. Das Immunsystem wird gestärkt, Schlafstörungen abgebaut. Jiaogulan wird auch bei Arteriosklerose, Leberleiden, Hepatitis B, chronischer Bronchitis, Abgespanntheit und Müdigkeit angewandt. Es ist ein Wunderkraut.

Ein **Tee** aus getrockneten oder frischen Blättern wird wie folgt zubereitet:
3 Teelöffel des Krautes mit 1 Liter kochendem Wasser übergießen und mindestens 3 Minuten ziehen lassen. Der Tee hat einen süßlichen Geschmack, der ein bisschen an Lakritze erinnert.

Johanniskraut, Echtes

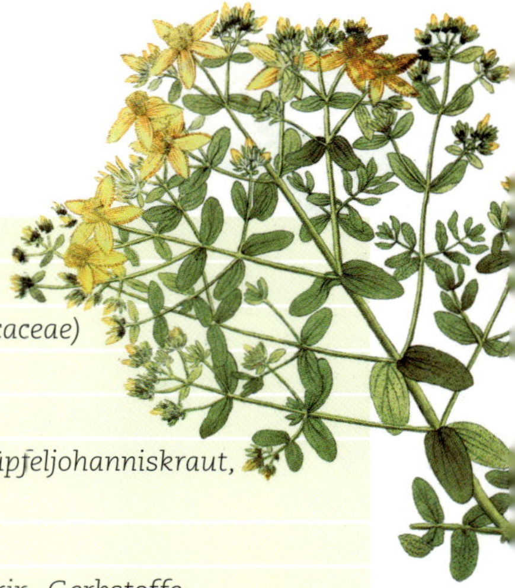

wissenschaftl. Name	*Hypericum perforatum*
Ordnung	*Malpighienartige (Malpighiales)*
Familie	*Johanniskrautgewächse (Hypericaceae)*
Gattung	*Johanniskräuter (Hypericum)*
Art	*Echtes Johanniskraut*
Volksnamen	*Maria Bettstroh, Blut Christi, Tüpfeljohanniskraut, Sonnwendkraut*
Verwendung	*Blüten, Knospen, Blätter*
Inhaltsstoffe	*Flavonoide (Hypericin), Hyperforin, Gerbstoffe, ätherisches Öl, Anthocyane*

Es gibt die verschiedensten Johanniskrautarten. Die mit den perforierten *perforatum* Blättern ist am heilkräftigsten. Wenn man das Blatt gegen das Licht hält, werden kleine Löcher sichtbar.
Eine Sage erzählt, dass das Kraut, das den Menschen so viel Gutes tat, dem Teufel ein Dorn im Auge war. Er wollte es ausrotten, was ihm aber nicht gelang. Zurück blieben die kleinen Löcher, die er mit seinen langen Nägeln verursacht hatte.
Zu Johanni, am 24. Juni, sollte man Johanniskraut pflücken. Zu diesem Zeitpunkt ist die meiste Kraft in der Pflanze. Beim Reiben der Knospen und Blüten wird ein roter Farbfilm an den Fingern sichtbar. Das ist ein untrügliches Zeichen, dass man das *Blut Christi* gefunden hat.
Wir haben heuer am Stuhleck ganz besonders viel und sehr schönes Johanniskraut entdeckt.
Vielfältig sind die Verwendungsmöglichkeiten: in Öl angesetzt, das sogenannte Rotöl, als Tee getrunken oder eine Tinktur gemacht. Immer wieder fasziniert es mich, wenn ich sehe, wie sich das Öl oder die Tinktur schön rot färbt.
Vorsichtig muss man sein, wenn man in die Sonne geht. Da ist es klüger, man verwendet es erst nach 20 Uhr. Es ist wichtig, darauf hinzuweisen, dass es bei längerer Verwendung von Johanniskraut zur Photosensibilisierung der Haut kommt. Man wird lichtempfindlich.
Es ist eines meiner Lieblingskräuter und ich verwende es sehr gerne.

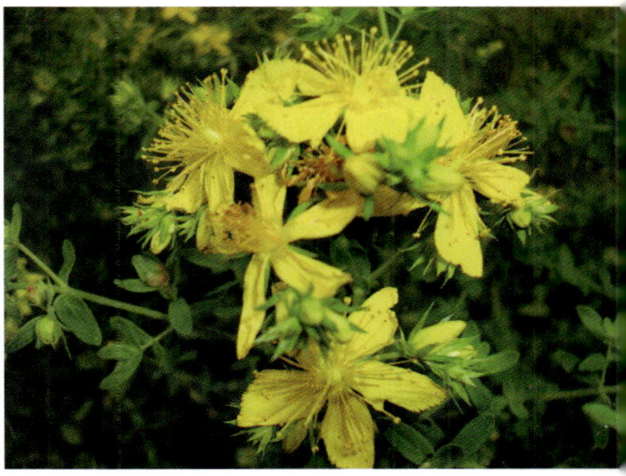

Heilwirkung

Bei Depressionen, Nervosität und Angstzuständen.
Johanniskrautöl wirkt gut bei Verbrennungen, Sonnenbrand, Wunden sowie Muskel- und Gelenksschmerzen.

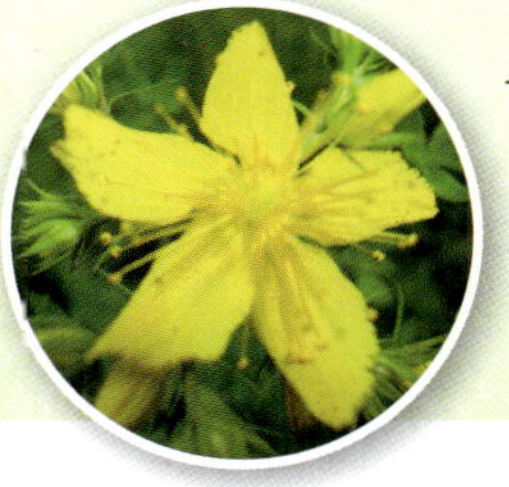

Blüte

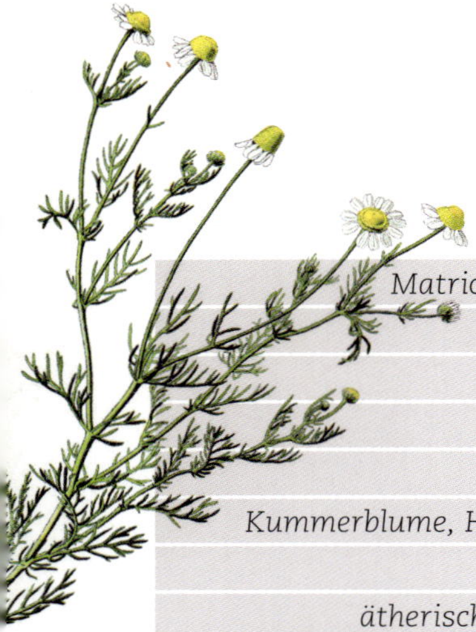

Kamille, Echte

Matricaria recutita – Matricaria chamomilla	wissenschaftl. Name
Asternartige (Asterales)	Ordnung
Korbblütler (Asteraceae)	Familie
Kamillen (Matricaria)	Gattung
Echte Kamille	Art
Kummerblume, Hermelin, Apfelblümlein, Laugenblume	Volksnamen
Blüten	Verwendung
ätherisches Öl, Azulen, Gerbstoffe, Gerbsäure, Salicylsäure, Bitterstoffe, Flavonoide, Cumarine, Harz, Thujon und Schwefel	Inhaltsstoffe

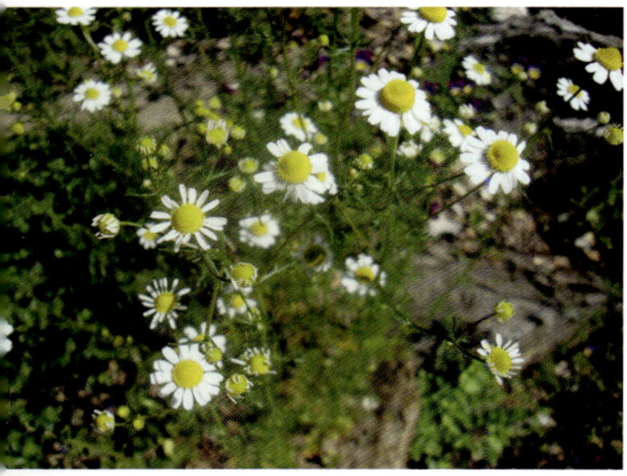

Heilwirkung

Antibakteriell, schweißtreibend, schmerzlindernd.
Wir verwenden sie bei Grippe, Magen- und Darmbeschwerden, Aufstoßen, Blähungen, Rheuma, Verdauungsstörungen, Ekzemen usw.

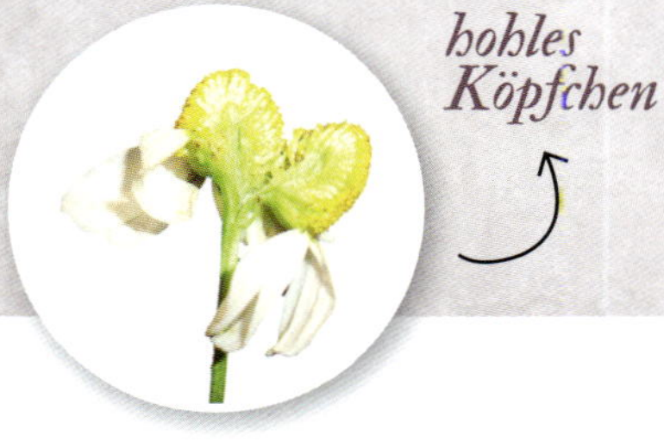

Solange ich denken kann, begleitet mich die Kamille. Bauchweh – Kamillentee, Augenentzündung – Wattebauscherl, in Kamillentee getränkt, Fieber – Kamillentee, aufgeschlagene Knie – Kamillensalbe.
Heute weiß ich, dass sie noch viel mehr kann. Wir verwenden sie frisch oder getrocknet, als Alkoholauszug oder in Öl. Wir machen Salbe damit (Vorsicht – trocknet aus) und auch Bäder. Sie wirkt appetitanregend, wundheilend, ist gut für den Magen, für den Stoffwechsel, hilft bei Leberstörungen und Milzproblemen. Bei Hautirritationen machen wir Waschungen oder Bäder. Das ätherische Öl der Kamille ist blau. Auch in der Homöopathie wird die Chamomilla verwendet.
Ein untrügliches Merkmal der Echten Kamille ist ihr hohles Köpfchen. Wenn man das Blütenköpfchen in der Mitte teilt, sollte es innen hohl sein. Dann haben wir die echte, heilkräftige Kamille gefunden.
Das sanfte Kraut beruhigt den Magen und den Darm. Bei Erkältungen lindert die Kamille den Schnupfen, sie hilft bei Halsschmerzen und Entzündungen. Während einer Erkältung tut man gut daran, mehrmals täglich eine Schale Kamillentee zu trinken. Ist Husten auch dabei, dann ein Löfferl Honig in den Tee geben. Beim Inhalieren mit Kamillentee weiten sich die Bronchien und erleichtern den Abtransport von Schleim und Sekret. Wir beachten aber: Die Kamille wirkt austrocknend.
Es gibt wenige Kräuter, die so vielseitig einsetzbar sind. Auch bei Entzündungen der Harnorgane kann man mit Kamillentee einiges erreichen.

Kamille, Strahlenlose

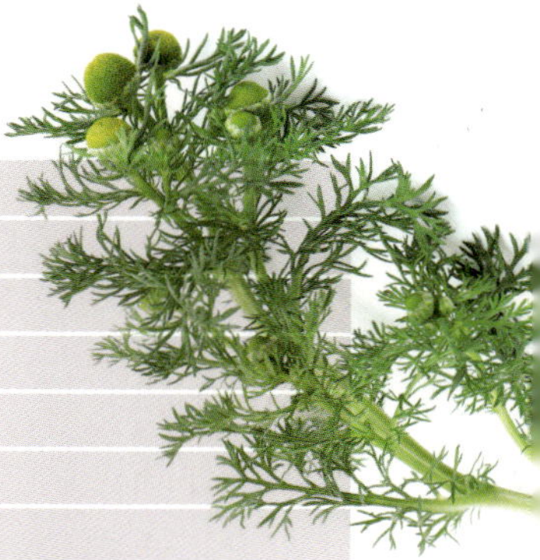

wissenschaftl. Name	*Matricaria discoidea*
Ordnung	*Asternartige (Asterales)*
Familie	*Korbblütler (Asteraceae)*
Gattung	*Kamille (Matricaria)*
Art	*Strahlenlose Kamille*
Volksnamen	*Falsche Kamille*
Verwendung	*Blüten, Kraut während der Blüte*
Inhaltsstoffe	*ätherisches Öl, Gerbstoffe, Gerbsäure, Salicylsäure, Bitterstoffe, Flavonoide, Cumarine, Harz, Thujon und Schwefel*

Den Namen verdankt sie den fehlenden weißen Zungenblüten. Uns stört das nicht, denn in Ermangelung der Echten Kamille greifen wir gerne zur Strahlenlosen. Sie wird äußerlich für Waschungen und Bäder verwendet. Bei Flechten, Ausschlägen, für die Venen und bei Hämorrhoiden. Wir nehmen das ganze Kraut. Sie riecht ähnlich wie die Echte Kamille, jedoch hat ihr ätherisches Öl eine andere Zusammensetzung. Was ihr fehlt, ist das Azulen, dieses macht die Echte Kamille so wertvoll. Die *Matricaria discoidea* wirkt wesentlich schwächer.

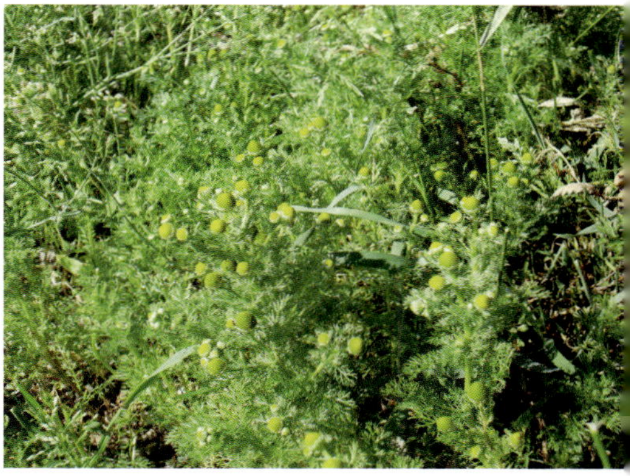

Wir machen uns auch gerne einen **Falschen Kamillentee**. Dafür übergießen wir einen Teelöffel voll getrockneter oder frischer Blüten mit ¼ Liter kochendem Wasser, lassen 5–10 Minuten ziehen und seihen dann ab. Von diesem Tee trinkt man bis zu 3 Tassen täglich in kleinen Schlucken. Eine gute Anwendung ist unser **Gsundes Kräuterschnapsl:** 3 Stängel Salbei, 2 Stängel Basilikum, je 1 Stängel Rosmarin, Oregano und Majoran. Die Schale einer unbehandelten Zitrone und 1 Esslöffel von der Strahlenlosen Kamille. Das geben wir zusammen mit 200 g Kandiszucker in ein großes Glas und übergießen mit 1 Liter Wodka. Lassen es so lange stehen, bis sich der Kandiszucker gelöst hat. Öfters umrühren kann auch nicht schaden. Schmeckt gut und hilft bei Magenbeschwerden.

Heilwirkung

Sie wirkt beruhigend, krampflösend, fördert die Milchbildung, ist gut bei Blähungen und hilft bei Würmern.
Bei Ausschlägen, Flechten und auch für die Venen leistet sie uns ebenfalls gute Dienste.

Kartoffel

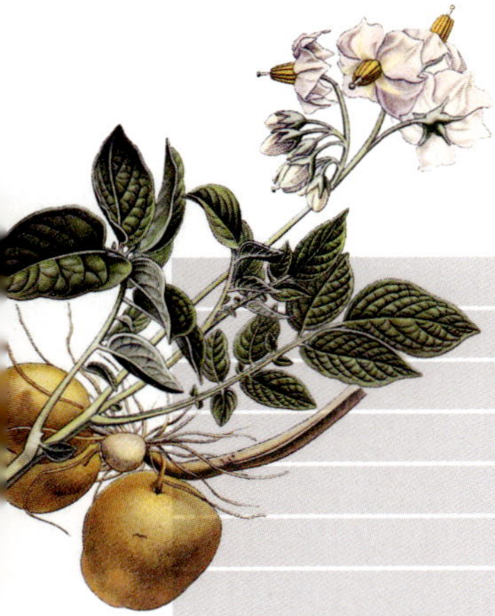

Solanum tuberosum	**wissenschaftl. Name**
Nachtschattenartige (Solanales)	**Ordnung**
Nachtschattengewächse (Solanaceae)	**Familie**
Nachtschatten (Solanum)	**Gattung**
Kartoffel	**Art**
Erdapfel, Grundbirne, Grumbeer	**Volksnamen**
Erdknolle	**Verwendung**
Unreife Kartoffeln enthalten Solanin – giftig! Kalium, Eiweiß, Kohlehydrate, Fett, Vitamin C, B1, B2 und B6, Niacin und Pantothensäure	**Inhaltsstoffe**

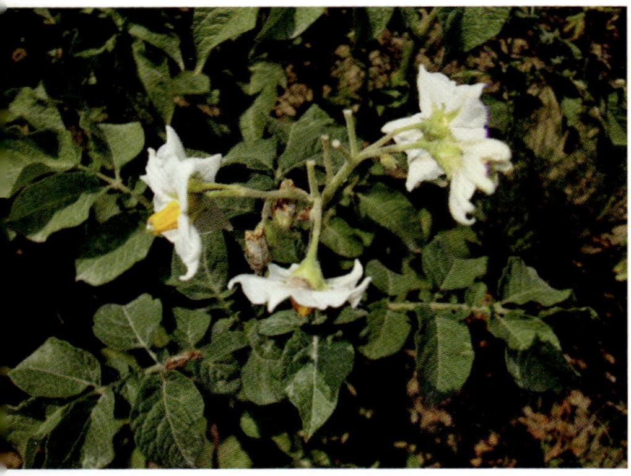

Die Kartoffel oder wie wir sagen, der Erdapfel, war Mitte des 20. Jahrhunderts in Europa noch nicht bekannt.

Im 16. Jahrhundert brachten die Spanier die Knolle aus Südamerika mit. Ein reicher Engländer ließ sie in seinem Garten pflanzen. Erst erfreute er sich an den schönen Blüten und als sich im Herbst dann aus den Blüten runde, grüne Beeren entwickelten, fiel ihm ein, dass ihm sein Freund erzählte, man könne gar köstliche Gerichte daraus zubereiten. Er ließ für seine Freunde aufkochen, hielt eine Rede über die Vorzüge der Pflanze und kostete als Erster. Er verzog das Gesicht und fing an zu spucken. In seinem Zorn befahl er dem Gärtner, die Stauden auszureißen und zu verbrennen. Der Gärtner tat wie ihm geheißen. Als er am nächsten Tag die Asche wegräumen wollte, stieß er auf ein schwarzes Etwas. Als er es aufhob, zerplatzte die Hülle. Das Innere roch angenehm und er naschte davon. Nachdem der reiche Herr ebenfalls gekostet hatte, ließ er die Knollen ausgraben und veranstaltete nochmals ein Festessen. Diesmal waren alle begeistert und die Kartoffel konnte ihren Siegeszug antreten.

Heilwirkung

Die Kartoffel ist nicht nur ein wertvolles Grundnahrungsmittel, sondern auch sehr heilkräftig. Roher Kartoffelsaft, auf nüchternen Magen getrunken, ist ein altes Hausmittel bei Sodbrennen. Rohe gerissene Kartoffeln, auf Geschwüre gelegt, bringen Erleichterung. Als Magenschonkost – Kartoffelbrei. Der enorme Kaliumgehalt fördert die Entwässerung.

Ganz toll munden uns auch unsere **Wedges:** Kartoffeln samt Schale gründlich waschen, in Spalten schneiden, mit reichlich Kräutersalz bestreuen und im vorgeheizten Rohr bei 200 °C circa 25 Minuten backen.

Käsepappel

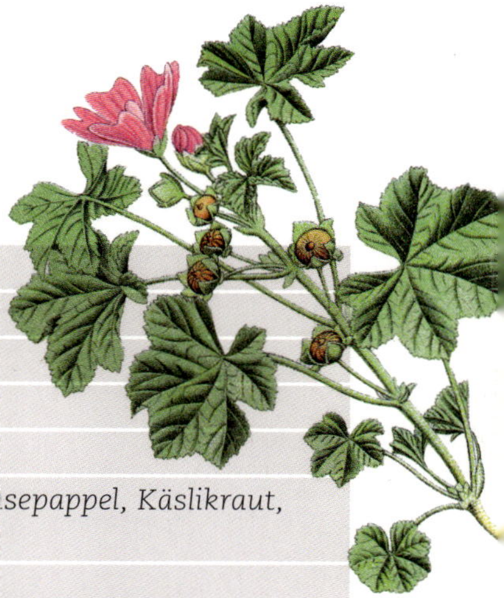

wissenschaftl. Name	*Malva sylvestris*
Ordnung	*Malvenartige (Malvales)*
Familie	*Malvengewächse (Malvaceae)*
Gattung	*Malven (Malva)*
Art	*Käsepappel*
Volksnamen	*Wegmalve, Große Käsepappel, Gänsepappel, Käslikraut, Feldmalve*
Verwendung	*Blüten, Blätter, Samen, Wurzel*
Inhaltsstoffe	*Gerbstoffe, Schleimstoffe, Malvin, Clorogensäure, ätherische Öle*

Die Kleine Käsepappel *Malva neglecta* und die Große Käsepappel *Malva sylvestris* haben die gleichen Wirkstoffe. Die Kleine Käsepappel besitzt weißlichere Blüten. Man findet sie an Wegrändern, aber auch in Gärten, auf Böschungen und an Mauern. In erster Linie wird sie als Tee verwendet. Auf Grund ihres Schleimgehalts ist sie bei Husten, aber auch bei Magenentzündungen wirkungsvoll. Der Tee schmeckt gut und wird auch von Kindern vertragen.

Ich erinnere mich an meine Kindheit, als ich mit meiner Großmutter unterwegs war und Ausschau hielt nach den *Kaslaberln*. Ich wusste damals nicht, was es war, aber ich wollte es haben. Wahrscheinlich brauchte ich es.

Für den **Tee** nehmen wir 1 TL Blüten und Kraut gemischt, übergießen mit ¼ Liter lauwarmem Wasser und lassen die Tasse über Nacht stehen. Am Morgen oder nach einigen Stunden abseihen, leicht erwärmen und schluckweise trinken.

Auch eine **Tinktur** leistet gute Dienste. Eine Handvoll Kraut und Blüten in ein Glas geben und mit ¼ Liter hochprozentigem Alkohol übergießen. 4 Wochen stehen lassen, dann filtern und in dunkle Fläschchen füllen. Diese Tinktur kann man dann entweder tropfenweise bei den unten angegebenen Beschwerden einnehmen oder auch in einer Salbe verarbeiten.

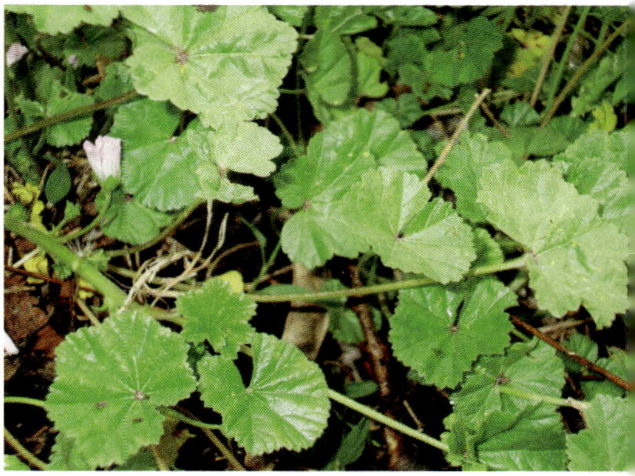

Heilwirkung

Bei Husten, Asthma, Bronchitis, Lungenbeschwerden.
Wirkt blutreinigend, wundheilend, reizmildernd.
Bei Durchfall, Gelenksrheuma, Hautausschlägen, Magenkrämpfen und Magenreizung.

Katzenminze

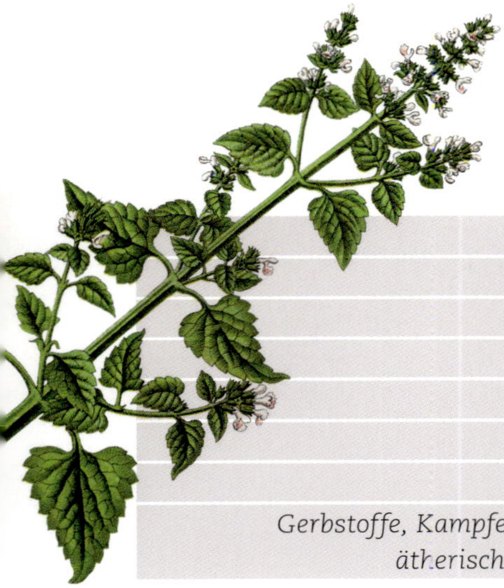

Nepeta cataria	**wissenschaftl. Name**
Lippenblütlerartige (Lamiales)	**Ordnung**
Lippenblütler (Lamiaceae)	**Familie**
Katzenminzen (Nepeta)	**Gattung**
Echte Katzenminze	**Art**
Katzenmelisse, Katzenkraut	**Volksnamen**
Blätter, Kraut	**Verwendung**
Gerbstoffe, Kampfer, Actinidin, Geraniol, Iridoide, ätherisches Öl mit Citronellol und Citral	**Inhaltsstoffe**

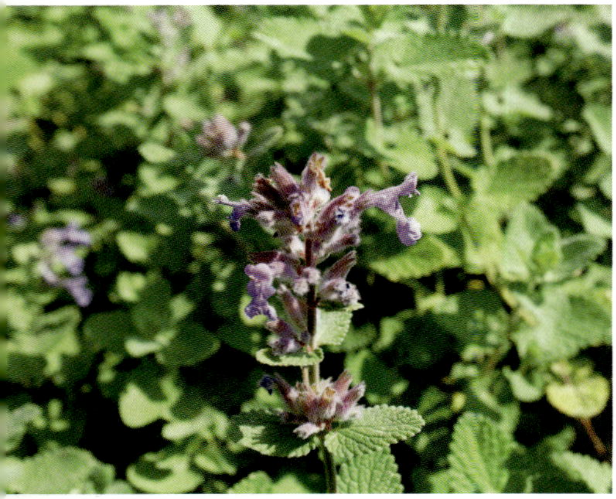

Die Katzenminze wird in der Volksheilkunde bei Asthma, Husten und Bronchitis verwendet, ferner bei Blutarmut und Nervenleiden. Bei Grippe und Erkältung wirkt sie fiebersenkend und schweißtreibend. Wir verwenden sie vorwiegend als Tee. Als Salbe hilft sie bei Rheuma und Hämorrhoiden. Frische Blätter können als erste Hilfe bei Zahnschmerzen gekaut werden. Mit getrockneter Katzenminze wird Spielzeug für Katzen befüllt. Das Actinidin ist der Stoff, auf den die Katzen abfahren. Sie mögen den Geruch und auch den Geschmack.
Die Pflanze ist ein Lippenblütler, zählt aber nicht zu den Mentha-Arten. Im Gegensatz zu diesen bildet sie keine Ausläufer.

Bei den Indianern war die Katzenminze als Schamanenpflanze bekannt. Die getrockneten Blätter wurden geraucht. Der Rauch hatte eine psychoaktive Wirkung. Auch bei uns werden getrocknete Blätter zerrieben und zu Zigaretten gedreht.

Amerikanische Chemiker haben festgestellt, dass die Katzenminze zur Bekämpfung von Blutsaugern (Gelsen) 10 Mal wirksamer ist als diverse chemische Mittel.

Heilwirkung

Wir verwenden sie bei Nervenschmerzen, Trigeminusneuralgie und bei Menstruationsbeschwerden. Sie wirkt fiebersenkend, kühlend, entspannend und beruhigend.

Blüten

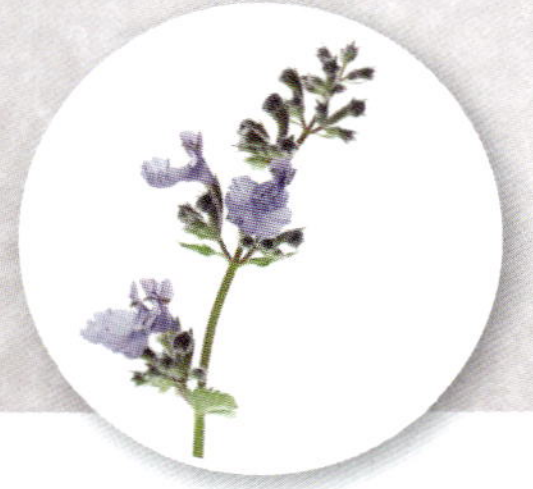

Ein **Tee** aus Katzenminze wirkt erfrischend und entspannend. Dafür nehmen wir drei Finger Katzenminze und übergießen sie mit ¼ Liter kochendem Wasser, lassen 10 Minuten ziehen und seihen ab. Macht auch ein bisschen glücklich.

Kermesbeere *giftig*

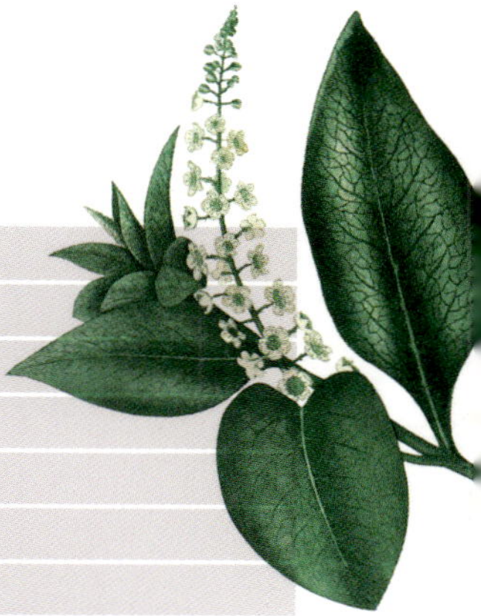

wissenschaftl. Name	*Phytolacca*
Ordnung	*Nelkenartige (Caryophyllales)*
Familie	*Kermesbeerengewächse (Phytolaccaceae)*
Gattung	*Kermesbeeren (Phytolacca)*
Art	*Kermesbeere*
Volksnamen	*keine bekannt*
Verwendung	*Beeren, Blätter, junge Triebe, Wurzel*
Inhaltsstoffe	*Phytolaccatoxin, Saponine, Lektine, Farbstoffe, Bitterstoffe, Stärke, Mineralstoffe*

Der Name der Kermesbeere stammt aus dem Persischen, wo *kermes* rot bedeutet und dunkelrot sind auch die Beeren. Bei uns kann man zwei Arten der Kermesbeere antreffen. Da ist die Amerikanische Kermesbeere *Phytolacca americana*, deren Fruchtstände sind meist etwas gebogen, sodass sich hängende Trauben bilden. Bei der Asiatischen Kermesbeere *Phytoacca esculenta*, manchmal auch *Phytolacca acinosa*, auch Indische Kermesbeere genannt, sind die Fruchtstände aufrecht und die Beerenfrüchte dunkelviolett bis schwarz.

Beide Arten sind giftig, wobei das Phytolaccatoxin in der asiatischen Art in wesentlich geringerer Konzentration vorkommt. Wurzel und Samen sind am meisten betroffen. Junge Blätter und Triebe enthalten kaum Giftstoffe, aber je älter Blätter und auch Stängel werden, umso giftiger werden sie. Das reife Fruchtfleisch der Beeren enthält kaum Gift, die Samen bleiben giftig.

Die *Phytolacca* wird sehr gerne als Färberpflanze verwendet. Die Beeren färben dunkelrot bis violett, und so wurden sie gerne zum Färben von Wein verwendet, was inzwischen aber verboten ist.

Interessant ist, dass die *Phytolacca* in Hochpotenz milchfördernd ist – in Niedrigpotenz jedoch milchstillend. Auch für die Behandlung von Brustkrebs bei älteren Frauen ist die *Phytolacca* ein wichtiges Mittel.

Ein Auszug von Beeren und Blättern hilft gegen Schnecken. Schnecken mögen die Kermesbeere nicht.

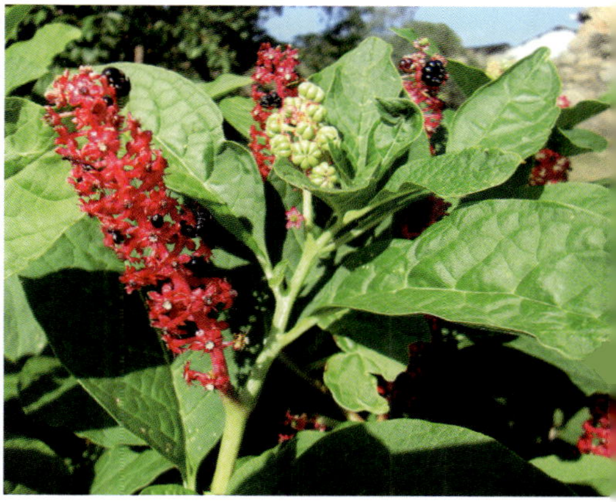

Heilwirkung

Wird in der Homöopathie als Phytolacca D1 bis D4 gegeben. Bei Halsschmerzen, Angina und Grippe. Weiters bei Gelenksrheumatismus, Brustdrüsenentzündung und geschwollenen Lymphdrüsen am Hals.

Beeren

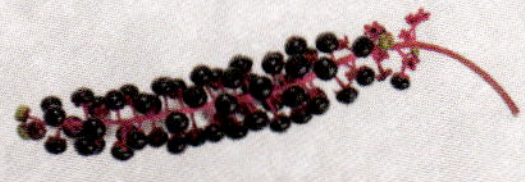

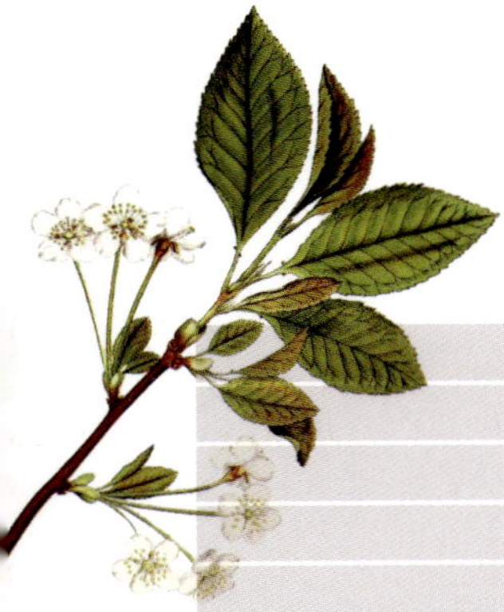

Kirschenbaum

Prunus avium	wissenschaftl. Name
Rosenartige (Rosales)	Ordnung
Rosengewächse (Rosaceae)	Familie
Kirsche (Prunus)	Gattung
Vogelkirsche / Süßkirsche	Art
Blüten, Blätter, Früchte, Kerne, Rinde, Harz, Stängel	Verwendung
Kalium, Calcium, Provitamin A, Vitamin C, Bitterstoffe, Gerbstoffe, Fruchtsäure, Amygdalin, ätherisches Öl, Harz, Pektin, Asparagin, Alantoin und Methylsalicylat	Inhaltsstoffe

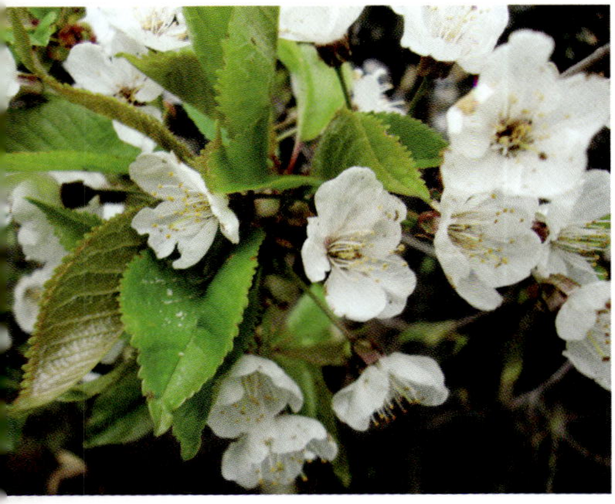

Bei den Kirschen werden drei Arten unterschieden: die Vogelkirsche, die Süßkirsche und die Knorpelkirsche. Sie alle, sowohl die Wildform als auch die Kulturform, werden als *Prunus avium* bezeichnet. Die Vogelkirsche ist in der Volksmedizin allerdings vorzuziehen. Wir lieben diese kleinen Früchte, naschen sie auch sehr gerne, dabei vergessen wir aber nicht, die Kerne und auch die Stängel zu verwenden. Die Stängel der Kirschen helfen, als Tee zubereitet, bei Husten, aber auch als harntreibendes Mittel. Die Kerne, gewaschen und getrocknet in ein kleines Polsterl gefüllt, erwärmen und können bei Bedarf auf die schmerzenden Stellen gelegt werden. So ein Kirschkernkissen sollte auch in keiner Babyausstattung fehlen, es tut dem Baby gut, wenn es unter Blähungen oder Bauchkrämpfen leidet. Die Blüten, in Öl angesetzt, ergeben ein wunderbares Massageöl, das auch Verspannungen löst. Auch als Kompott, Likör, Saft, Sirup, Essenz können wir die Kirschen verwenden, so vielseitig sind sie.

Die Früchte sind gesund, regen die Verdauung an und stärken den Stoffwechsel.

Heilwirkung

Harntreibend, schleimlösend, bei Husten, Verdauungsbeschwerden, für Niere und Blase (Stängel im Nierentee).

Kirschen

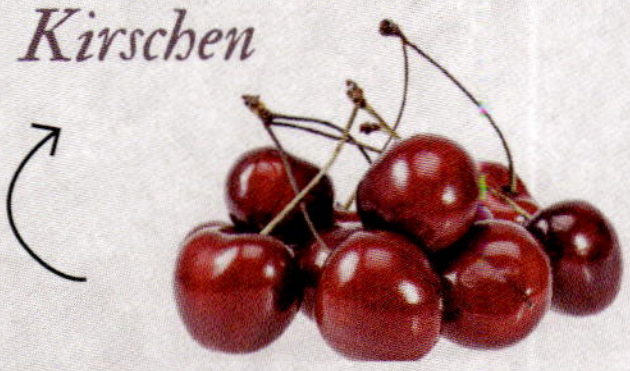

Im **Spuckkuchen** mögen wir die Kirschen am liebsten. Einen Rührteig aus 400 g Mehl, 1 EL Backpulver, 250 g Butter, 280 g Staubzucker, 5 Eiern, 1 Pkg. Vanillezucker, 1 Prise Salz und ⅛ Liter Milch bereiten. Teig auf ein hohes Backblech streichen und mit circa 800 g Kirschen belegen. Bei 160 °C Umluft circa 60 Minuten backen. Mit Staubzucker bestreuen und genießen.

Klappertopf *leicht giftig*

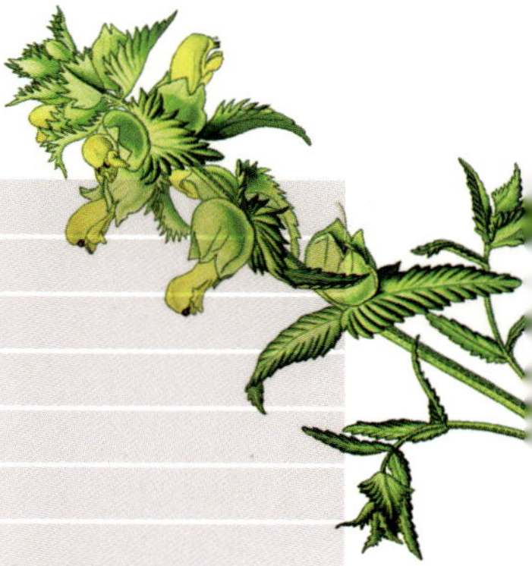

wissenschaftl. Name	*Rhinanthus angustifolia*
Ordnung	*Lippenblütlerartige (Lamiales)*
Familie	*Sommerwurzgewächse (Orobanchaceae)*
Gattung	*Klappertöpfe (Rhinanthus)*
Art	*Großer Klappertopf*
Volksnamen	*Rassel, Wiesenklapper, Totsauger*
Verwendung	*blühendes Kraut*
Inhaltsstoffe	*Bitterstoffe und Aucubin*

In St. Jakob im Walde, wo wir sehr viel Zeit verbringen, wächst auch der Klappertopf noch sehr üppig. In der Volksheilkunde wird er kaum verwendet und so musste ich lange suchen, um etwas über ihn zu erfahren.
Woher hat der Klappertopf seinen Namen? Wenn die Samen reif sind, klappern sie in den Fruchtschalen, wenn man sie schüttelt. Das kennen wir ja auch von der Pimpernuss. Er ist ein Halbschmarotzer wie auch der Augentrost. Das heißt, er hat kleine Saugwurzeln, die sich an den Wasserbahnen seines Wirtes bedienen. Die Wirte sind Gräser, Getreide, aber auch Kleesorten.
Das Kraut und auch die Samen enthalten das giftige Aucubin, das besonders für Insekten schlecht ist. Früher galt der Klappertopf als Wiesenschädling, heute ist er aus den Naturgärten kaum wegzudenken. Durch seine Schmarotzertätigkeit hält er das Gras kurz und Wiesenpflanzen können sich voll entfalten. Eine billige Art, seinen Garten in eine blühende Landschaft zu verwandeln.
Er zählt auch zu den Färberpflanzen. Seine gelb-braune Farbe kommt besonders bei Wolle gut zur Geltung.

Früher hat man ganze Ställe mit Klappertopfkraut ausgestreut, um von Ungeziefer verschont zu bleiben. Heute ist er seltener und so ist dieses Vorgehen unmöglich geworden.
Homöopathisch wird er in der Tiermedizin verwendet. Als *Rhinanthus* soll er sexuell erregte Pferde ruhiger machen.

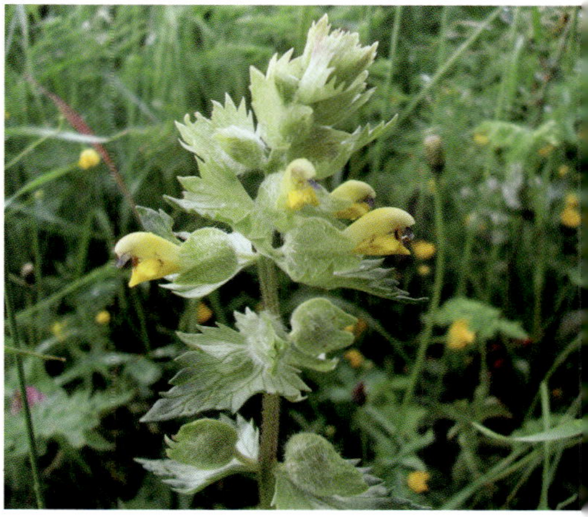

Heilwirkung

Er wirkt leicht entzündungshemmend und desinfizierend.

Blüten

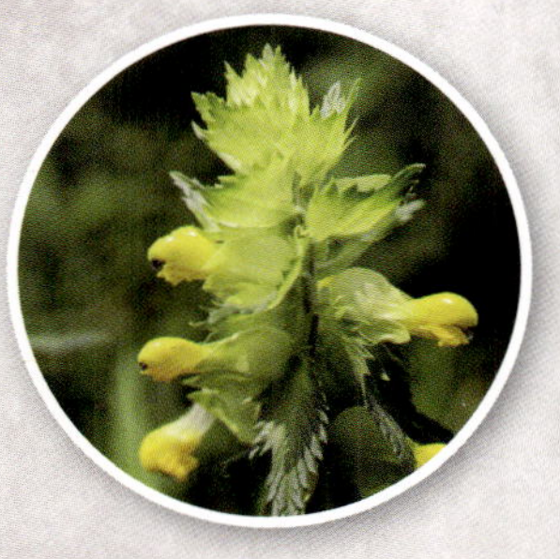

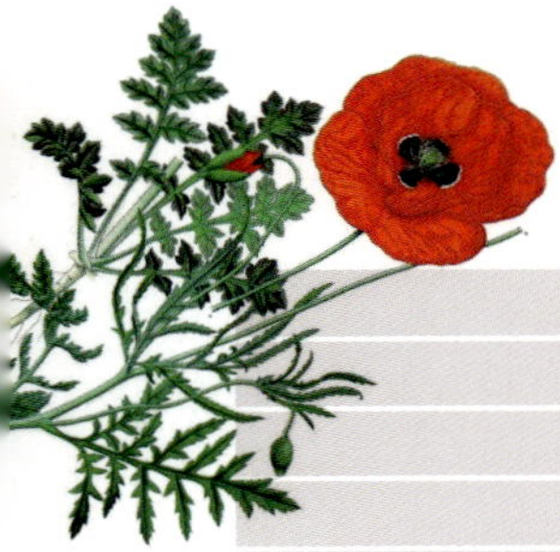

Klatschmohn

Papaver rhoeas	**wissenschaftl. Name**
Hahnenfußartige (Ranunculales)	**Ordnung**
Mohngewächse (Papaveraceae)	**Familie**
Mohn (Papaver)	**Gattung**
Klatschmohn	**Art**
Mohnblume, Klatschrose, Feldmohn, Feuerblume, Kornrose	**Volksnamen**
Blüten, Samen	**Verwendung**
Linolsäure, das Alkaloid Rhoeadin, fettes Öl, Gerbstoffe, Bitterstoffe, Saponine, Schleimstoffe, roter Farbstoff und Anthocyanglycoside	**Inhaltsstoffe**

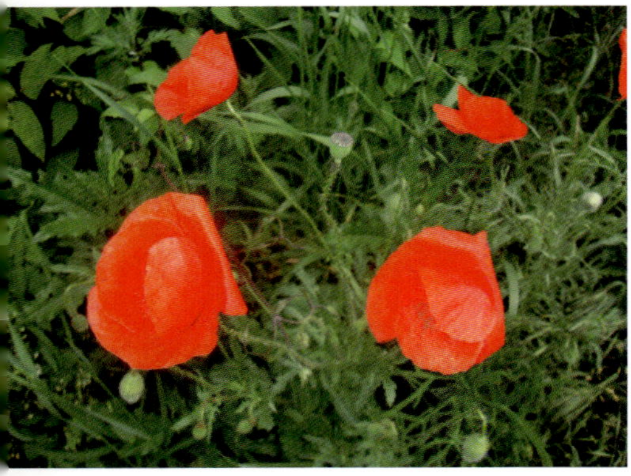

Ich erinnere mich gerne an Zeiten, wo die Felder bunt übersät waren. Mohnblumen, Kornblumen, Margeriten und Rittersporn tauchten sie in wunderschöne Farben. Heute sind die Äcker nicht mehr so vielfältig bewachsen. Durch Unkrautbekämpfungsmittel haben sich die Wildblumen zurückgezogen. Sie wachsen jetzt an Wegrändern, in Böschungen und Schutthalden.

Schulmedizinisch wird dem Klatschmohn keine große Bedeutung zugestanden, aber als Schmuckdroge in diversen Tees kommt er gut zur Geltung. Die Blüten müssen, sobald sie geöffnet sind, gepflückt und schonend getrocknet werden, damit die schöne Farbe nicht verloren geht.

In der Volksmedizin wird er gerne zur Nervenberuhigung und bei Husten verwendet. Außerdem wirkt er schlaffördernd. In Öl angesetzt, hilft er bei Kopfschmerzen, wenn wir die Schläfen damit einreiben. Mit dem Schlafmohn, aus dem Opium gewonnen wird, hat unser Klatschmohn absolut nichts zu tun.

Heilwirkung

Schlaffördernd, bei Husten, Nervosität, Kopfschmerzen und Hautproblemen.

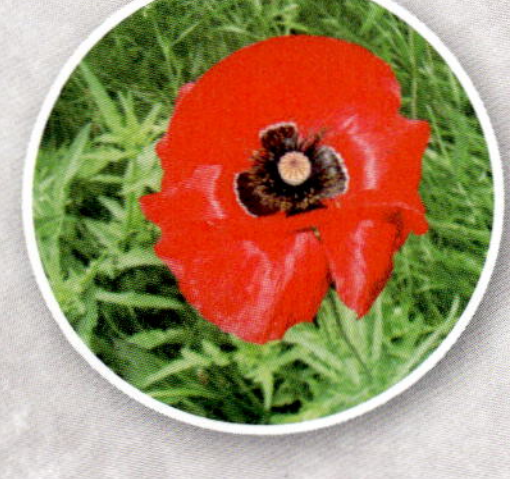

Blüte

Für einen **Tee** aus Klatschmohnblüten übergießt man 1 Löffel getrockneter Blüten mit ¼ Liter kochendem Wasser und lässt 10 Minuten ziehen. Abseihen, mit Honig süßen und gut schlafen. Auch ein Sirup aus den Blütenblättern ist als Einschlafhilfe für kleine Kinder geeignet.

Klette, Große

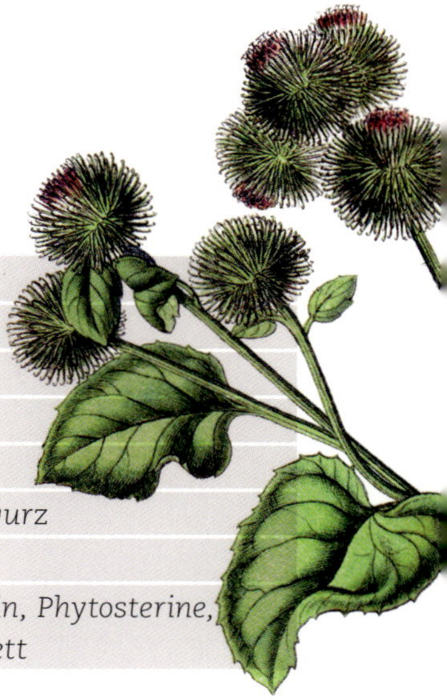

wissenschaftl. Name	*Arctium lappa*
Ordnung	*Asternartige (Asterales)*
Familie	*Korbblütler (Asteraceae)*
Gattung	*Klette (Arctium)*
Art	*Große Klette*
Volksnamen	*Wolfskraut, Putzenklette, Haarwuchswurz*
Verwendung	*Wurzel, Blätter, Samen*
Inhaltsstoffe	*Bitterstoffe, Gerbstoffe, Inulin, Sitosterin, Phytosterine, ätherische Öle, Polyacetylen, Protein, Fett*

Die Kletten kennen wir alle. Wer hat sich nicht schon darüber geärgert, wenn er sie an den Hosenbeinen hatte. Dass die Große Klette sehr groß wird, davon konnten wir uns am Leitzersbrunner Grund überzeugen. Ein Riesending. Im ersten Jahr wachsen die Blätter in Bodennähe, im zweiten Jahr wächst dann der Stängel mit den Seitenästen. Sie kann bis zu 2 m hoch werden und hat eine kräftige Pfahlwurzel. Diese ist ihr Speicherorgan. Die Klettenwurzel ist ein gutes Blutreinigungsmittel, das man einsetzt, um den Körper von Giftstoffen zu befreien. Als ich las, dass die Wurzelgräberinnen früherer Zeit Bärenkräfte hatten, erinnerte ich mich an die Klette in unserem Garten. Auch ich brauchte Bärenkräfte, um die Wurzel auszugraben. Ich wollte sie vor dem Bagger in Sicherheit bringen, aber wie enttäuscht war ich, als ich feststellte, dass sie holzig war.

In der Volksheilkunde kann man die Klette vielseitig verwenden. Am meisten bekannt ist wohl das Klettenwurzelöl. Man verwendet es zur Einreibung des Haarbodens, um Haarausfall zu vermeiden. Hier hilft uns wieder die Signaturenlehre. Die Klette hat ein behaartes Köpfchen, darum ist sie gut für den Haarwuchs. Auch Klettentinktur und Klettensalbe werden gemacht. Die Klette war das Vorbild für die Erfindung des Reißverschlusses.

Ähnlich wie bei der Wegwarte kann man aus der Klettenwurzel Kaffeeersatz herstellen. Die Blätter wurden als Tabakersatz verwendet und geraucht.

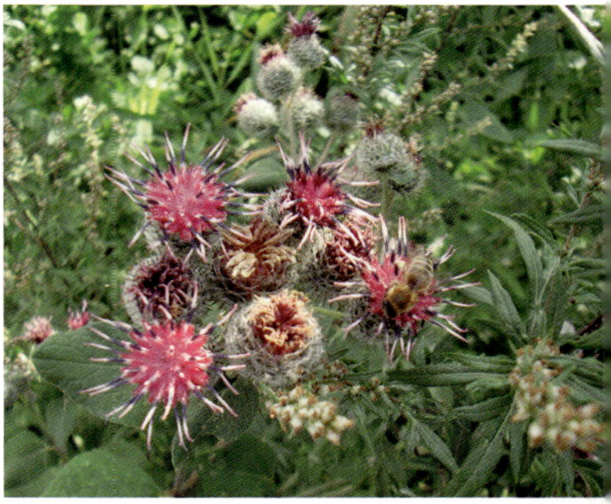

Heilwirkung

Bei Hauterkrankungen, für den Haarwuchs, um den Körper zu entschlacken, bei Magengeschwüren, zur Verdauung und bei Gelenksbeschwerden.
Auch in der Homöopathie wird die Klette verwendet, und zwar bei schuppiger Kopfhaut, Akne und bei Hauterkrankungen.

Wurzel

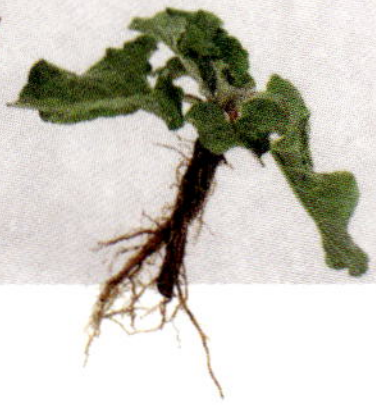

Knoblauch

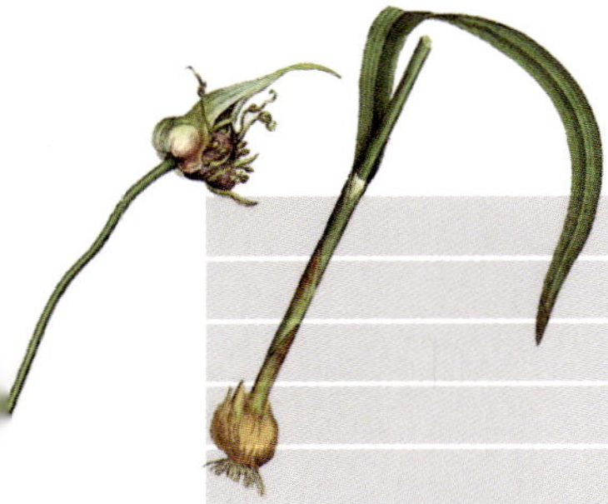

Allium sativum	**wissenschaftl. Name**
Spargelartige (Asparagales)	**Ordnung**
Amaryllisgewächse (Amaryllidaceae)	**Familie**
Lauch (Allium)	**Gattung**
Knoblauch	**Art**
Knofi, Knofl	**Volksnamen**
Zwiebel (Knollen)	**Verwendung**
Allicin, Lektine, ätherisches Öl, Proteine, Fette, Calcium, Eisen, Phosphor	**Inhaltsstoffe**

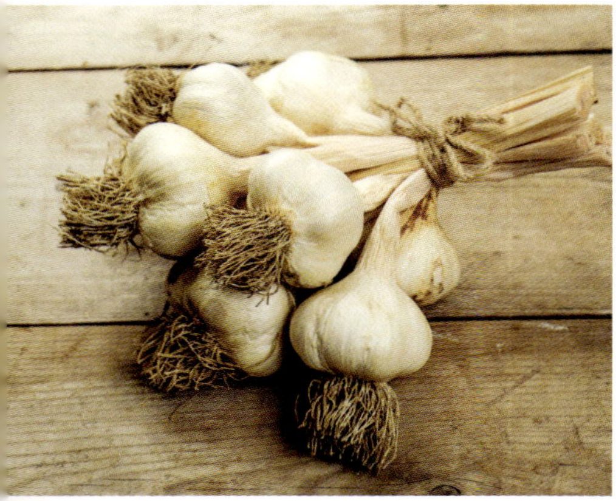

Im Herbst steckt man die *Zehen* in die Erde, im Abstand von circa 20 cm, und im Sommer, wenn er geblüht hat, kann man ihn ernten. Wir haben es versucht und unsere *Knoflzechn* waren unser ganzer Stolz.

Für unsere Durchblutung ist er sehr wertvoll. Es gibt nur wenige Pflanzen, die bei Gefäßverengung wirksam sind. Eine davon ist der Knoblauch. Außerdem wirkt er antibakteriell, fördert die Verdauung und stärkt das Immunsystem. Studien haben ergeben, dass, wenn man reichlich Knoblauch in die Ernährung einbaut, sich das Risiko für Magen- und Darmkrebs erheblich senkt.

Da wir uns gerne mit Nahrungsmitteln aus der Region ernähren, haben wir festgestellt, beim Knoblauch ist das gar nicht so einfach. Er kommt aus China, Japan, Argentinien, nur aus dem Weinviertel kommt er nicht. Es war dann etwas mühsam, einen Bauern zu finden, der uns Knoblauch aus unserer Region verkaufte.

Hademar Bankhofer schreibt: *Knoblauch als Gewürz – regelmäßig angewandt – ist ein Lebenselixier, das bis ins hohe Alter fit und vital hält.*

Heilwirkung

Bei Arteriosklerose, Bluthochdruck, zur Senkung des Cholesterinspiegels. Stärkend für das Immunsystem, bei Lungenschwäche, bei Warzen, bei Blähungen, bei Magen- und Darmschwäche, bei Verstopfung, aber auch bei Durchfall. Er wirkt antibakteriell, desinfizierend, krampflösend und sekretionssteigernd.

Für eine **Knoblauchpaste** nehmen wir auf ein halbes Kilo geschälten Knoblauch ¼ kg Salz und mixen das Ganze in der Moulinette. Füllen in kleine Gläser und haben so das ganze Jahr über Knoblauch aus der Region.

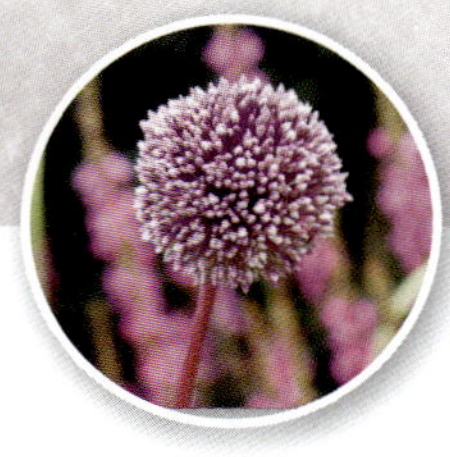

Blüte

Knoblauchsrauke

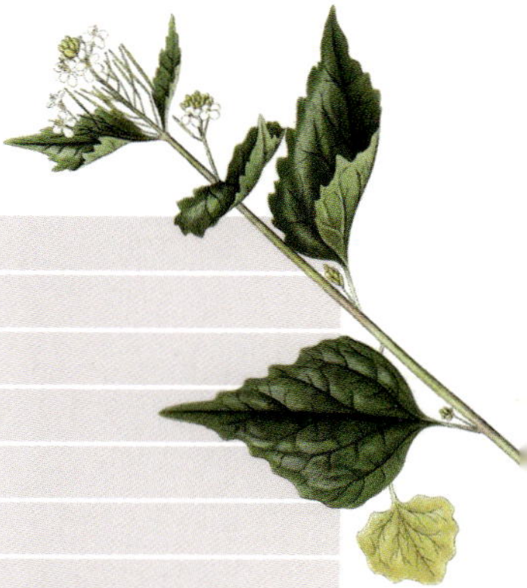

wissenschaftl. Name	*Alliaria petiolata*
Ordnung	*Kreuzblütlerartige (Brassicales)*
Familie	*Kreuzblütler (Brassicaceae)*
Gattung	*Knoblauchsrauke (Alliaria)*
Art	*Knoblauchsrauke*
Volksnamen	*Lauchkraut, Knoblauchhederich*
Verwendung	*ganzes Kraut*
Inhaltsstoffe	*Senfölglycoside, Saponine, ätherische Öle, Vitamin A und C*

Es heißt, dass sie müde Geister wieder zum Leben erweckt. Sie schmeckt sehr zart nach Knoblauch, daher auch ihr Name. Verwenden sollte man sie am besten frisch, weil dann ihre Inhaltsstoffe am besten zur Geltung kommen. So wie alle Kreuzblütler enthält auch die Knoblauchsrauke sehr viele Senfölglycoside. Im Frühling, zur Entschlackung, ist sie neben der Brennnessel und dem Bärlauch entweder als Tee oder als Frischsaft gut einzusetzen. Wir mögen sie am liebsten in verschiedenen Speisen.

Schon im Mittelalter wurde sie als *Salz in der Suppe* von der armen Bevölkerung genutzt.

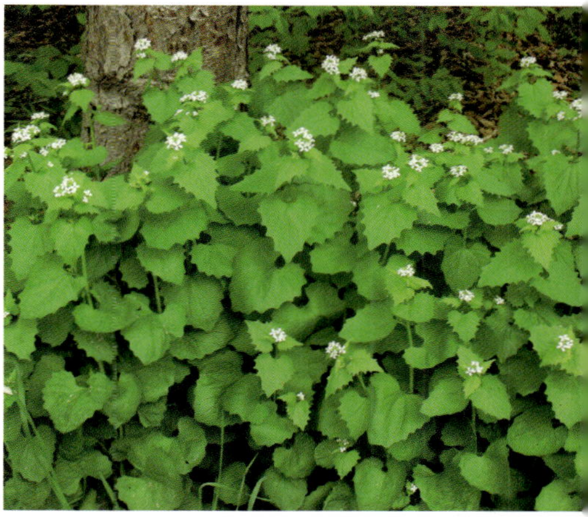

Rezept für **Palatschinken *Ganz in Grün*:**
2 Handvoll Blätter der Knoblauchsrauke werden mit ¼ Liter Milch und Salz püriert. Dann werden 4 Eier eingequirlt und anschließend 150 g Mehl. 30 Minuten rasten lassen. Im heißen Fett ausbacken, mit geriebenem Käse bestreuen und genießen.

Knoblauchbutter *Ganz wild*: 250 g weiche Butter mit einer Handvoll klein gehackten Blättern der Knoblauchsrauke und etwas Salz abrühren. Schmeckt super auf einer Scheibe frischem Brot und lässt sich auch gut einfrieren.

Grüner Aufstrich: 1 Handvoll klein gehackte Knoblauchsraukenblätter mit 250 g Topfen 20 % Fettgehalt, etwas Salz, 2 Esslöffel Joghurt, ein bisschen Senf und Sojasoße abrühren. Über Nacht stehen lassen, damit sich der Geschmack besser entfaltet.

Heilwirkung

Bei Erkrankungen der Atmungsorgane, Husten, Asthma, zur Reinigung von eitrigen Wunden und Verletzungen. Sie wirkt auswurffördernd, erleichtert die Atmung und ist leicht antiseptisch.

Blüten

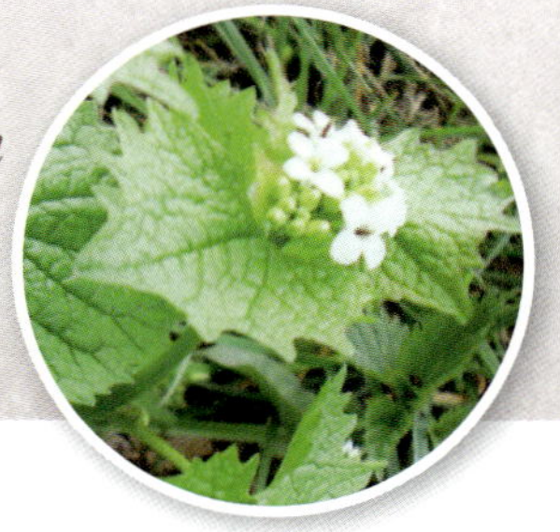

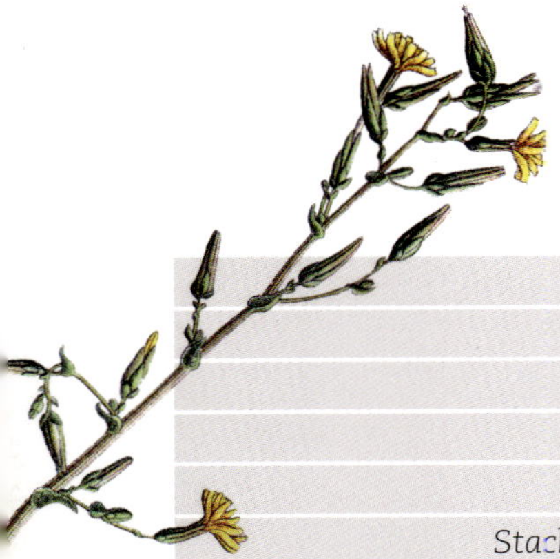

leicht giftig Kompasslattich

Lactuca serriola	wissenschaftl. Name
Asternartige (Asterales)	Ordnung
Korbblütler (Asteraceae)	Familie
Lattiche (Lactuca)	Gattung
Kompasslattich	Art
Stachellattich, Zaunlattich, Wilder Salat	Volksnamen
Blätter, Stängel, Wurzel, Milchsaft	Verwendung
Wasser, Triterpene, Bitterstoffe, Phytoalexin, Vitamin A, verschiedene Flavonoide, Cumarin, Mineralien und Vitamin K1	Inhaltsstoffe

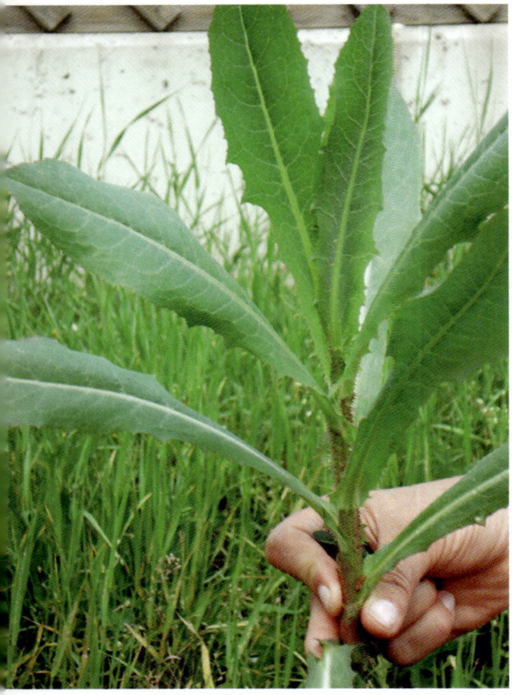

Der Kompasslattich ist eine ein- bis zweijährige Pflanze, die über einen Meter hoch werden kann. Auch die Wurzel geht ganz schön in die Tiefe, etwa 2 m. Sie ist leicht giftig. Das typische Kennzeichen liegt an der Blattunterseite. Die Mittelader ist stachelig. Der Name Kompasslattich kommt wahrscheinlich daher, weil sich die Blätter immer nach der Nord-Süd-Achse ausrichten. Die Pflanze ist prinzipiell essbar, jedoch sehr bitter. In der Volksheilkunde wird sie kaum verwendet.
Der Kompasslattich zählt zur Gattung der Lattiche. Diese umfasst circa 100 Arten. Der in der Pflanze enthaltene Milchsaft, von dem sich auch die lateinische Bezeichnung *Lactuca* ableitet, dient der Pflanze als Fraßschutz und auch wir stoßen uns an dem bitteren Geschmack. Unser Kopfsalat ist ebenfalls eine Lattichart *Lactuca sativa*. Einige der bei uns vorkommenden Lattiche sind: der Eichenlattich *Lactuca quercina*, der Rutenlattich *Lactuca viminea* und der Tartarenlattich *Lactuca tatarica*.

Der Giftlattich *Lactuca virosa*, auch Wilder Lattich oder Stinklattich, wird teilweise in der Volksmedizin verwendet. Schon im Altertum wurde er als Heilpflanze genommen und bei Operationen zur Betäubung eingesetzt. Es wurde ihm eine beruhigende, schmerzstillende, einschlaffördernde Wirkung nachgesagt.

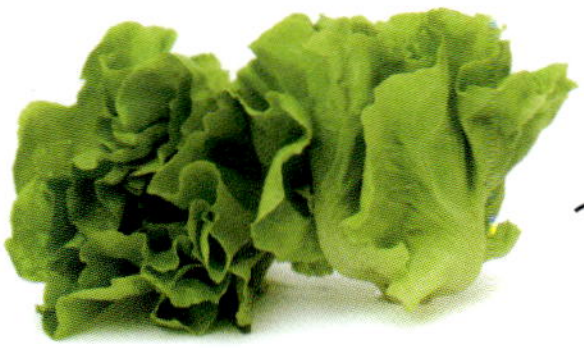

eng verwandt, nur ohne Bitterstoffe

Königskerze, Kleinblütige

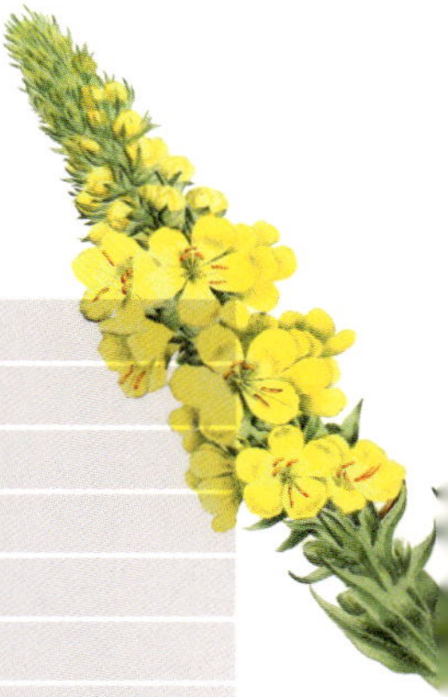

wissenschaftl. Name	*Verbascum thapsus*
Ordnung	*Lippenblütlerartige (Lamiales)*
Familie	*Braunwurzgewächse (Scrophulariaceae)*
Gattung	*Königskerze (Verbascum)*
Art	*Kleinblütige Königskerze*
Volksname	*Wollblume*
Verwendung	*Blüten*
Inhaltsstoffe	*Saponine, Schleimstoffe, Flavone und ätherische Öle*

Königskerzen fühlen sich bei uns sehr wohl. Am Leitzersbrunner Grund gibt es jedes Jahr ganz prächtige Exemplare. Als ganze Pflanzen stehen sie unter Naturschutz, die Blüten allerdings darf man sammeln. Sie ist zweijährig, im ersten Jahr bildet sich die Rosette, im zweiten Jahr dann die Kerze. Sie kann die beachtliche Höhe von 1–2 Metern erreichen. Königskerze heißt sie und majestätisch steht sie auch da.

Da wir aus dem Vollen schöpfen können, verwenden wir sie auch gerne.

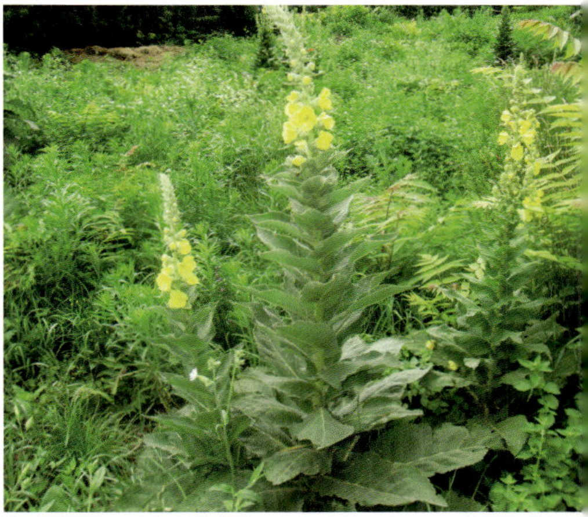

Königskerzenöl: Dazu geben wir die Blüten, die wir von lästigen Insekten befreit haben, in ein Glas und übergießen sie mit einem guten Bio-Sonnenblumenöl. Lassen das 4 Wochen stehen, filtern dann und füllen in kleine Fläschchen. Wir verwenden es bei knirschenden Gelenken, Venenproblemen, Krampfadern und Muskelschmerzen.
Wollen wir die Wirkung des Öls verstärken, geben wir auf ⅛ Liter Öl 30 Tropfen Weihrauchöl und 10 Tropfen Latschenkiefernöl dazu.
Ein gutes Hustenmittel ist auch eine **Königskerzen-Tinktur**. Dazu ein Glas mit Korn füllen und die täglich frisch aufgeblühten Blüten hineingeben, bis das Glas voll ist und alle Blüten im Alkohol schwimmen. 4 Wochen stehen lassen. Bei Bedarf einige Tropfen auf Zucker einnehmen. Man kann filtern, aber man kann auch die Blüten im Alkohol belassen.

Heilwirkung

Bei Husten, Bronchitis, Asthma, Gelenksbeschwerden, Krampfadern und zur Wundheilung. Sie wirkt schweißtreibend, krampflösend, beruhigend und harntreibend. Als Verbascum bis D4 wird sie in der Homöopathie bei starker Verkühlung gegeben.

Blüte

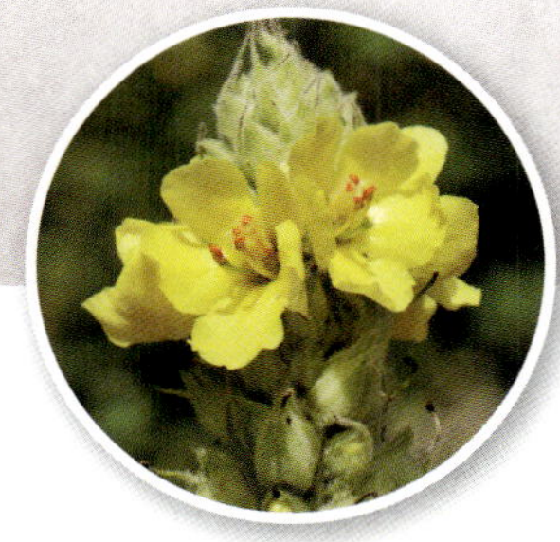

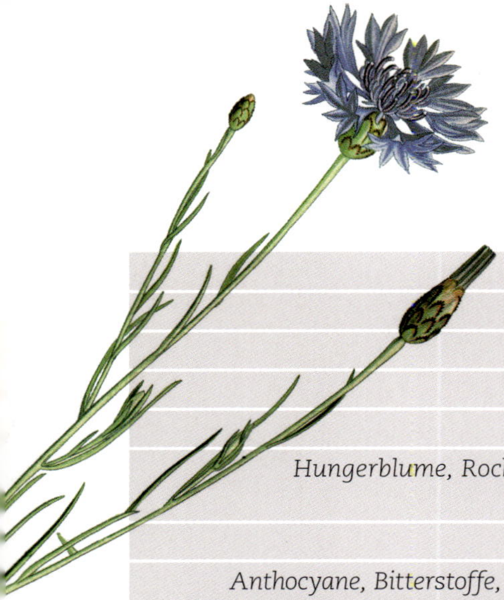

Kornblume

Centaurea cyanus	wissenschaftl. Name
Asternartige (Asterales)	Ordnung
Korbblütler (Asteraceae)	Familie
Flockenblume (Centaurea)	Gattung
Kornblume	Art
Hungerblume, Rockenblume, Cyane, Schanelke, Zachariasblume	Volksnamen
Blüten, Blütenköpfe	Verwendung
Anthocyane, Bitterstoffe, Flavonglycoside, Salicylsäure, Schleimstoffe, blauer Farbstoff, Gerbstoffe, Succinylcanin und Wachs	Inhaltsstoffe

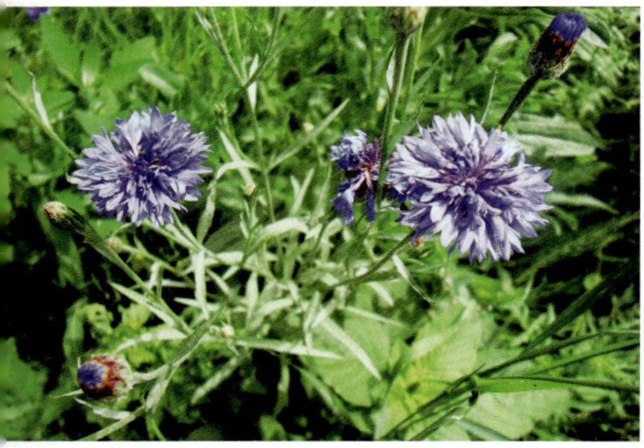

Früher wuchs sie an allen Feldrändern, heute muss man schon nach ihr suchen. Woher ihr Name kommt, ist klar. Sie wurde als Ackerunkraut so lange bekämpft, bis sie fast ausgerottet war. Heute steht sie in manchen Gegenden unter Naturschutz.
Sie wird sehr gerne Teemischungen beigegeben, weil sie optisch viel hergibt. Auch sonst kann man sie in vielen Bereichen einsetzen.
So ist sie zum Beispiel Teil der *Blauen Tinktur*. Man sammelt das Jahr über blaue Blüten, die man dann in Alkohol ansetzt. In Tropfen genossen, stärken sie die Konzentration und die Vitalität.

Heilwirkung

Die Hauptanwendung liegt bei Hautproblemen, Augenproblemen und bei der Verdauung. Außerdem wirkt sie appetitanregend, blutreinigend, entwässernd und entzündungshemmend. Weiters leistet sie uns gute Dienste bei Kopfschmerzen (Salicylsäure), bei Fieber, als Stärkungsmittel und bei Leberschwäche.

Schon im antiken Griechenland wurde die Kornblume zur Heilung von Wunden verwendet. In der Volksheilkunde wird sie für Spülungen im Mund und Rachenraum genutzt. Die Kornblume wurde und wird auch als Färberpflanze genommen.

Ein Tee aus 3 Esslöffel Blüten auf ¼ Liter Wasser kann als **Gesichtswasser** bei unreiner Haut verwendet werden.
Ein Rezept für ein ganz tolles, wunderbar duftendes **Salz:** 25 g getrockneter Rosmarin, 25 g getrockneter Oregano, 25 g getrocknete Kornblumen, 2 abgestreifte Lavendelblütenstängel, ebenfalls getrocknet, und 100 g Meersalz. Alle Zutaten in einer Mühle fein mahlen.

Kornelkirsche – Dirndl

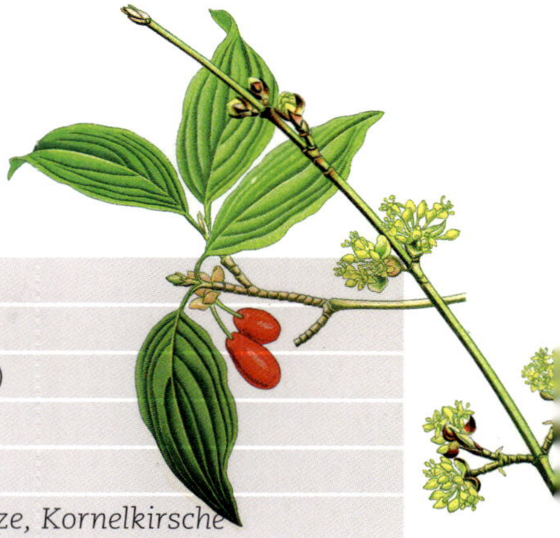

wissenschaftl. Name	*Cornus mas*
Ordnung	*Hartriegelartige (Cornales)*
Familie	*Hartriegelgewächse (Cornaceae)*
Gattung	*Hartriegel (Cornus)*
Art	*Kornelkirsche*
Volksnamen	*Dirndl, gelber Hartriegel, Herlitze, Kornelkirsche*
Verwendung	*Blätter, Blüten, Früchte, Samen, Rinde*
Inhaltsstoffe	*Anthocyane, Gerbstoffe, Vitamin C, Vitamin E, Carotin, Calcium, Magnesium, Kalium, Pektin, Flavonoide*

Die Blüte ist relativ zeitig im Jahr – meistens erscheint sie Februar bis März. Sie ist durch die frühe Blütezeit ein Tummelplatz für Wild- und Honigbienen, Schmetterlinge und andere Insekten.
Die Dirndln sind das kleinste heimische Steinobst. Eine Frucht wiegt gerade einmal 3 g. Sie ist säuerlich und man darf sie nicht pflücken, sondern muss sie streicheln. Wenn sie einem dann in die Hand fällt, ist der Zeitpunkt der Ernte richtig. Im Pielachtal werden Netze aufgespannt, damit sich die fallenden Dirndln nicht verletzen. Täglich werden sie dann eingesammelt und zu verschiedenen Rezepturen verarbeitet.

In der Küche werden Marmeladen, Gelees, aber auch Likör, Kompott und Saft aus ihnen erzeugt. Sie werden sauer eingelegt oder in Salzlake, Dirndln sind sehr vielseitig. Die Blüten und Blätter verwendet man im Frühling für Tees oder als Aroma für Spirituosen.

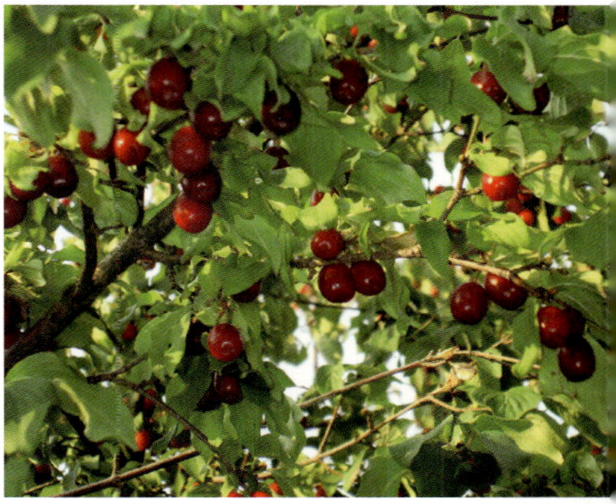

Heilwirkung

Frucht und Rinde wirken fiebersenkend und adstringierend (zusammenziehend). Früher verwendete man sie bei Durchfall und Darmerkrankungen. Allgemein ist das Dirndl gut für unser Immunsystem.

Ich mache gerne ein **Ang'soffenes Dirndl**. Das ist ein Likör. Dafür gebe ich die angestochenen Früchte in ein Glas, darüber Kandiszucker nach Geschmack und gieße mit 38%igem Korn auf. Lasse es dann 1–2 Monate stehen, filtere den Schnaps und verdünne ihn mit Läuterzucker. Die übrig gebliebenen, ang'soffenen Dirndln passiere ich und verkoche sie zu alkoholisch angehauchter Marmelade.

Blüte

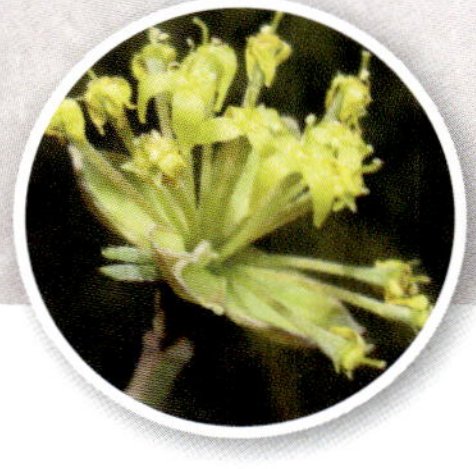

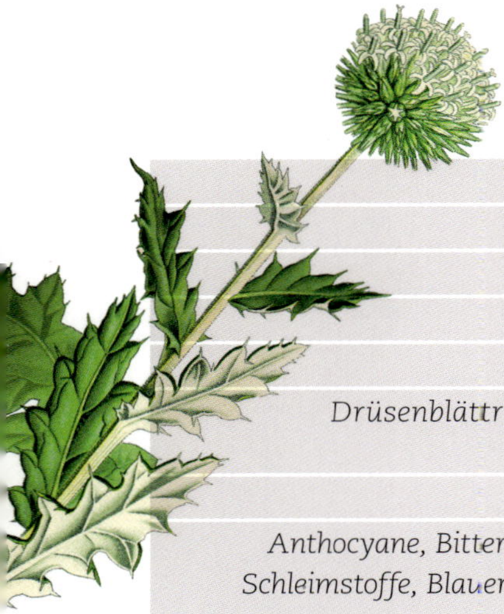

Kugeldistel, Großköpfige

Echinops sphaerocephalus	**wissenschaftl. Name**
Asternartige (Asterales)	**Ordnung**
Korbblütler (Asteraceae)	**Familie**
Kugeldistel (Echinops)	**Gattung**
Großköpfige Kugeldistel	**Art**
Drüsenblättrige Kugeldistel, Bienen-Kugeldistel, Drüsige Kugeldistel	**Volksnamen**
Blüten	**Verwendung**
Anthocyane, Bitterstoffe, Flavonglycoside, Salicylsäure, Schleimstoffe, Blauer Farbstoff, Gerbstoffe, Succinylcanin und Wachs	**Inhaltsstoffe**

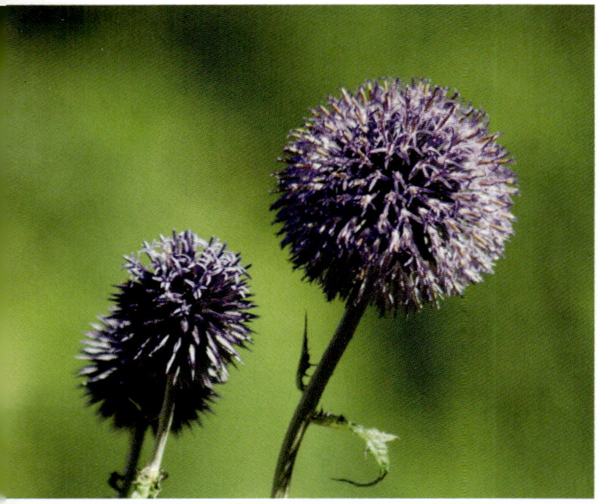

Die Kugeldistel hat in der Volksmedizin keine Verwendung. Allerdings ist sie eine tolle Bienenweide. Der Gattungsname der Kugeldistel *echinops* stammt aus dem Griechischen und bedeutet so viel wie Igel, *opsis* heißt so viel wie Aussehen. Also, denkt die Kugeldistel, meine Blüte sieht aus wie ein Igel. Der Artname *sphaerocephalus* kommt wahrscheinlich auch aus dem Griechischen und heißt kugelköpfig - *sphaera* ist die Kugel und *kefalion* ist der Kopf.

Im Garten macht sie sich besonders gut, weil sie nicht nur Bienen, sondern auch Wespen und Tagfalter anlockt. Sie ist ein beliebter Anflugsort für unsere Insekten, bildet sie doch Nektar in Hülle und Fülle. Außerdem ist sie eine Lichtpflanze, ein Wärmeanzeiger.

Von den Disteln kennen wir ja einige Arten:

Eselsdistel *Onopordon acanthium*: Sie wird bis zu 3 m hoch und ist unsere größte Distel.

Die **Silberdistel** *Carlina acaulis*: Wir kennen sie als Jagabrot oder Eberwurz.

Die **Färberdistel** *Carthamus tinctorius* Wird auch Wilder Safran genannt, aus ihr wird das Distelöl gewonnen.

Acker-Kratzdistel *Cirsium arvense*: Sie ist die einzige heimische Distel mit duftenden Blüten.

Bei der **Mariendistel** fallen mir als Erstes die Worte meines Kräuterlehrers Gerhard ein: *„Wennst an Knollenblätterpilz isst, wars guat, wennst a boa Mariendistelsaumen eingsteckt hätst."*

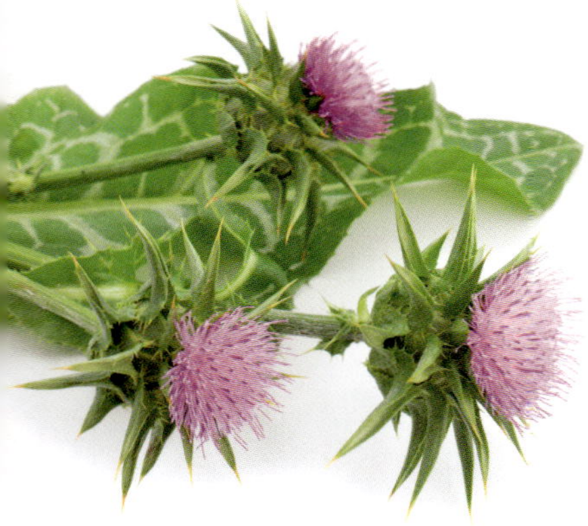

Mariendistel

Kuhschelle *streng geschützt, stark giftig*

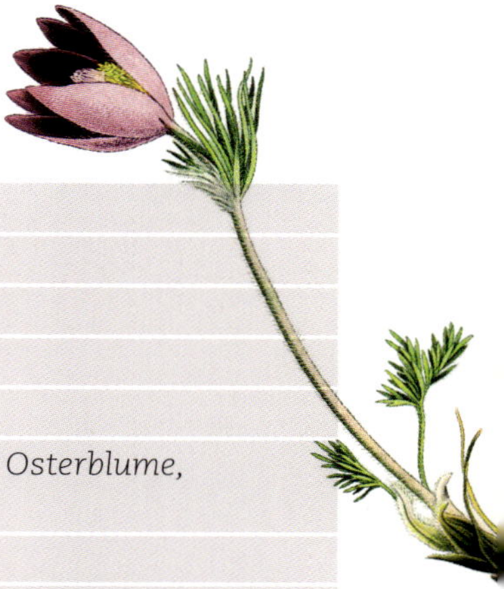

wissenschaftl. Name	*Pulsatilla*
Ordnung	*Hahnenfußartige (Ranunculales)*
Familie	*Hahnenfußgewächse (Ranunculaceae)*
Gattung	*Kuhschellen (Pulsatilla)*
Art	*Kuhschelle*
Volksnamen	*Küchenschelle, Bocksbart, Teufelsbart, Osterblume, Wolfspfote*
Verwendung	*Kraut, Wurzel – Homöopathie*
Inhaltsstoffe	*Saponine, Ranunculin, Anemonol, Protoanemonin*

Wird nur homöopathisch verwendet. Als *Pulsatilla* bekommt man sie in verschiedensten Formen und Potenzen. Wir verwenden sie in D4 bei Entzündungen, Übersensibilität, Kopfschmerzen sowie bei Grippe, Regelschmerzen, Hautausschlägen, Rheuma. Bei Mittelohrentzündung oder bei Kinderkrankheiten ist sie uns ebenso eine Hilfe. Sie hat einen breiten Wirkungsgrad. Verwendet wird die ganze Pflanze samt Wurzel.

Die Kuhschelle ist streng geschützt, das Sammeln in der Natur ist verboten.
Es gibt verschiedene Arten der *Pulsatilla*. So wachsen bei uns die Wiesen-Kuhschelle *Pulsatilla pratensis*, die Gewöhnliche Kuhschelle *Pulsatilla vulgaris* und auch die Frühlings-Kuhschelle *Pulsatilla vernalis*.
Sie zählt zu den Hahnenfußgewächsen, von denen wir wissen: Diese verwenden wir nur in einigen Ausnahmen.

Zur Wiederholung: Scharbockskraut vor der Blüte, Knospen der Sumpfdotterblume und die Samen des Schwarzkümmels. Ansonsten wirklich nur homöopathisch oder in Fertigpräparaten.

Durch das Trocknen verliert die Pflanze den Großteil ihrer Giftigkeit. Das hatten wir auch schon beim Hahnenfuß, den Tiere frisch nicht fressen, da sie um seine Giftigkeit wissen, der aber getrocknet im Heu sehr willkommen ist.

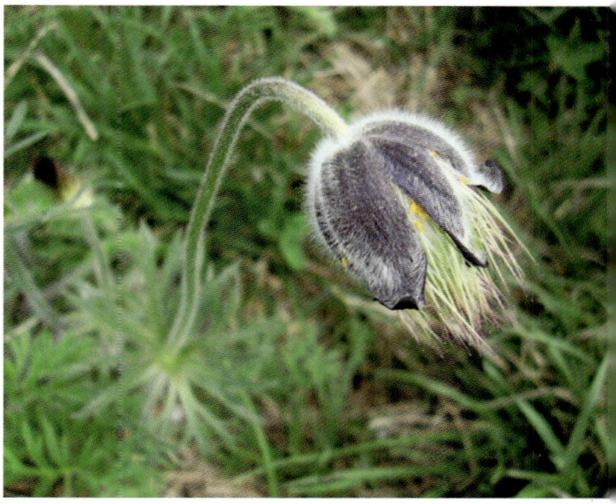

Heilwirkung

Wir nehmen sie nur in homöopathischer Form in der Potenz D4. Bei Erkältung, Magenverstimmung, Kopfschmerzen, Migräne, Depressionen. Sie hat ein breites Wirkungsfeld. Bei Berührung kann es zu Hautausschlägen kommen, in Form von Globuli hilft sie aber bei Hautausschlägen und Ekzemen. Auch der Leber und der Galle tut sie gut.

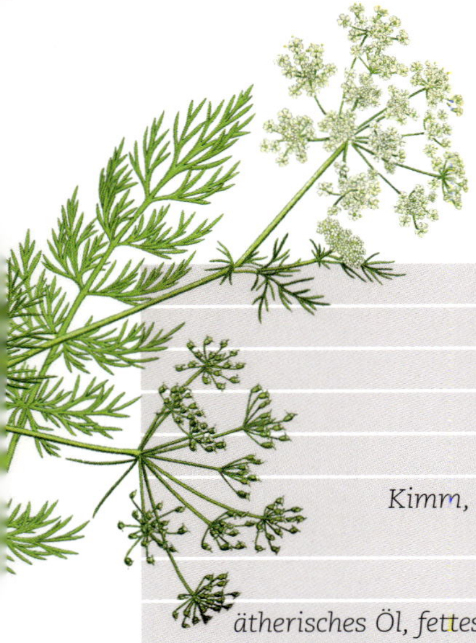

Kümmel

Carum carvi	**wissenschaftl. Name**
Doldenblütlerartige (Apiales)	**Ordnung**
Doldenblütler (Apiaceae)	**Familie**
Kümmel (Carum)	**Gattung**
Echter Kümmel	**Art**
Kimm, Kämen, Garbe, Brotkümmel, Köm, Kimmich, Wiesen-Kümmel	**Volksnamen**
Früchte (Samen), Blätter, Wurzel	**Verwendung**
ätherisches Öl, fettes Öl, Phenolcarbonsäure, Flavonoide, Kohlehydrate, Harz, wenig Gerbstoffe, Kaffeesäure und Cumarine	**Inhaltsstoffe**

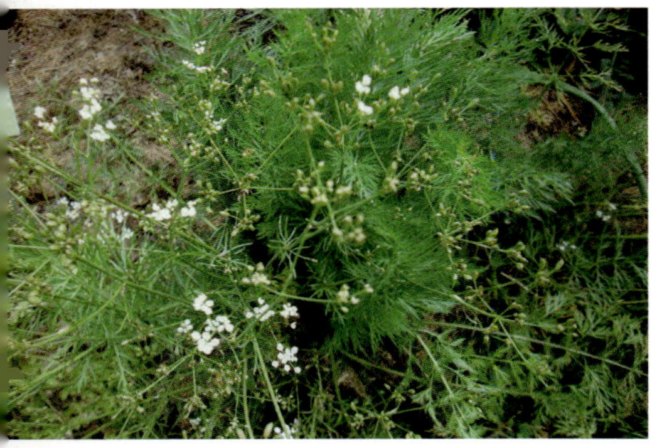

Heilwirkung

Unserem Magen und Darm tut er gut. Wenn wir zu viel gegessen haben oder zu hastig hinuntergeschlungen, bei Verdauungsbeschwerden, Völlegefühl, Sodbrennen und auch bei Blähungen hilft er uns. Er wirkt krampflösend, blähungswidrig, regt den Appetit an und fördert die Verdauung. Bei Blähungen ist er sicher das beste pflanzliche Mittel, das wir zur Verfügung haben.

Bei Blähungen, zur Fettverdauung, bei Bauchweh oder bei Schlafstörungen ist der Kümmel eine gute Wahl. Er gehört zu den ältesten Gewürzen. Eine alte Volksweisheit sagt: *„Bei Kümmelbrot und Kalmusstängel gedeiht selbst der Dümmste aller Bengel."*
In der Küche, als Gewürz, ist er vielseitig einsetzbar. Wer nicht auf ein Kümmelkorn beißen will, kann auch gemahlenen Kümmel verwenden oder die Kümmelkörner in einem Teefiltersäckchen mitkochen, das man am Ende der Kochzeit wieder entfernt.

Vorsicht: Verwechslung mit giftigen Doldenblütlern möglich. Giftige Doldenblütler sind z. B. Hundspetersilie und Gefleckter Schierling.
Wie erkenne ich ihn? Sein Stängel ist gefurcht, aufrecht, verzweigt, markig. Die Blätter sind doppelt gefiedert und zeigen das Malteserkreuz (Kümmelkreuz). Die Blüten sind Doppeldolden ohne Hüll- und Hüllchenblätter. Die Samen zerfallen bei Reife in zwei sichelförmige Teilstückchen mit starkem Kümmelgeruch.

Für eine **Kümmeltinktur** nehmen wir 2 gehäufte Teelöffel Kümmel, setzen mit ⅛ Liter 60%igem Alkohol an und stellen es für 2 Wochen in die Sonne. Dann filtern. Bei Bedarf bis zu 30 Tropfen bei Blähungen, Völlegefühl oder Darmkrämpfen einnehmen.

Kürbis, Öl- Steirischer

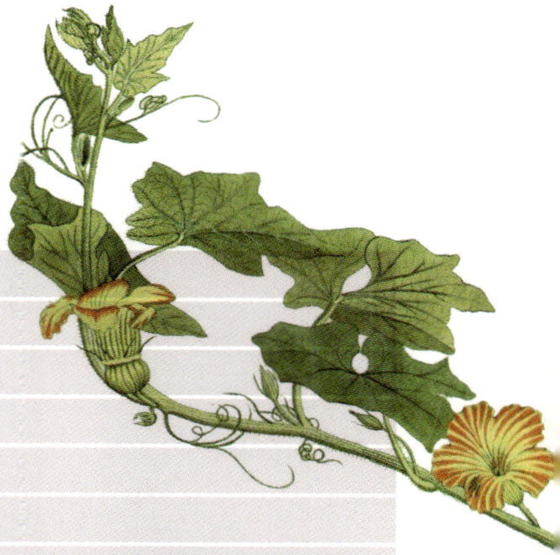

wissenschaftl. Name	*Cucurbita pepo var. styriaca*
Ordnung	*Kürbisartige (Cucurbitales)*
Familie	*Kürbisgewächse (Cucurbitaceae)*
Gattung	*Kürbisse (Cucurbita)*
Art	*Steirischer Ölkürbis*
Verwendung	*Früchte (Beeren), Kerne, Blüten*
Inhaltsstoffe	*95 % Wasser, Eiweiß, die Vitamine C und E, Mineralstoffe und viele Spurenelemente, z. B. Calcium, Selen, Kalium und Magnesium.* *Das Steirische Kürbiskernöl ist zu 100 % cholesterinfrei.*

Wenn man so wie wir seit Jahrzehnten in die Steiermark fährt, kommt man am Kürbiskernöl nicht vorbei. Dieselöl – so nennt es unser Bauer. Schmecken tut es allen. Aber um es herzustellen, braucht man den Steirischen Kürbis. Seine Kerne sind fast frei von Schalen und so ist er beim Pressen auch wesentlich ergiebiger.

Der Kürbis besteht zu 95 % aus Wasser und enthält auch hochwertiges Eiweiß. Als Gemüse können wir in vielseitig verwenden, ob als Suppe, Gulasch oder gebacken – er ist immer wieder köstlich. Erst vor Kurzem ist ein lieber Freund zu Besuch gekommen – sein Präsent: eine Flasche selbst komponierter Kürbiskernlikör.

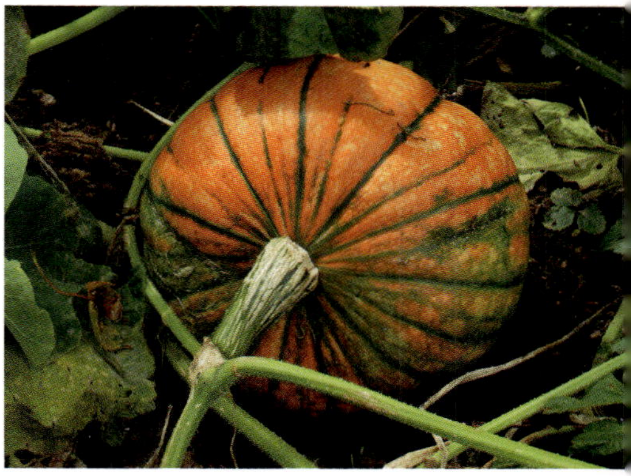

Rezept für den **Kürbiskernlikör:** 20 dag Kürbiskerne fein mahlen und in ½ Liter 80%igem Korn eine Woche lang ruhen lassen. Danach Eierlikör aus 10 Dottern, aber ohne Alkohol herstellen. Den Kürbiskernansatz einrühren und mit Kürbiskernöl abschmecken. In hübsche Fläschchen füllen und vor Gebrauch schütteln.
Rezept für den **alkoholfreien Eierlikör:** 10 Dotter mit 75 dag Staubzucker schaumig schlagen. 2 Liter Milch mit 3 Pkg. Vanillezucker aufkochen und auf kleiner Flamme 5 Minuten kochen lassen. Mit der Schneerute die heiße Vanillemilch langsam in den Eierschaum rühren.

Heilwirkung

Vorbeugend gegen Prostataerkrankungen sollten Männer schon in jungen Jahren immer wieder Kürbiskerne knabbern. Sie sind gut für die Blase, wirken harntreibend und bekämpfen Würmer.

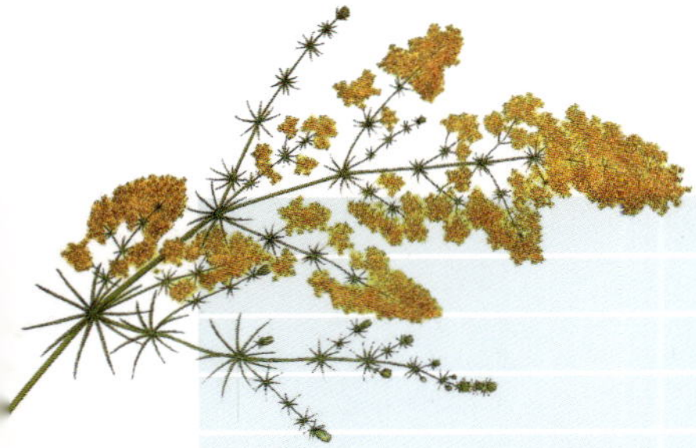

Labkraut, Echtes

Galium verum	**wissenschaftl. Name**
Enzianartige (Gentianales)	**Ordnung**
Rötegewächse (Rubiaceae)	**Familie**
Labkräuter (Galium)	**Gattung**
Echtes Labkraut	**Art**
Liebfrauenkraut, Bettstroh, Gelbes Waldkraut	**Volksnamen**
Blüten, Kraut	**Verwendung**
Saponine, Glycoside, Rubichlorsäure, Zitronensäure, Galitannsäure, Alizarinthypus, Asperulosid, verschiedene Spurenelemente	**Inhaltsstoffe**

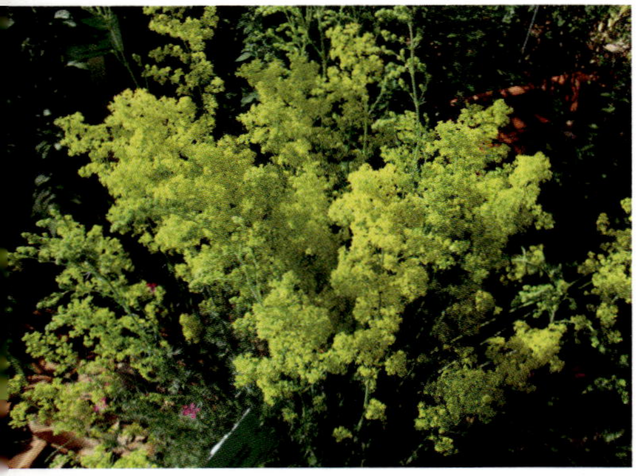

Wie bei allen Labkraut-Arten ist auch im Echten Labkraut das Labferment, das zur Herstellung von Käse verwendet wird, enthalten. Für die Herstellung des englischen Chesterkäses wird das Labkraut auch heute noch genutzt. Gibt es dem Käse doch die rot-gelbe Farbtönung und den besonderen Geschmack.

Heilwirkung

Bei Hautleiden, Flechten, Ausschlägen, Ekzemen, Nagelgeschwüren, Magenentzündung, bei Blasenentzündung, Blasensteinen, Nierensteinen, Wasserstau und auch bei Übergewicht kann man es einsetzen.

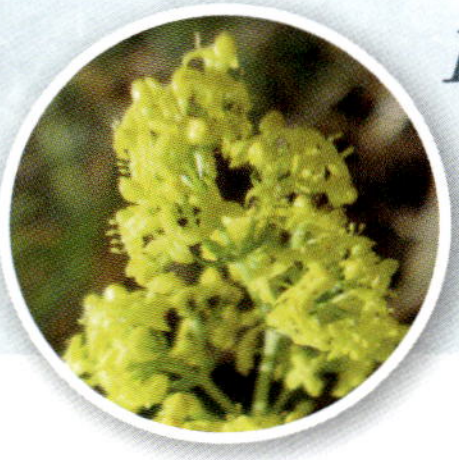

Blüte

In einem alten Buch fand ich ein tolles Rezept: **Großmutters Sommertopfen**. Man nimmt eine gute Handvoll Labkrautblätter samt den gelben Blüten und lässt sie über Nacht in einer Schale kaltem Wasser ziehen. Seiht am nächsten Morgen ab und gießt die Flüssigkeit in 2 Liter Rohmilch, die eine Temperatur von 25–30 °C haben soll. Mit einem Tuch zudecken und an einem gleichmäßig warmen Ort 12–24 Stunden ruhen lassen. Dann ist die Milch eingedickt. Wir geben in der Folge ein Mulltuch (ich nehme eine Windel) in ein größeres Sieb, schütten die dicke Milch hinein und lassen die Masse abtropfen. Dann als Topfen verwenden oder auf eine Lochplatte streichen und weitertrocknen lassen. Mit verschiedenen Kräutersalzen gewürzt – ein Genuss!
Wenn es schneller gehen soll – das Labkraut überbrühen, in einen Teebeutel füllen und diesen in die lauwarme Milch hängen, bis sie zu stocken beginnt.

Labkraut, Kletten-

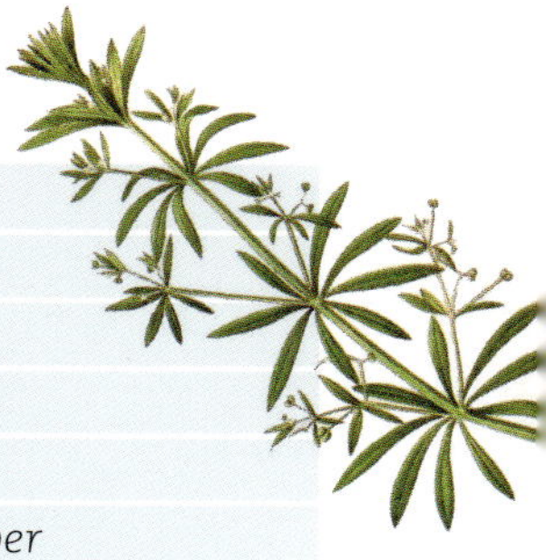

wissenschaftl. Name	*Galium aparine*
Ordnung	*Enzianartige (Gentianales)*
Familie	*Rötegewächse (Rubiaceae)*
Gattung	*Labkräuter (Galium)*
Art	*Klettenlabkraut*
Volksnamen	*Kleblabkraut, Klebgras, Klabergras, Zaunkleber*
Verwendung	*Wurzel, Kraut, Früchte*
Inhaltsstoffe	*Saponine, Glycoside, Zitronensäure, Galitannsäure, Flavonoide, Kieselsäure und Spurenelemente*

Das Labkraut ist gut für den Stoffwechsel, die Leber und den Magen. Wir verwenden es bei Übersäuerung, getrocknet oder frisch. Außerdem machen wir einen Alkoholauszug. Das Labkraut ist vielseitig verwendbar. Auch bei jeder Art von Hautproblemen, sei es ein Ekzem, Flechten, ein eitriger Fingernagel oder auch nur Hautunreinheiten, können wir es nehmen. Am besten wirkt es, wenn wir es als Frischsaft verwenden. Einfach den Saft auf die betroffene Stelle tropfen und trocknen lassen.

Die Früchte wurden früher als Gerinnungsmittel zur Herstellung von Käse (Lab) verwendet und die Wurzel nutzte man, um rot zu färben.
Da das Klettenlabkraut meist in großen Beständen auftritt und sich die Inhaltsstoffe von denen des Echten Labkrauts kaum unterscheiden, sollte man es auch möglichst oft verwenden. Es ist ein ausgezeichnetes Reinigungsmittel für unseren ganzen Körper. Es fördert den Abtransport von Schlacken enorm, was uns auch sehr guttut.

Bleibt an Tieren hängen (Kletten) und wird so verbreitet.

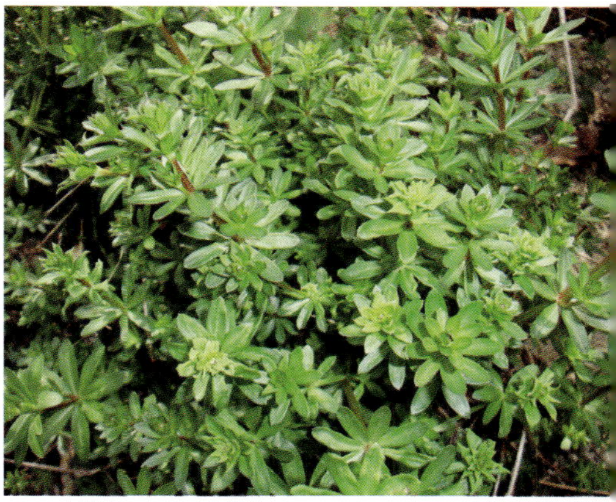

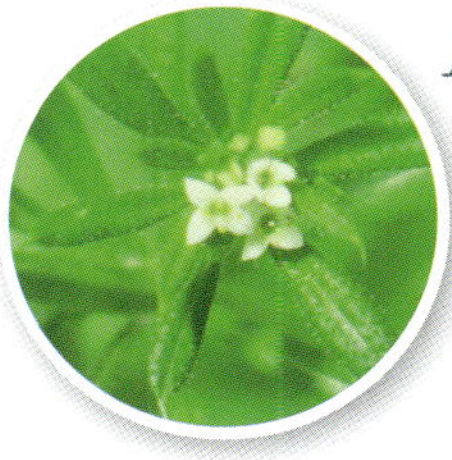

Blüten

Heilwirkung

Bei Hautkrankheiten, Flechten, Blasenentzündung, Übergewicht.
Homöopathisch für die Bereiche Haut, Schleimhaut, Zunge und den Harntrakt.
Auch in der TCM wird das Klettenlabkraut (Gallii aparines herba) angewandt.
Es hat eine kühlende Wirkung und wird Leber und Blase zugeordnet. Gelbsucht, Blasenentzündung, Nierensteine, Ekzemen und Hautkrebs sind Anwendungsgebiete.

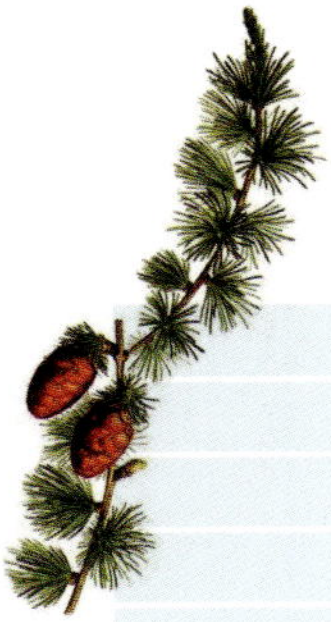

Lärche

Larix decidua	**wissenschaftl. Name**
Koniferen (Coniferales)	**Ordnung**
Kieferngewächse (Pinaceae)	**Familie**
Lärchen (Larix)	**Gattung**
Europäische Lärche	**Art**
Zeder des Nordens	**Volksnamen**
Maitriebe, Harz, Zapfen, Holz	**Verwendung**
ätherisches Öl, Harzsäuren, Pimarinsäure, Pimarsäure, Bitterstoffe, Bernsteinsäure	**Inhaltsstoffe**

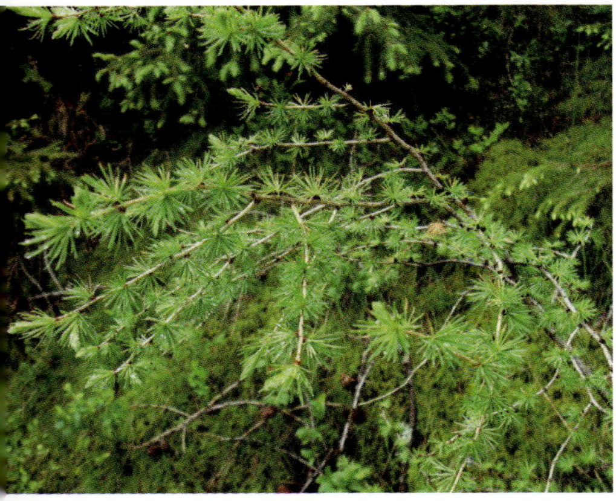

Die Lärche kann 600 Jahre alt werden. Seit der letzten Eiszeit vor etwa 20.000 Jahren ist sie bei uns heimisch. Im Unterschied zu anderen Nadelbäumen wirft sie ihre Nadeln zu Winterbeginn ab. Wir sammeln gerne im Frühling das Harz und im Mai dann die frischen Triebe.

Heilwirkung

Das aus dem Lärchenharz gewonnene Lärchenterpentin wird zur Behandlung von Husten und Atemwegserkrankungen eingesetzt. Lärchenpechsalbe fördert die Durchblutung und dient schnellerer Wundheilung. Außerdem ist die Lärche desinfizierend, schleimlösend und stimmungsaufhellend. Selbst die Pharmaindustrie macht sich die Wirkstoffe zunutze und verwendet Lärchenbalsam in Zugsalben.

Mit dem Harz machen wir unsere **Kreuzsalbe**. Dazu nehmen wir circa ½ kg Bio-Schmalz, lassen es zergehen und geben eine kleine Handvoll Harz von der Lärche oder anderen Nadelbäumen und ein kleines Stückchen Bienenwachs dazu. Auf kleiner Flamme schmelzen lassen. Dann filtern. In kleine Gläser füllen. Diese Harzsalbe hilft bei Kreuzschmerzen und anderen Wehwehchen.

Was nicht nur mein Mann sehr zu schätzen weiß, ist der **Lärcherl**. Ein steirisches Nationalgetränk. Man nimmt ½ Liter junge Lärchentriebe und gießt mit 2 Liter 38%igem Korn auf. Dieses lässt man dann circa 4 Wochen am Fensterbrett stehen. Wenn der Ansatz eine schöne goldene Farbe hat, filtern, abfüllen und genießen.

Pechseife für schöne Haut:
Jeder Pickel und jede Hautunreinheit verschwindet praktisch über Nacht. Ein uraltes Rezept aus der Steiermark ist die selbst gekochte Seife aus Darmfett und Lärchenpech.

Latsche *streng geschützt*

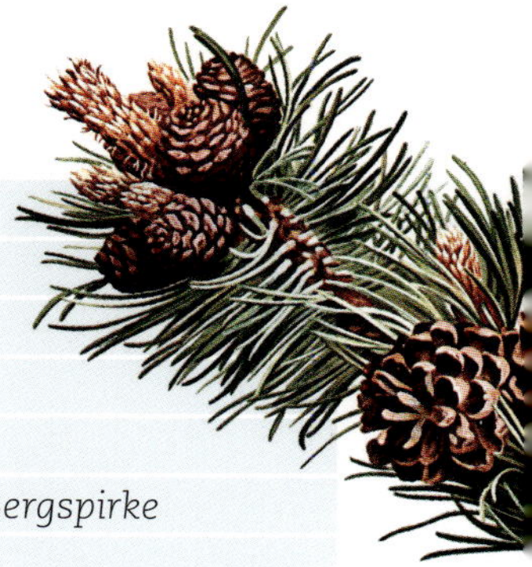

wissenschaftl. Name	*Pinus mugo*
Ordnung	*Koniferen (Coniferales)*
Familie	*Kieferngewächse (Pinaceae)*
Gattung	*Kiefern (Pinus)*
Art	*Latsche*
Volksnamen	*Legföhre, Bergkiefer, Krummholz-Kiefer, Bergspirke*
Verwendung	*Nadeln, ätherisches Öl, Harz*
Inhaltsstoffe	*Harz, Bitterstoffe, ätherisches Öl, Cymol, Terpineol, Terpinene, Camphen und Pinene*

Als Allererstes fällt mir in Zusammenhang mit der Latsche ein Lied aus Kindertagen ein: *Wenn ma hatschn, hatschn, hatschn, durch die Latschn, Latschn, Latschn …*

In der Steiermark, wo wir immer wieder sind, holt der Bauer die Latschen und verkauft sie für Adventgestecke. Wir verwenden die Nadeln als Badezusatz, weil sie unseren Atmungsorganen guttun.

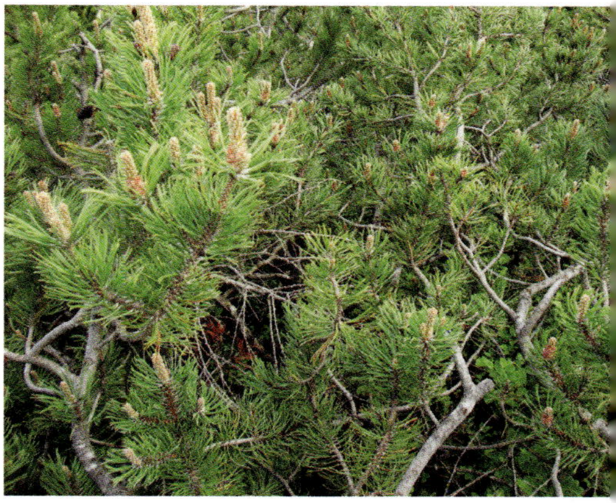

Ein wunderbarer **Badezusatz**, den ich gerne mache und verwende, tut auch meinem Kreuz gut: 90 ml Olivenöl, 10 ml Emulsan, 10 Tropfen ätherisches Latschenkiefernöl, 10 Tropfen ätherisches Rosmarinöl und 10 Tropfen ätherisches Wacholderbeerenöl. Davon zwei Esslöffel ins Badewasser geben – einfach super!

Die Latsche steht unter Naturschutz und darf zur Ölgewinnung nur mit besonderer Genehmigung abgeschnitten werden.

Auch eine **Latschensalbe**, die wir bei Erkältungskrankheiten verwenden, stellen wir gerne her. Dazu nehmen wir ein haselnussgroßes Stückchen Harz, reinigen es und schmelzen es im Wasserbad zusammen mit 10 g Bienenwachs. Wenn alles flüssig ist, geben wir 10 Esslöffel Johanniskrautöl tropfenweise dazu. Wir achten darauf, dass die beiden Temperaturen in etwa gleich sind. Anstatt des Johanniskrautöls könnte man auch Ringelblumenöl verwenden.

Heilwirkung

Bei Erkältungskrankheiten, Kreuzschmerzen, Bronchitis. Wirkt schleimlösend und desinfizierend.

Zapfen

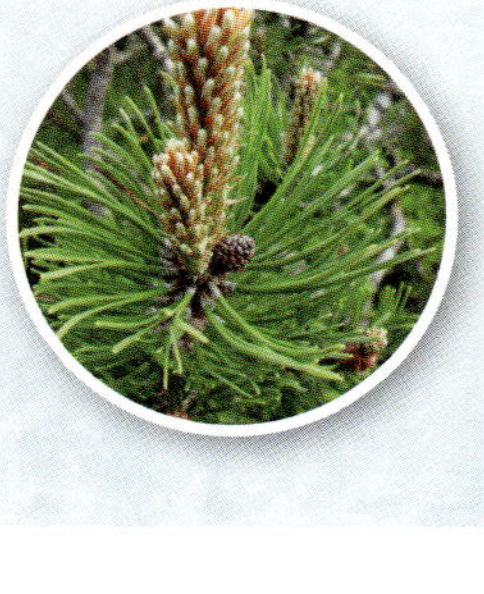

Lavendel

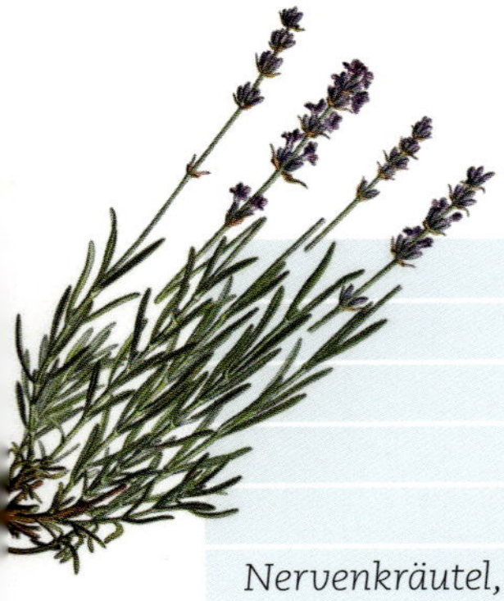

Lavandula angustifolia	**wissenschaftl. Name**
Lippenblütlerartige (Lamiales)	**Ordnung**
Lippenblütler (Lamiaceae)	**Familie**
Lavendel (Lavandula)	**Gattung**
Echter Lavendel	**Art**
Nervenkräutel, Speik, Schwindelkraut, Tabaksblüten, Narden	**Volksnamen**
Blüten, Kraut	**Verwendung**
ätherisches Öl, Gerbstoffe, Glycoside, Saponine	**Inhaltsstoffe**

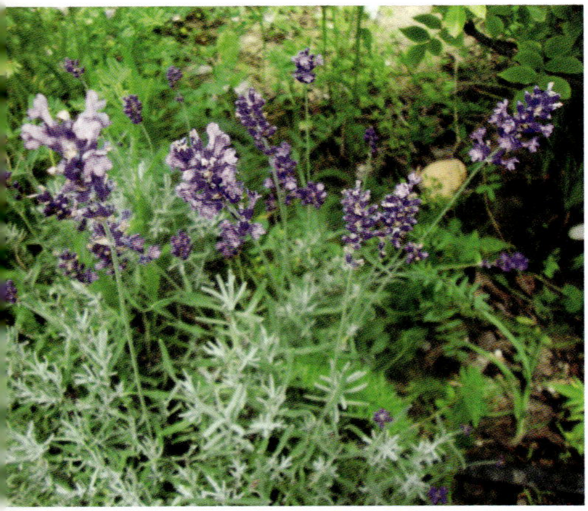

Gerne wird der Lavendel in unseren Gärten angesiedelt. Er ist hübsch und duftet gut. In Südfrankreich werden große Felder damit bepflanzt und die ganze Gegend riecht nach Lavendel.
Der Duft beruhigt und wirkt heilsam auf den Menschen. Besonders bei Kleinkindern, die unruhig sind, kann ein Lavendelkissen Wunder wirken.
Schon Hildegard von Bingen empfahl *Lavendelwein* gegen Lungenbeschwerden. Im Mittelalter verwendete man den Lavendel gegen die Pest.
Auch bei uns spielt der Lavendel in unserem Tagesablauf eine gewisse Rolle. Lavendelseife, Lavendelsirup, Schlaftee, Duftkissen, Lavendelkeks, Lavendelzucker, Lavendelöl, lauter Eigenprodukte, die wir gerne nutzen.

Heilwirkung

In der Volksmedizin wird Lavendel bei Unruhe, Nervenschwäche, Kopfschmerzen, Schwindel und Übelkeit verwendet. Schlafkissen für Kleinkinder füllt man mit Lavendel, Hopfen und Melisse zu gleichen Teilen

Rezept für **Lavendelkekse:** 1 EL getrocknete oder 2 EL frische Lavendelblüten, 120 g weiche Butter, 60 g Zucker, 200 g glattes Mehl, 1 Ei, eventuell 1 Tropfen ätherisches Lavendelöl, Lavendelzucker zum Bestreuen
Butter mit Zucker schaumig rühren. Das Ei dazugeben und weiterrühren. Lavendelblüten, das Mehl und den Tropfen Lavendelöl einarbeiten. Eine Kugel formen und circa 15 Minuten kühl stellen. Auf einem bemehlten Brett circa 5 mm stark ausrollen, Kekse ausstechen und auf ein mit Backpapier bedecktes Blech legen. Im auf 180 °C vorgeheizten Backrohr circa 8 Minuten goldbraun backen. Noch lauwarm mit Lavendelzucker bestreuen.

Leberblümchen *leicht giftig*

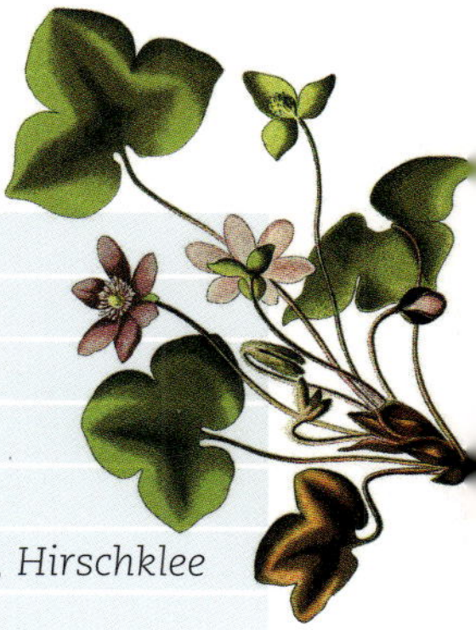

wissenschaftl. Name	*Hepatica nobilis*
Ordnung	*Hahnenfußartige (Ranunculales)*
Familie	*Hahnenfußgewächse (Ranunculaceae)*
Gattung	*Leberblümchen (Hepatica)*
Art	*Leberblümchen*
Volksnamen	*Feigerl, Herzkraut, Leberkraut, Märzblümchen, Hirschklee*
Verwendung	*blühendes Kraut*
Inhaltsstoffe	*Protoanemonin, Saponine, Gerbstoffe, Harz, Anthocyane, Anemonin, Flavonglycoside, Lactonglucoside*

Die Pflanze ist leicht giftig, sie ist ja ein Hahnenfußgewächs. Beim Leberblümchen erinnert uns die Form der Blätter an die drei Leberlappen. Daher wahrscheinlich der Name *Hepatica*. Die jungen Blätter wirken leberunterstützend. Alle Teile der frischen Pflanze sind giftig, getrocknet und als Tinktur können sie verwendet werden.

Auch das Leberblümchen enthält das Gift Protoanemonin wie viele andere Hahnenfußgewächse. Durch die Trocknung wird dieses giftige Protoanemonin in das heilende Anemonin und Anemoninsäure umgewandelt, und so können wir es auch nutzen.

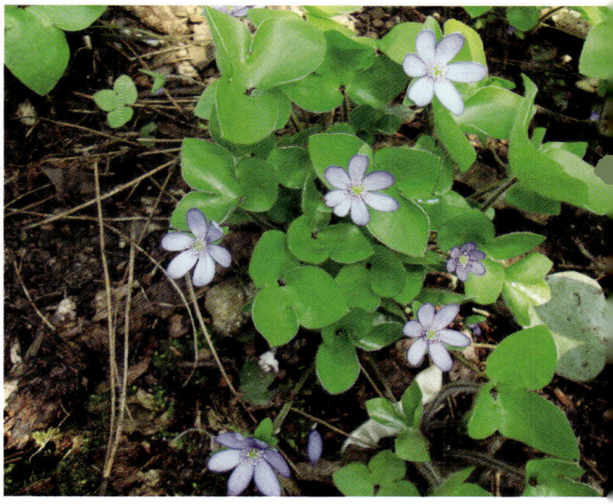

Für eine **Tinktur** nehmen wir 3 Esslöffel getrocknetes blühendes Kraut, zerkleinern es und setzen es mit ¼ Liter Korn an. Nach 3–4 Wochen seiht man ab und füllt es in kleine dunkle Fläschchen. Bei Leber- oder Gallenkrankheiten werden 10 Tropfen auf einem Stück Zucker genommen.

Als **Tee** wird das getrocknete Kraut kalt angesetzt und einige Stunden stehen gelassen. Dann abseihen, leicht erwärmen und schluckweise über den Tag verteilt trinken. Ist auch bei Leber- und Gallenleiden anzuwenden. Zur Blasen- und Nierenreinigung kann man das Leberblümchen ebenso nutzen. Man gibt das getrocknete Kraut in Wein, kocht auf und seiht dann ab. Um diesen Wein zu trinken, braucht man schon einigen Mut, denn er ist extrem bitter.

Heilwirkung

Bei Leber- und Gallebeschwerden, zur Reinigung der Niere und der Blase, aber auch bei Lungenproblemen, Rheuma und bei Verdauungsbeschwerden. Löst auch Gallengrieß. Wirkt harntreibend, krampflösend, entzündungshemmend und schmerzstillend.
Nur im getrockneten Zustand verwenden!
Wird auch in der Homöopathie bei Bronchitis angewandt.

Linde

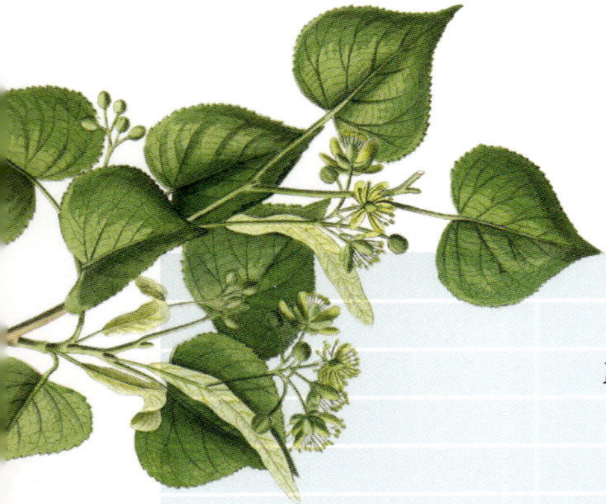

Tilia	**wissenschaftl. Name**
Malvenartige (Malvales)	**Ordnung**
Malvengewächse (Malvaceae)	**Familie**
Linden	**Gattung**
Sommerlinde, Winterlinde	**Art**
Bastholzlinde, Augustlinde, Dorflinde, Steinlinde	**Volksnamen**
Blätter, Blüten, Knospen	**Verwendung**
Gerbstoffe, Flavonoide, ätherisches Öl, Schleimstoffe, Saponine	**Inhaltsstoffe**

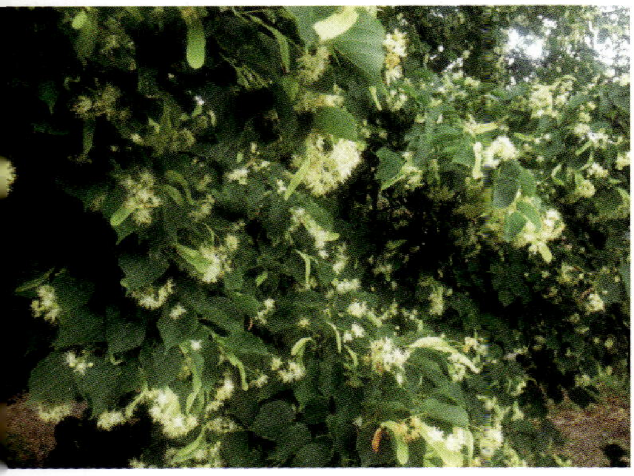

Man unterscheidet Sommerlinde und Winterlinde. Die Inhaltsstoffe sind aber annähernd gleich. Schon in früherer Zeit war es üblich, dass man sich unter der Linde traf, um zu tratschen, um unter der Linde zu tanzen, aber auch Gericht wurde unter der Linde gehalten. Kein anderer Baum vermittelt so das Gefühl von Heimat, Verbundenheit, Geborgenheit. Gerne nutzen wir, was der Baum uns gibt. Die Blätter kann man für sogenanntes Fingerfood sehr gut verwenden.

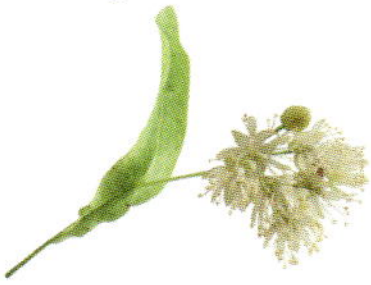

Blüte

Heilwirkung

Bei Husten, Atemwegserkrankungen, Fieber und Erkältung ist die schweißtreibende Wirkung der Lindenblüten unübertroffen. Ob als Tee oder als Badezusatz: Ist gut – tut gut.
Auch bei Schlafstörungen findet die Linde Verwendung. Sie ist außerdem harntreibend und auch bei Blasenentzündung hilfreich.

Gefüllte Lindenblätter: Lindenblätter mit kochendem Wasser und einem Schuss Essig blanchieren. Dann auflegen und mit Küchenrolle trocken tupfen. Mit Fülle belegen, einrollen und in einer mit Butter gefetteten Form eng aneinanderschlichten. 4 Scheiben Toastkäse darüberlegen und bei 180–200 °C Heißluft circa 20 Minuten backen.
Für die Fülle: 1 kleine Zwiebel fein gehackt, 20 dag Faschiertes, 1 Ei, Reisreste, Knoblauch, Salz, etwas Giersch und Gundelrebe gut mischen. Schmeckt super.
Lindenblütentee: Lange wusste ich nicht, dass die Lindenblüten, wenn ich sie 2 Minuten koche, eine wunderschöne rote Farbe bekommen und sie erst dann ihre volle Kraft hergeben. Danach 10 Minuten ziehen lassen.

Löwenzahn

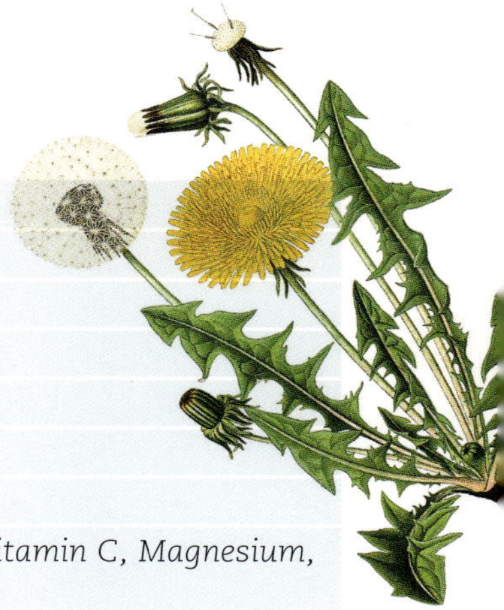

wissenschaftl. Name	*Taraxacum officinalis*
Ordnung	*Asternartige (Asterales)*
Familie	*Korbblütler (Asteraceae)*
Gattung	*Löwenzahn (Taraxacum)*
Art	*Gewöhnlicher Löwenzahn*
Volksnamen	*Kuhblume, Pusteblume, Bettnässer*
Verwendung	*Blätter, Blüte, Wurzel, Knospen*
Inhaltsstoffe	*Bitterstoffe, Flavonoide, Cumarine, Vitamin C, Magnesium, Kalium, Phosphor*

Der Löwenzahn kommt auf Wiesen, an Wegrändern, auf Weiden und in unserer Au vor. Erkennungsmerkmale braucht man nicht näher beschreiben. Jeder kennt ihn, manche lieben ihn, manche verdammen ihn. Zu Unrecht wird er als Unkraut bezeichnet, denn er ist von der Blüte bis zur Wurzel nutzbar.
In der Nachkriegszeit wurde die Wurzel getrocknet und gerieben und als Kaffeeersatz verwendet (Zichoriekaffee).

In der Küche werden die jungen, frischen Blätter als **Salat** genutzt. Man braucht nicht den teuren Rucola zu kaufen, wenn man Löwenzahn im Garten hat.
Mit den Blüten mache ich gerne einen **Löwenzahnhonig**, den ich dann zum Süßen von Tees verwende. Dazu zupfe ich die Blüten von ihren Hüllblättern, da diese bitter schmecken. Ich brauche 2 Handvoll Blüten, ½ kg Honig, 1 Zimtstange und 3 Gewürznelken. Man gibt die Blüten in ein größeres Einmachglas, Honig und Gewürze dazu und lässt alles an einen warmen Ort 2–3 Wochen stehen. Danach durch ein Sieb filtern und kühl aufbewahren.
Als **Düngemittel** kann man den Löwenzahn auch verwenden. Man pflückt dazu drei vollständige Pflanzen (Blüten, Blätter, Stängel), legt das Ganze in einen Kübel und gießt 1 Liter kochendes Wasser darüber. Lässt alles 30 Minuten zugedeckt stehen. Abseihen. Dieser Dünger lässt sich allerdings nicht konservieren.

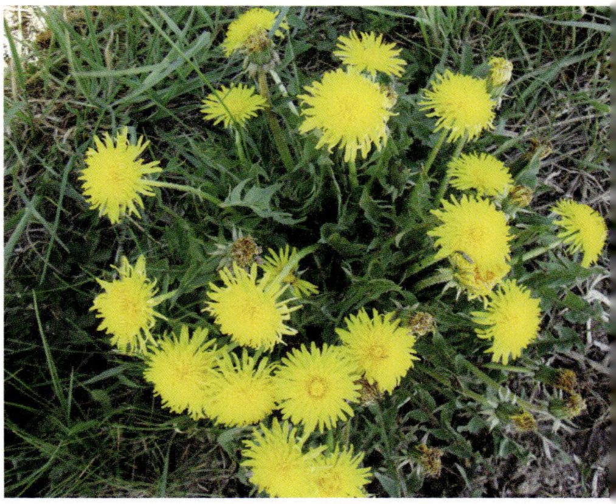

Heilwirkung

Er wirkt entschlackend, harn- und gallentreibend und auch abführend. Er macht den Zellstoffwechsel aktiv und sollte in keinem Entschlackungstee fehlen. Bei einer 3-wöchigen Kur reinigt er nicht nur die Gallenblase, sondern wirkt auch Gelenks- und Muskelschmerzen entgegen. Der Milchsaft, der aus Stängeln und Blättern tritt, hilft bei Warzen und Hühneraugen. Täglich etwas von dem Saft auf die betroffenen Stellen träufeln.

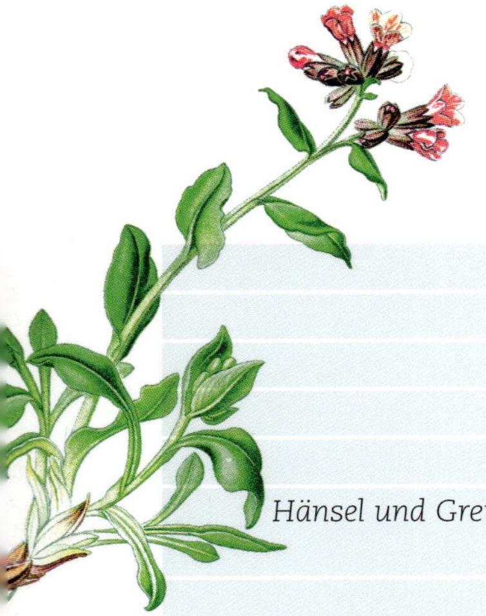

Lungenkraut

Pulmonaria officinalis	**wissenschaftl. Name**
Lippenblütlerartige (Lamiales)	**Ordnung**
Raublattgewächse (Boraginaceae)	**Familie**
Lungenkräuter (Pulmonaria)	**Gattung**
Geflecktes Lungenkraut	**Art**
Hänsel und Gretel, Bachkraut, Bockkraut, Lungenwurz, Fleckenkraut	**Volksnamen**
Blätter, Blüte	**Verwendung**
Kieselsäure, Schleimstoffe, Saponine, Flavonoide, Allantoin, Gerbstoffe und Gerbsäure	**Inhaltsstoffe**

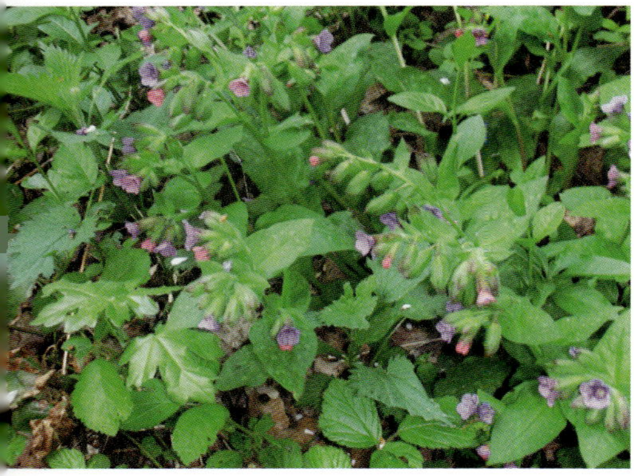

Wir verwenden die Blätter und die Blüten. Je mehr weiße Flecken ein Blatt hat, umso mehr Heilkraft besitzt es. Wir stellen uns vor, dass die weißen Flecken die Lungenbläschen sind. Wir verwenden es bei Asthma, für die Bronchien, bei TBC, aber auch bei Blasenproblemen. Nach einer Lungenentzündung trinkt man 3 Wochen einen Tee aus Lungenkraut.

Heilwirkung

Bei Husten, Halsentzündung, Erkältung, Heiserkeit, aber auch bei Durchfall, Blasenentzündung und bei Wunden.
Es wirkt schweißtreibend, blutstillend, harntreibend und schleimlösend.

Für einen **schleimlösenden Hustentee** nehme ich 25 g Lungenkraut, 25 g Spitzwegerich und 25 g Königskerzenblüten. Drei Finger dieser Mischung mit kochendem Wasser übergießen, 10 Minuten ziehen lassen, abseihen und 3 Mal täglich eine Tasse trinken. Eventuell mit Honig süßen. Das Lungenkraut wird gerne bei Heiserkeit und Husten eingesetzt, vor allem bei starker Verschleimung. Tee aus Lungenkraut hilft bei Entzündungen und fördert den Harnfluss.
Getrocknetes Lungenkraut kann man auch zu **Pulver** vermahlen. Ein Esslöffel dieses Pulvers wird mit einer Schale lauwarmer Milch vermischt und in kleinen Schlucken getrunken. Bei Bedarf mit etwas Honig süßen.
Bei akutem Bronchialkatarrh hilft oft folgende **Teemischung:** Lungenkraut, Ehrenpreis, Huflattichblüten, Holunderblüten und Thymian zu gleichen Teilen. 1 Esslöffel dieser Mischung mit ¼ Liter kochendem Wasser übergießen, 5–7 Minuten ziehen lassen und schluckweise trinken.

Mädesüß

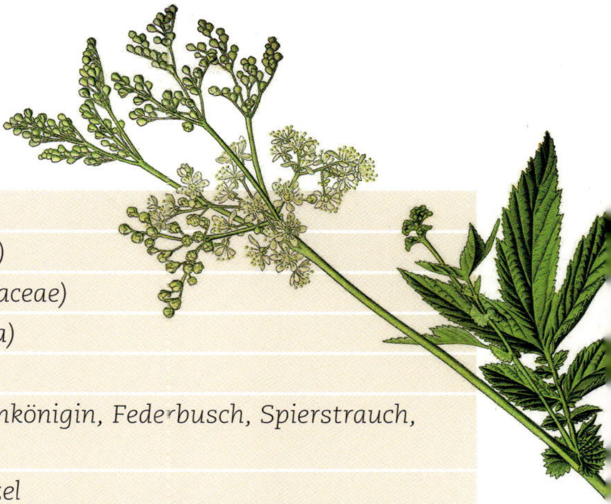

wissenschaftl. Name	*Filipendula ulmaria*
Ordnung	*Rosenartige (Rosales)*
Familie	*Rosengewächse (Rosaceae)*
Gattung	*Mädesüß (Filipendula)*
Art	*Echtes Mädesüß*
Volksnamen	*Rüsterstaude, Wiesenkönigin, Federbusch, Spierstrauch, Geißbart*
Verwendung	*Blüten, Blätter, Wurzel*
Inhaltsstoffe	*Salicylsäureverbindungen, ätherische Öle, Gerbsäure, Kieselsäure, Vanillin, Terpene, Wachs, Fett, Heliotropin, Zitronensäure*

Das Mädesüß wächst gerne an Flussufern. Es enthält Salicylsäure, die eine Halbwertszeit von 22 Stunden hat. Also Vorsicht bei der Dosierung!
Schon vor 150 Jahren entdeckten Forscher, dass sowohl in der Weidenrinde als auch im Mädesüß reine Salicylsäure enthalten ist. Einige Jahre später gelang dann die synthetische Herstellung des Wirkstoffs. Dieses Wundermittel wurde Aspirin genannt.
Die weißen Blüten wachsen an langen Stängeln, die oft eine Höhe von 1,5 Meter erreichen. Dabei duften sie betörend, ein bisschen nach Honig, ein bisschen nach Bittermandel.
Ein Tee, aus Blüten hergestellt, senkt Fieber und hilft bei grippalen Infekten.
Es eignet sich auch sehr gut zum Aromatisieren von Speisen und Getränken, früher wurde es zum Würzen von Met verwendet.

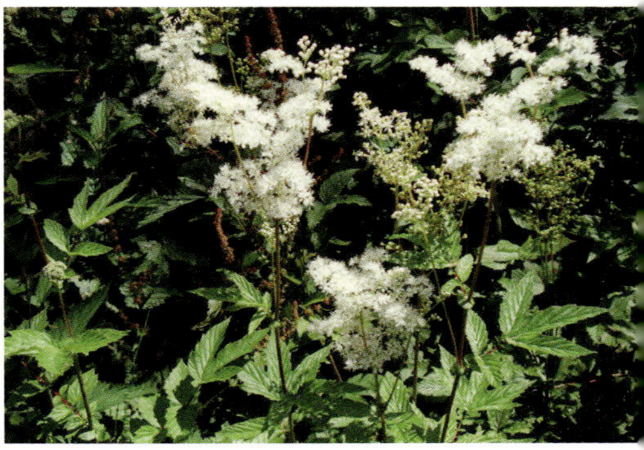

Heilwirkung

Fiebersenkend, schmerzstillend, bei Magenproblemen, Rheuma, Migräne, Darm- und Blasenproblemen.
Mädesüß wirkt entzündungshemmend und entgiftend.

Rezept für eine **Wiesenkönigin-Limo:** Wir nehmen 1 Liter Apfelsaft, 3–5 Blütendolden Mädesüß, 1 ungespritzte Zitrone und Wasser nach Geschmack. Die Dolden abschütteln, damit eventuelle Bewohner herauskommen, dann zu einem Bündel schnüren und in eine Karaffe hängen. Zitrone in dünne Scheiben schneiden und beifügen, mit Apfelsaft aufgießen und circa 3 Stunden ziehen lassen. Gut gekühlt und mit Wasser verdünnt servieren.

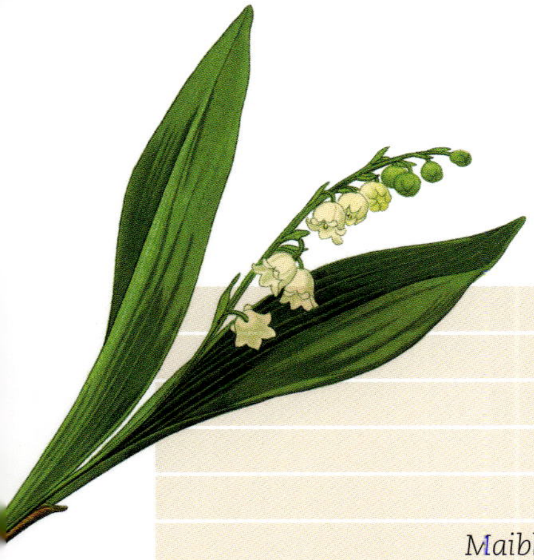

giftig Maiglöckchen

Convallaria majalis	**wissenschaftl. Name**
Spargelartige (Asparagales)	**Ordnung**
Spargelgewächse (Asparagaceae)	**Familie**
Maiglöckchen (Convallaria)	**Gattung**
Maiglöckchen	**Art**
Maiblümchen, Schneetropfen, Maieriesli	**Volksnamen**
nur in der Homöopathie	**Verwendung**
Digitalis, Glycoside, ätherisches Öl, Saponine, Kalium, Flavonoide und diverse Pflanzensäuren	**Inhaltsstoffe**

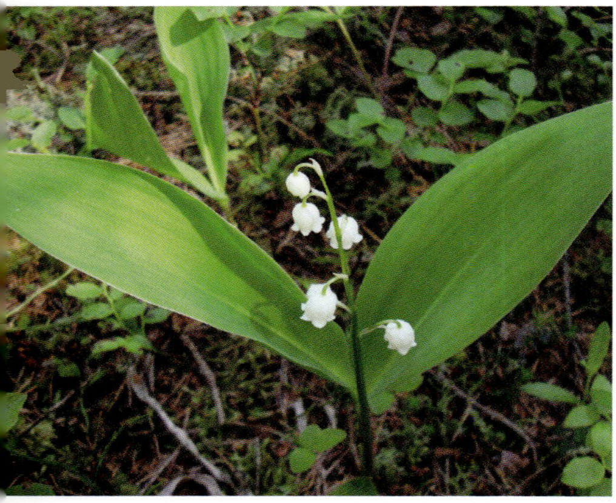

Giftig! Wird nur in der Homöopathie verwendet, in der Potenz D4. Da ist es ein gutes Herzmittel, es wirkt sanfter als die Hämmer der Schulmedizin. Vor allem für das Altersherz und nach Herzinfarkt ist es anzuraten.

Anzumerken ist: Immer wieder kommen Verwechslungen mit dem Bärlauch vor, die dann tödlich enden. Das muss nicht sein. Beim Ernten von Wildpflanzen achtsam sein. Nicht wild rupfen. Stängel für Stängel, Blatt für Blatt. Beim Maiglöckchen kommen aus einem Stängel zwei Blätter. Die Blätter umfassen den Stängel. Es riecht nicht nach Knoblauch. Die Beeren des Maiglöckchens sind rot.

Heilwirkung

Herzstärkend, nur homöopathisch verwenden.

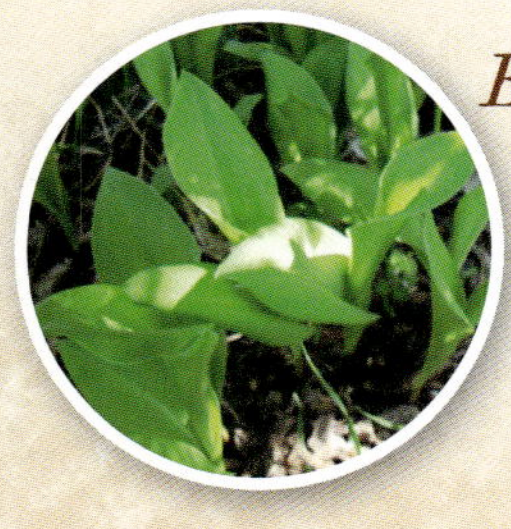

Blätter

Das Maiglöckchen ist das Liebessymbol schlechthin. Zum Muttertag ein Sträußchen Maiglöckchen, da freuen sich die Mütter. Aber selbst das Blumenwasser ist giftig!

Am ersten Mai sollte man den ganzen Tag lang ein Maiglöckchen in der Tasche tragen: Bringt Glück für den ganzen Sommer und auch für den Herbst.

Die getrockneten und geriebenen Glöckchen wurden früher als Niespulver verwendet. Ein Brauch, der schon lange verboten ist.

Das ätherische Öl des Maiglöckchens ist in Parfüms, Seifen und Kosmetikartikeln wieder sehr beliebt. Eine Zeit lang war das nicht so.

Wir finden das Maiglöckchen schön, unschuldig steht es da. Wir beugen uns hinunter, wir spüren den unvergleichlichen Duft, wir atmen ihn ein, die Pflanze zeigt uns den Weg, den wir gehen sollen.

Mais

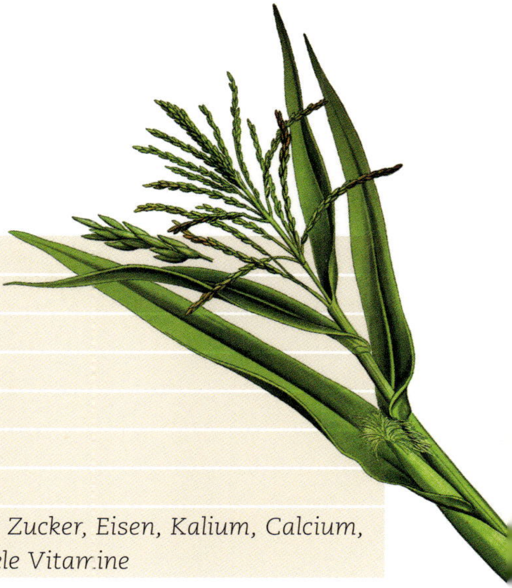

wissenschaftl. Name	*Zea mays*
Ordnung	*Süßgrasartige (Poales)*
Familie	*Süßgräser (Poaceae)*
Gattung	*Mais (Zea)*
Art	*Mais*
Volksnamen	*Kukuruz*
Verwendung	*Haare, Körner, Mehl, Öl*
Inhaltsstoffe	*Kohlehydrate, Eiweiß, Fett, Zucker, Eisen, Kalium, Calcium, Natrium, Phosphor und viele Vitamine*

Interessanterweise sind es beim Mais die Haare (der Bart), welche die meiste Heilkraft haben. Wir verwenden sie, wenn sie jung sind, und kochen Tee damit. Ist gut für die Niere und die Blase. Sie fördern den Stoffwechsel, regen die Verdauung an und helfen beim Abnehmen. Diese Barthaare enthalten Salicylsäure, welche entzündungshemmend und schmerzstillend wirkt.

Bei Salicylsäure erinnern wir uns daran, dass sie eine Halbwertszeit von 22 Stunden hat, und gehen stets achtsam mit Heilpflanzen um.

Wie beim Hopfen, wo die Weibchen die Zapfen sind, ist es auch beim Mais. Die Kolben sind weiblich. Eine Pflanze (Staude) trägt zwei Kolben.

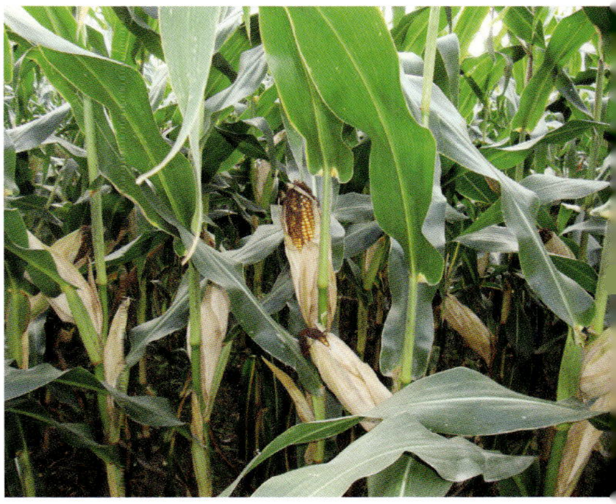

Eines unserer Lieblingsrezepte sind **Polentaschnittchen:** Dafür brauchen wir 100 g Polenta, ½ Liter Milch, 120 g Mascarpone, 250 g Eierschwammerl, Bärlauchpesto, Salz, Pfeffer und etwas Kokosfett.
Milch aufkochen, Polenta einrühren und dicklich einkochen. 80 g Mascarpone dazugeben. Auf ein Blech streichen und erkalten lassen. Dann in Schnitten schneiden. In der Zwischenzeit Eierschwammerl in etwas Butter anschwitzen, Petersilie zufügen und mit dem restlichen Mascarpone binden. Die Polentaschnittchen in Kokosfett herausbacken, mit den Eierschwammerln und dem Pesto anrichten. Schmeckt herrlich.

Heilwirkung

Er fördert den Stoffwechsel, wirkt harntreibend und entzündungshemmend, hilft bei Bluthochdruck, Übergewicht und auch bei Verstopfung.

Kolben

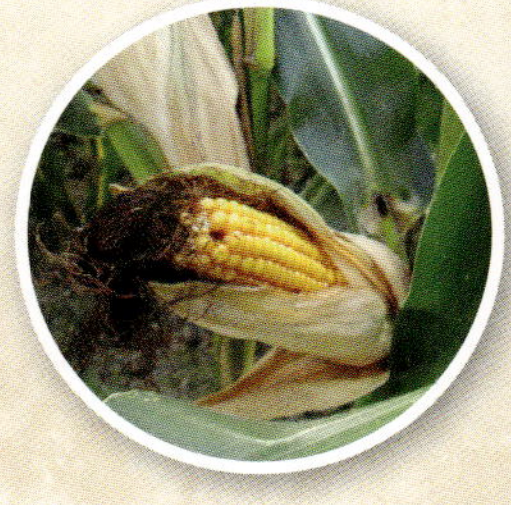

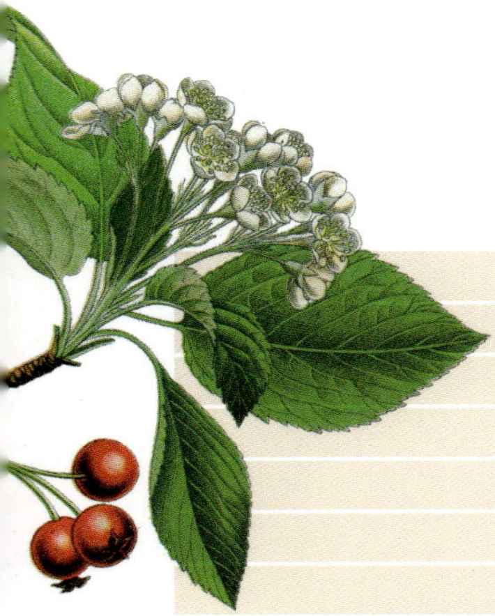

Mehlbeere, Echte

Sorbus aria	**wissenschaftl. Name**
Rosenartige (Rosales)	**Ordnung**
Rosengewächse (Rosaceae)	**Familie**
Mehlbeeren (Sorbus)	**Gattung**
Echte Mehlbeere	**Art**
Mehlbeerz	**Volksname**
Früchte	**Verwendung**
Parasorbinsäure, Blausäureglycoside in den Kernen, Gerbstoffe, Sorbit, Pektin, Apfelsäure, Zitronensäure und Vitamin C	**Inhaltsstoffe**

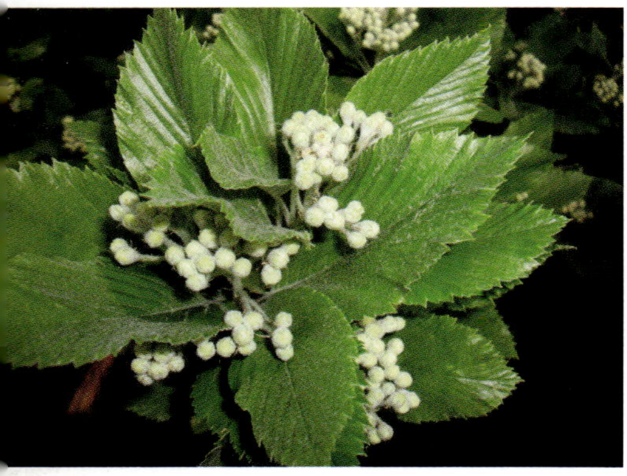

Die Beeren sind rot und mehlig. Sie geben nicht wirklich was her. Man könnte sie zusammen mit Äpfeln zu Marmelade verarbeiten, aber der Aufwand lohnt sich kaum. Früher hat man die Beeren getrocknet und dann als Mehlersatz verwendet. Das Holz ist vielleicht erwähnenswert – es zählt zu den härtesten Hölzern in Europa.
Zu der Gattung der Mehlbeeren *Sorbus* zählen auch der Speierling *Sorbus domestica*, die Elsbeere *Sorbus torminalis*, die Vogelbeere oder Eberesche und noch einige andere. Die Mehlbeere unterscheiden wir: Ihre Blätter sind ungeteilt, die Unterseite ist dick, filzig belegt. Die Früchte, es sind Scheinfrüchte, sind gelb bis rot und schmecken mehlig.

Heilwirkung

Bei Darmträgheit, aber auch bei Durchfall kann ein Tee aus getrockneten Beeren schon hilfreich sein.
Auch bei Nierenbeschwerden, Regelschmerzen und Husten kann man diesen Tee einsetzen.

Mehlbeerenmarmeladenmischung: Wir vermengen Mehlbeeren mit Äpfeln, Birnen oder Zwetschken im Verhältnis 1:1. Das Obst in kleine Stücke schneiden und mit den gesäuberten Mehlbeeren sowie Gelierzucker 2:1 über Nacht stehen lassen. Am nächsten Tag dann mit etwas Zitronensaft beträufeln und nach Anweisung zu Marmelade kochen. Passieren, heiß in kleine Gläser füllen und beschriften. Das Verhältnis ist: 1 kg gemischtes Obst – ½ kg Gelierzucker 2:1. Auch mit Kürbis und Apfel zu einem Chutney gekocht, kann man die Mehlbeere verwenden und weil ich eine alte Schnapspantscherin bin, die zwar selbst nichts trinkt, aber alles einmal probieren muss, habe ich das als Nächstes auf meinem Plan.

Meisterwurz

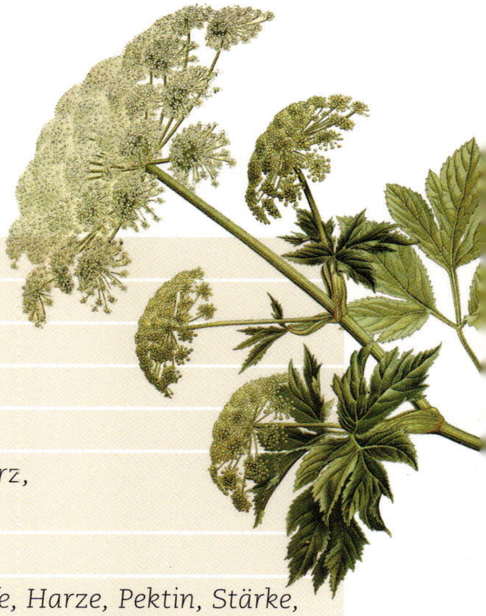

wissenschaftl. Name	*Peucedanum ostruthium*
Ordnung	*Doldenblütlerartige (Apiales)*
Familie	*Doldenblütler (Apiaceae)*
Gattung	*Haarstrang (Peucedanum)*
Art	*Meisterwurz*
Volksnamen	*Haarstrang, Kaiserwurz, Bergwurz, Sirenenwurzel, Durstwurz*
Verwendung	*Wurzel, Blätter*
Inhaltsstoffe	*Bitterstoffe, Cumarine, Gerbstoffe, Harze, Pektin, Stärke, Zucker und ätherische Öle*

Die Meisterwurz zählt zu den Doldenblütlern. Wir verwenden die Wurzel bei Grippe, Erkältung, Appetitlosigkeit, Säuremangel und bei Nieren-, Magen- und Darmbeschwerden. Schnaps aus Meisterwurz ist sehr teuer, aber gut für die Verdauung und den Magen. In manchen Gegenden Österreichs gehört die Meisterwurz in jede Hausapotheke.

Im Mittelalter war die Meisterwurz **das** Allheilmittel, dann geriet sie in Vergessenheit. Sie war Bestandteil von Hexenpulvern und man behauptete auch, die Wurzel habe so enorme Kräfte, dass sie Pfeile und Kugeln aus Wunden ziehen könne. Sehr bekannt sind bei uns ja die 3 n und Hoffmann (ein berühmter Pharmazeut, der von 1660–1742 lebte) war es, der sie verarbeitete und als *Wurzel aller Wurzeln* bezeichnete.
Paracelsus trug stets ein Amulett aus Meisterwurz bei sich, um gegen Pest und Schlaganfall gefeit zu sein.

Heute wird sie vor allem in Berggegenden verwendet, wo die Menschen noch durch Überlieferung diese Königin der Bergpflanzen kennen.
Die Blätter kann man so wie Liebstöckel oder auch Angelikablätter als Gewürz in der Küche verwenden. Ich gebe sie, sofern ich welche habe, gerne in mein Kräutersalz. Die Wurzel aber verwenden wir bei verschiedensten Beschwerden.

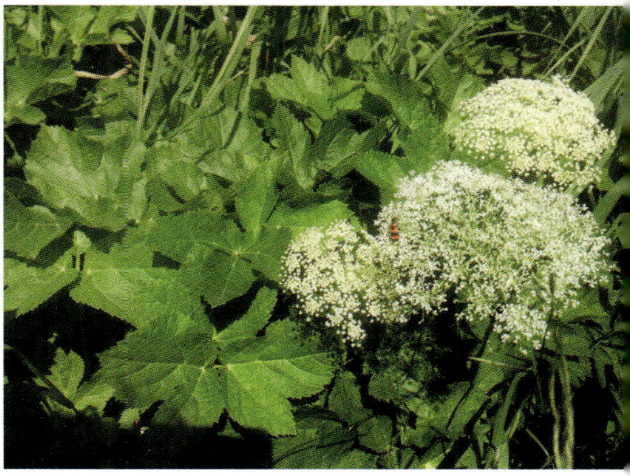

Heilwirkung

Sie wirkt appetitanregend, schweißtreibend, beruhigend, stärkt das Immunsystem, ist harntreibend, magenstärkend und leberwirksam. Ein alkoholischer Auszug der Wurzel wirkt gegen Altersschwäche, Bluthochdruck, hohen Cholesterinspiegel und Schwerhörigkeit. Als Imperatoria ostruthium wird sie in der Homöopathie in der Potenz ab D3 bei Beschwerden des Magen-Darm-Traktes verwendet.

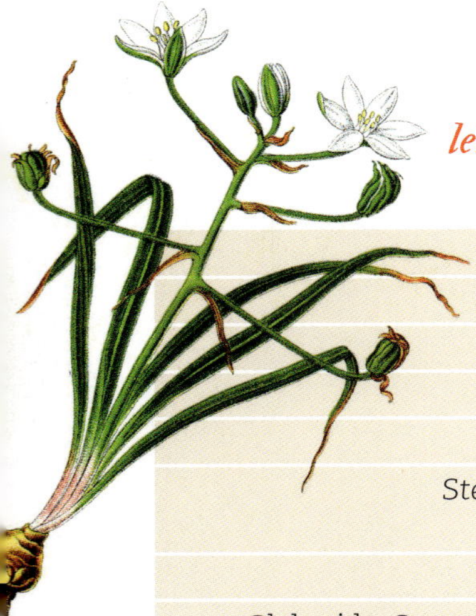

leicht giftig Milchstern, Doldiger

Ornithogalum umbellatum	wissenschaftl. Name
Spargelartige (Asparagales)	Ordnung
Doldenblütler (Apiaceae)	Familie
Milchsterne (Ornithogalum)	Gattung
Doldiger Milchstern	Art
Stern von Bethlehem, Star of Bethlehem, Dolden-Milchstern	Volksnamen
Blüten, Zwiebel	Verwendung
Glykoside, Saponine, Raphide, bei den Glycosiden ist es vor allem das Convallatoxin	Inhaltsstoffe

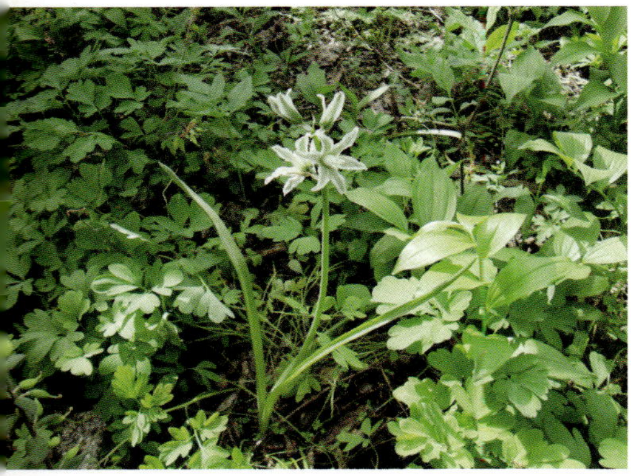

Star of Betlehem – was für ein Name! Es wird die ganze Pflanze samt Wurzel sowohl in der Homöopathie als auch als Bachblüte verwendet. Als Bachblüte ist er die Nummer 29. Die Essenz wird aus den weißen Blüten hergestellt. Er hilft dabei, eine quälende Vergangenheit zu bewältigen. Alleine darf er allerdings nicht genommen werden. Er braucht Familie. Deshalb ist er in den Notfalltropfen (Rescue) zusammen mit dem Drüsigen Springkraut, der Kirschpflaume, dem Gelben Sonnenröschen und der Weißen Waldrebe vereint.
4 Tropfen in ein Glas mit Wasser geben, über den Tag verteilt trinken.

In der Volksheilkunde wird er nur als Bachblüte oder homöopathisch verwendet, da er leicht giftig ist. Besonders giftig ist die Zwiebel. Seine Eigenschaften sind ähnlich wie die des Maiglöckchens.

In Österreich kommt er selten vor und so waren wir voller Freude, als wir ihn bei uns am Leitzersbrunner Grund entdeckten. Vielleicht wieder ein Zeichen, dass wir die Pflanze brauchen.

Der Name kommt wahrscheinlich daher, weil die Blüte sternförmig ist und an den Stern erinnert, der den drei Weisen aus dem Morgenland bei der Geburt Christi den Weg nach Bethlehem wies.

Heilwirkung

Bei Herzrhythmusstörungen, Depressionen, Magen- und Zwölffingerdarmgeschwüren, bei chronischer Gastritis, Durchfall, aber auch bei Verstopfung. Er wird in Form von Globuli homöopathisch in der Potenz ab D4 verabreicht.

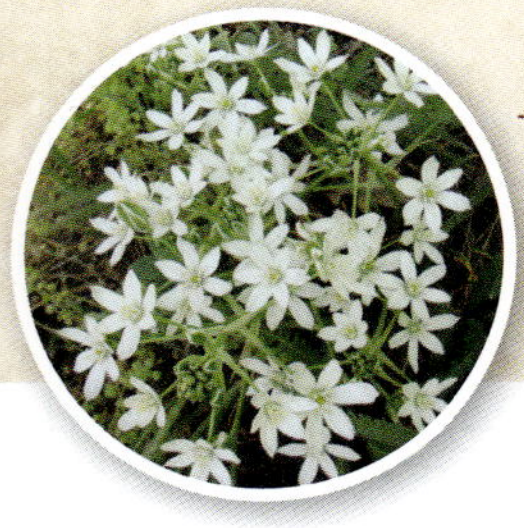

Blüten

Mispel

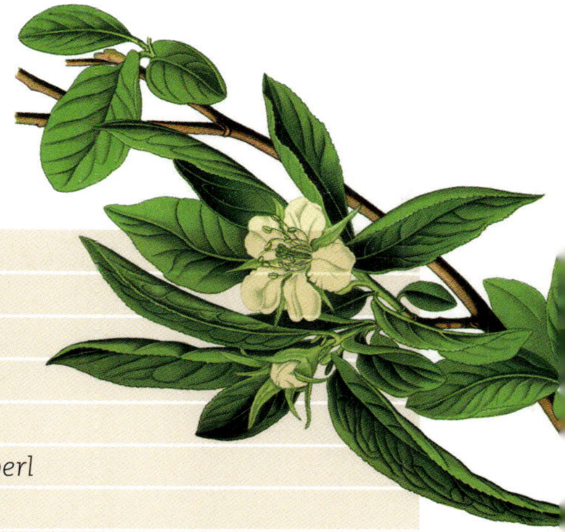

wissenschaftl. Name	*Mespilus germanica*
Ordnung	*Rosenartige (Rosales)*
Familie	*Rosengewächse (Rosaceae)*
Gattung	*Mispeln (Mespilus)*
Art	*Mispel*
Volksnamen	*Affenarsch, Dörrlitzen, Asperl*
Verwendung	*Früchte, Blätter*
Inhaltsstoffe	*Pektin, Gerbsäure und Vitamine*

Die Frucht braucht den Frost als Helfer. Reich an Vitamin C, wirkt sie harntreibend und blutreinigend. Asperlschnaps wird gebrannt, die Marmelade machen wir selbst.
Die Mispel ist eine der letzten Früchte des Jahres, die wir ernten. Das macht sie zu etwas Besonderem. Der Geschmack ist herb, auf jeden Fall gewöhnungsbedürftig. Früher, vom Mittelalter bis zur Biedermeierzeit, waren die Früchte sehr präsent. Man machte daraus Wein, Sirup, Marmeladen, Liköre und legte sie sauer in Essig ein. Dann gerieten sie in Vergessenheit. Schon Hildegard von Bingen, in deren Garten ein Mispelbaum stand, pries die Frucht.

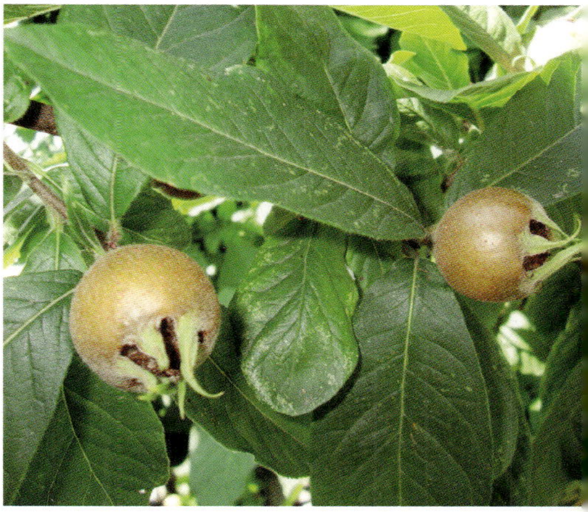

Marmelade: Weiche Mispeln, die drei Frostnächte hinter sich haben, waschen, Blüte und Haut entfernen, passieren und wiegen. Mit der gleichen Menge Zucker, Zitronensaft und 1–2 Tassen Apfelsaft einige Minuten kochen. Etwas Rum zufügen und heiß in Gläser füllen.
Mispelkäse: 1 kg sehr reife Mispeln, 30 dag Zucker, 3 EL Apfelmus
Die Mispeln einzeln ausdrücken und die ledrige Haut kompostieren. Das Mus durch ein Haarsieb streichen. Das Mispelmus mit Zucker und Apfelmus in einem Topf unter ständigem Rühren zum Kochen bringen. So lange kochen, bis sich die Masse vom Topfboden löst. Kleine Förmchen mit Öl auspinseln, die Masse einfüllen und über Nacht kalt stellen. Zum Servieren kurz in heißes Wasser tauchen und auf Teller stürzen. Mit Zucker bestreuen.

Heilwirkung

Bei Darmentzündung, Verdauungsschwäche, Gastritis, Morbus Crohn und Arteriosklerose. Wirkt entzündungshemmend und harntreibend.

Frucht

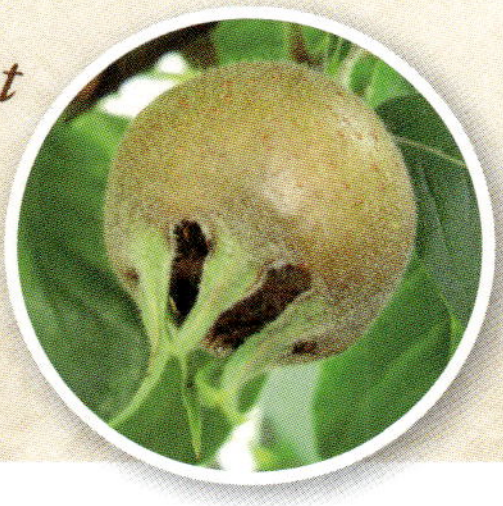

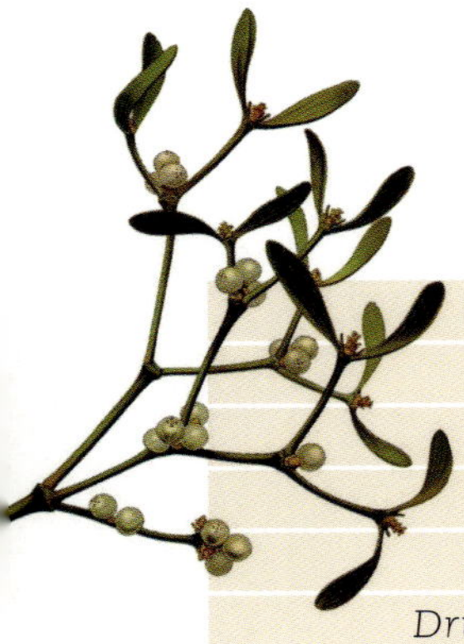

Mistel, Weißbeerige

Viscum album	**wissenschaftl. Name**
Sandelholzartige (Santalales)	**Ordnung**
Sandelholzgewächse (Santalaceae)	**Familie**
Misteln (Viscum)	**Gattung**
Weißbeerige Mistel	**Art**
Druidenfuß, Vogelmistel, Hexenkraut, Leimmistel, Wintergrün	**Volksnamen**
Blätter, Zweige	**Verwendung**
Alkaloide, Histamin, Saponine, Schleimstoffe, Viscalbin, Viscin, Viscotoxin	**Inhaltsstoffe**

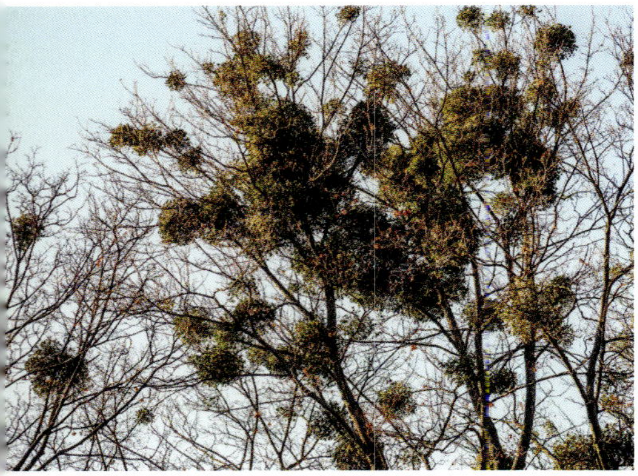

Heilwirkung

Die Mistel wird in der Krebstherapie verwendet, gegen Bluthochdruck eingesetzt, bei Diabetes, Kopfschmerzen und Wechseljahresbeschwerden. Sie wirkt blutdrucksenkend, krampflösend, harntreibend, beruhigend und ist ein Tausendsassa unter den volksmedizinischen Heilpflanzen.

Die Mistel ist eine ganz eigenartige Pflanze. Sie wächst auf verschiedenen Bäumen und saugt ihnen Wasser und Nährstoffe aus. Sie ist kugelförmig und ein Halbschmarotzer. Mir war sie eigentlich aus den Asterix-Heften bekannt, wo sie von den Druiden mit einer goldenen Sichel vom Baum geholt und dem Zaubertrank beigemischt wurde. Sie durfte dabei nicht zu Boden fallen, da sonst die Heilwirkung verloren gegangen wäre. Die Mistel galt als Allheilmittel. Später erfuhr ich auch von ihrer Wirkung in der Krebstherapie.

Als weihnachtlicher Türschmuck ist sie mir auch schon aufgefallen. Sie soll das Haus vor Schaden bewahren, ja, und wer sich unter Misteln küsst, wird ein glückliches Liebespaar.

Das ganze Jahr sieht man von der Mistel kaum etwas, aber wenn die Bäume ihre Blätter verlieren, dann kommen die *Bälle* zum Vorschein Fast könnte man sie mit Vogelnestern verwechseln.
Viscum bedeutet übersetzt Klebstoff, Leim, und so passiert auch die nicht ganz alltägliche Vermehrung. Die weißen Beeren der Mistel enthalten einen klebrigen Schleim, der sich am Schnabel der Vögel, vorwiegend der Misteldrossel, die für diese Früchte besonders schwärmt, festpickt. Nach diesem Festmahl haben die Vögel dann das Bedürfnis, ihre Schnäbel an Ästen zu wetzen, und so wird die Mistel von Baum zu Baum getragen, wo sie dann in luftiger Höhe gleich wieder keimen kann.

Monarde

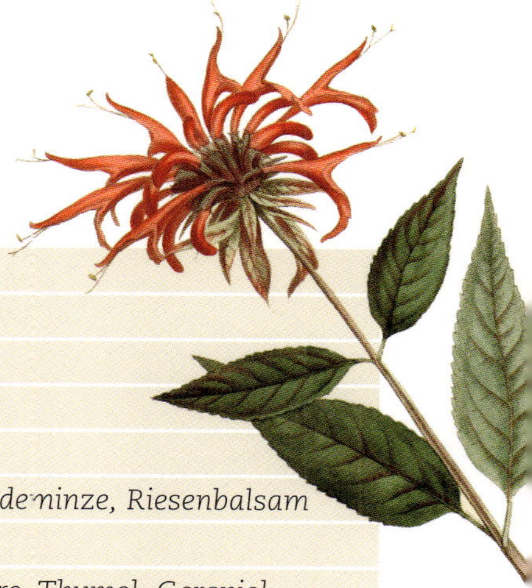

wissenschaftl. Name	*Monarda didyma*
Ordnung	*Lippenblütlerartige (Lamiales)*
Familie	*Lippenblütler (Lamiaceae)*
Gattung	*Monarde*
Art	*Monarda*
Volksnamen	*Indianernessel, Goldmelisse, Pferdeminze, Riesenbalsam*
Verwendung	*Blüten, Kraut*
Inhaltsstoffe	*Gerbstoffe, Bitterstoffe, Gerbsäure, Thymol, Geraniol, Carvacrol, Linalol, Camphen, ätherische Öle, Cymen, Beta-Sitosterol*

Ob Indianernessel, Goldmelisse oder Monarde, gemeint ist immer die *Monarda didyma*. Wir verwenden sie bei Altersschwäche und Nervenproblemen. Als Sirup oder Saft ein Traum. Sowohl die Farbe als auch der Geschmack.
Wir verwenden sie auch als Tee, Gewürz, in Bowlen, für Liköre oder äußerlich für Waschungen.

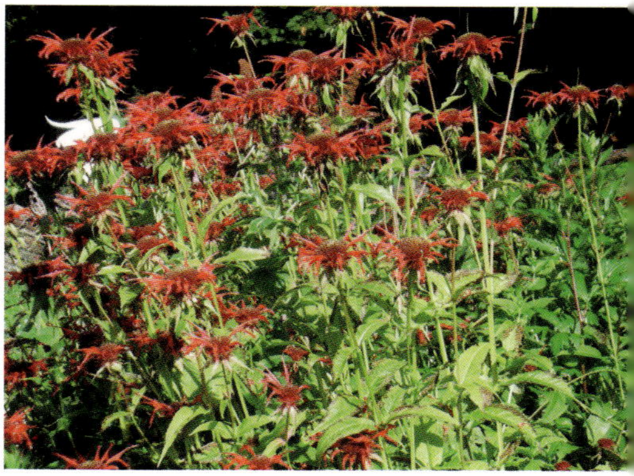

Für den **Sirup** koche ich 500 ml Wasser mit 500 g Zucker zu Sirup, nehme diesen vom Herd und leere ihn ausgekühlt über eine Handvoll Monardenblüten, die ich in ein größeres Einsiedeglas gegeben habe. Füge 10 g Zitronensäure bei und lasse ihn zugedeckt 3 Tage lang kühl stehen. Dann wird abgeseiht und noch einmal kurz erhitzt, um die Haltbarkeit zu verlängern.
Ein anderes Rezept für den **Monardensirup:** 2–3 Handvoll Monardenblüten mit 1 Liter abgekochtem, ausgekühltem Wasser und 750 g Honig in ein größeres Glas geben, zugedeckt 3 Tage an einen sonnigen Platz stellen. Danach abseihen und wieder sanft erhitzen. Noch heiß in saubere Flaschen füllen. Schmeckt ganz toll mit Sekt aufgespritzt.
Am schönsten sind die Exemplare mit den scharlachroten Blüten. In Amerika ist sie eine traditionelle Teepflanze und wird dem Schwarztee als Aroma beigefügt. Sie kommt aus Nordamerika, daher der Name *Indianernessel*.

Heilwirkung

Bei Husten, Bronchitis, Fieber, Erkältungskrankheiten, Kopfschmerzen, Migräne und Nervenproblemen können wir die Goldmelisse verwenden.
Auch bei Altersschwäche, Wechseljahresbeschwerden und schlecht heilenden Wunden.

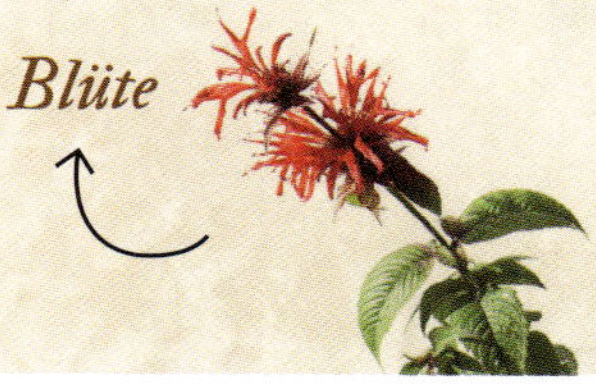

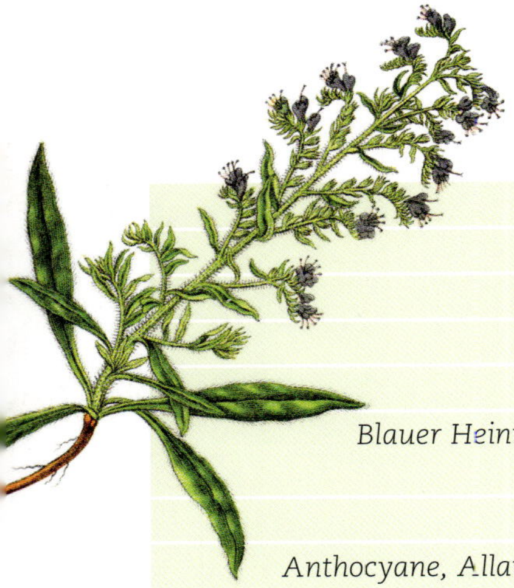

Natternkopf

Echium vulgare	**wissenschaftl. Name**
Raublattartige (Boraginales)	**Ordnung**
Raublattgewächse (Boraginaceae)	**Familie**
Natternkopf (Echium)	**Gattung**
Gewöhnlicher Natternkopf	**Art**
Blauer Heinrich, Himmelbrand, Starrer Hansl, Stolzer Heinrich	**Volksnamen**
Kraut, Wurzel	**Verwendung**
Anthocyane, Allantoin, Pflanzenschleim, Consolidin und Heliosupin	**Inhaltsstoffe**

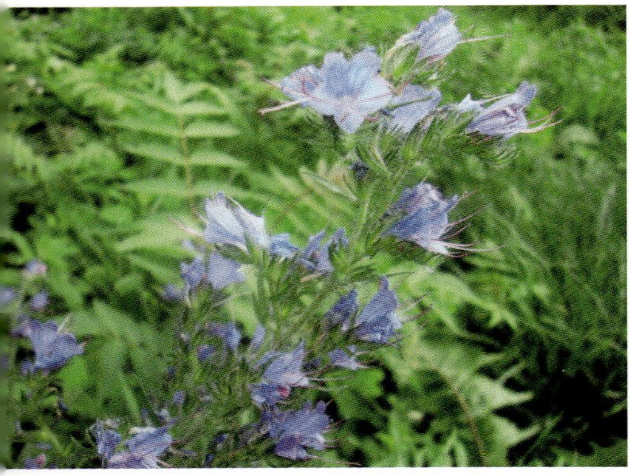

Heilwirkung

Tee aus dem Kraut ist schweißtreibend, harntreibend, hustenstillend. Die Wurzel kann ähnlich wie Beinwell verwendet werden, als Salbe oder als Breiumschlag bei Verletzungen des Bewegungsapparates.

Der Natternkopf ist eine schöne Pflanze und mit Borretsch und Beinwell weitläufig verwandt. Ähnlich sind deshalb Inhaltsstoffe und Heilwirkung. Er wird allerdings in der Volksheilkunde kaum eingesetzt.
Früher galt der Natternkopf als Mittel gegen Schlangenbisse. Die Blüten erinnern an den Kopf einer Schlange mit züngelnder Zunge, deshalb der Name. Ein typischer Fall für die Signaturenlehre (die besagt, dass Heilpflanzen Kennzeichen tragen, die verraten, für welche Krankheit sie gut sind; z. B. Augentrost – Auge, Walnuss – Gehirn). Außerdem wurde die Wurzel der Pflanze zum Rot-Färben verwendet.
Junge Blätter können als Salat oder gekocht als Wildgemüse zubereitet, die Sprossenspitzen ähnlich wie Spargel verarbeitet werden. Die Blüten kann man kandiert oder im Salat genießen. Kommen sie allerdings mit Essig in Berührung, verändern sie die Farbe. Wegen der enthaltenen Pyrrolizidinalkaloide sollte die Pflanze nur in geringen Mengen verzehrt werden. Der Natternkopf ist eine sehr gute Bienenweide. In der Imkerei wird er wegen seines hohen Zuckergehalts geschätzt.

Tee aus Natternkopf: Aus frischem oder getrocknetem Kraut kann man einen Tee zubereiten. Man nimmt 1 Teelöffel Kraut pro Tasse und übergießt es mit kochendem Wasser. 5–10 Minuten ziehen lassen. Abseihen und auf Wunsch mit Honig süßen. In kleinen Schlucken trinken. Bei Erkältung, Atemwegserkrankungen oder Kopfschmerzen.

Nelkenwurz

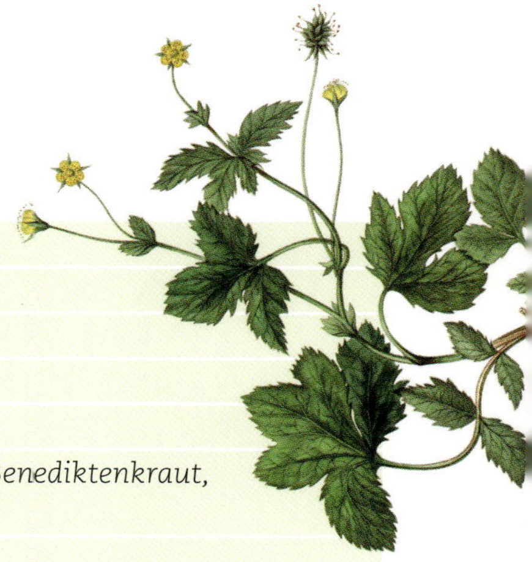

wissenschaftl. Name	*Geum urbanum*
Ordnung	*Rosenartige (Rosales)*
Familie	*Rosengewächse (Rosaceae)*
Gattung	*Nelkenwurz*
Art	*Echte Nelkenwurz*
Volksnamen	*Mannskraftwurzel, Hasenaug, Benediktenkraut, Heil aller Welt*
Verwendung	*Wurzel, Kraut*
Inhaltsstoffe	*Bitterstoffe, Gerbstoffe, Flavonoide, Eugenol, ätherische Öle und das Glycosid Gein*

Viele Namen hat diese unscheinbare Pflanze mit den kleinen gelben Blüten. Die Wurzel riecht leicht nach Nelke, was ihr auch den Namen einbrachte. So wie die bei uns verwendete Gewürznelke kann man auch die Nelkenwurz zum Würzen von Glühwein oder Glühmost verwenden. Auch als Zusatz zu Bier und Wein wurde sie wegen ihres aromatischen Geschmacks, aber auch um die Flüssigkeiten vor dem Sauerwerden zu schützen, genutzt.
Hildegard von Bingen nannte sie *Benedikta* und behauptete, dass das Pflänzchen die Liebe zum Entflammen bringe. Aber auch die volkstümliche Bezeichnung Mannskraftwurzel deutet darauf hin, dass es sich um ein Aphrodisiakum handelt. Schon im Mittelalter erhofften sich Männer insofern Hilfe von der Wurzel. Sie trugen es als Amulett am Hals, um die Liebe einer Frau zu erringen.

Die hl. Hildegard schrieb: *„Wenn der Mensch von Körperkräften fällt, koche er vom Benediktenkraut Blätter und Wurzeln in Wasser und trinke dieses Wasser oft und er wird die Kräfte rasch erhalten."*

Der Name Hasenaug leitet sich im Volksmund von der Sitte ab, gegen Augenleiden Nelkenwurz in einem Säckchen acht Tage lang um den Hals zu tragen. Anschließend musste man den Beutel rücklings in einen Bach werfen, ohne sich umzudrehen. Wahrscheinlich weil das Wasser Lebensraum verschiedener Wassergeister war und diese nicht gesehen werden wollten.

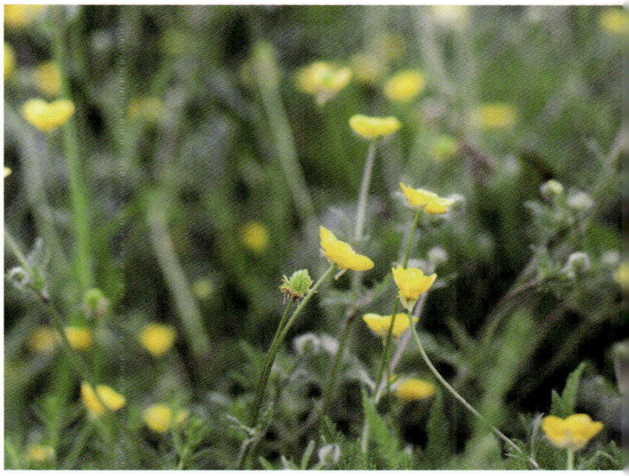

Heilwirkung

Sie wirkt blutstillend, entzündungshemmend und örtlich betäubend. Man verwendet sie bei Durchfall, Zahnschmerzen, schlecht heilenden Wunden, um nach Krankheit wieder zu Kräften zu kommen, und bei Leberschwäche.

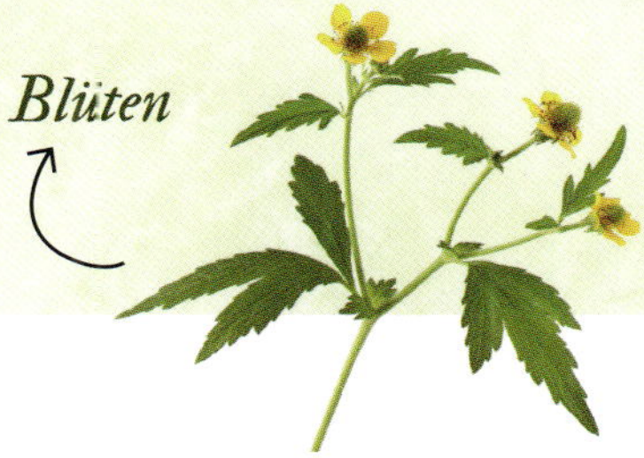

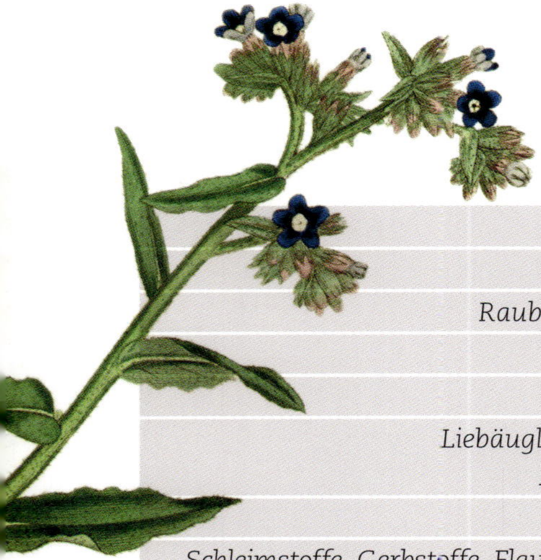

Ochsenzunge

Anchusa officinalis	**wissenschaftl. Name**
Raublattartige (Boraginales)	**Ordnung**
Raublattgewächse (Boraginaceae)	**Familie**
Ochsenzungen (Anchusa)	**Gattung**
Gemeine Ochsenzunge	**Art**
Liebäugl, Gewöhnliche Ochsenzunge, Acker-Krummhals, Blutwurz	**Volksnamen**
Blätter, Blüten, Wurzel	**Verwendung**
Schleimstoffe, Gerbstoffe, Flavonoide, Phyrrolizidinalkaloide, Alantoin, Cholin, Lycopsamin, Kieselsäure und Vitamin C	**Inhaltsstoffe**

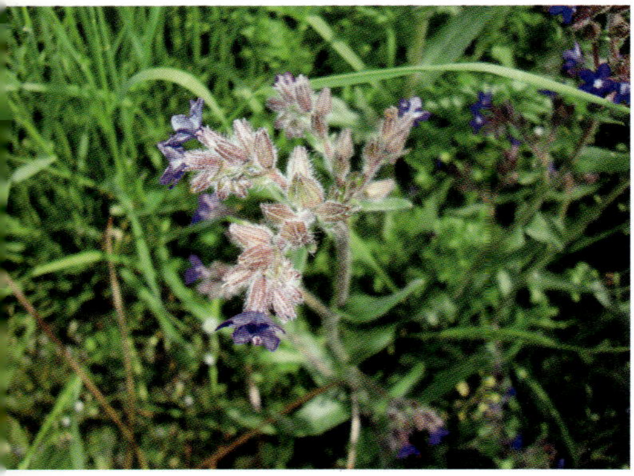

Früher wurde die Ochsenzunge in der Volksheilkunde häufig verwendet. Heutzutage ist man fast vollständig davon abgekommen.

So wie der Beinwell zählt auch sie zu den Raublattgewächsen mit den nicht ganz harmlosen Phyrrolizidinalkaloiden. Diese sollten wir nur in kleinen Mengen und auch nicht über einen längeren Zeitraum zu uns nehmen.

In der Wurzel befindet sich ein roter Farbstoff, mit dem Apotheker früher ihre Cremen und Salben färbten. Die Blüten geben auch Farbe ab und obwohl sie blau sind, färben sie grün. Die Blüten, in Eiswürfelbehälter eingefroren, geben einen hübschen Blickfang in diversen Getränken.

Heilwirkung

Sie wirkt herzstärkend, schleimlösend und auswurffördernd, auch bei Husten, Bronchitis und Erkältungskrankheiten. Ebenso kann sie bei Durchfall, leichten Depressionen, Rheuma und Nierenbeschwerden eingesetzt werden.

Tinktur: Wurzeln, Blätter und Blüten in ein Glas geben und mit 40%igem Korn oder Obstler aufgießen. Zwei Wochen stehen lassen, dann filtern. Bei rheumatischen Beschwerden alle 5 Stunden 15–20 Tropfen einnehmen.

Für einen **Tee** nimmt man 5 g Blüten, übergießt sie mit ¼ Liter kochendem Wasser und lässt 10 Minuten ziehen. 10 Tage lang 3 Mal täglich eine Schale trinken.

Auch als **Tabakersatz** wurden die Blätter verwendet. Gemischt mit Breitwegerich, Minze und Huflattich war es eine gute Mischung, die in früheren Zeiten sehr beliebt war.

Blüten

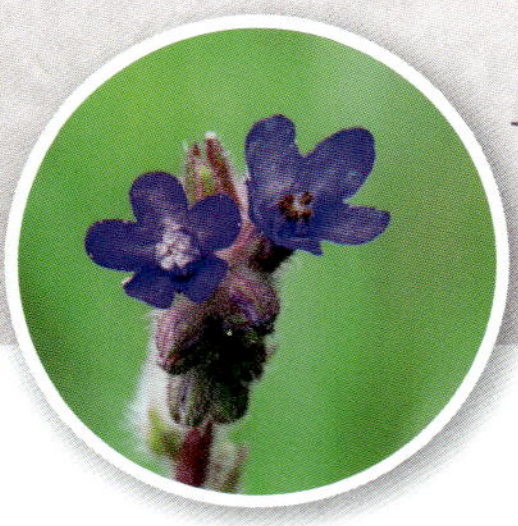

Odermennig, Echter

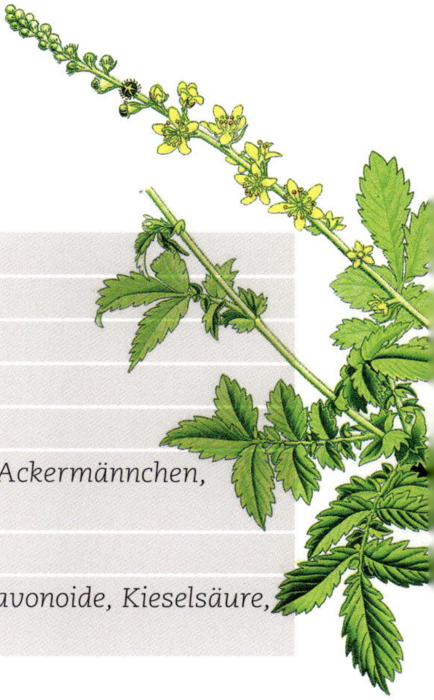

wissenschaftl. Name	*Agrimonia eupatoria*
Ordnung	*Rosenartige (Rosales)*
Familie	*Rosengewächse (Rosaceae)*
Gattung	*Odermennig (Agrimonia)*
Art	*Echter Odermennig*
Volksnamen	*Ottomann, Ackerkraut, Kletterkraut, Ackermännchen, Heil aller Welt*
Verwendung	*blühendes Kraut*
Inhaltsstoffe	*Gerbstoffe, Bitterstoffe, Triterpene, Flavonoide, Kieselsäure, Pflanzensäuren und ätherisches Öl*

Der Echte oder Gemeine Odermennig ist eines der Kräuter, über die man wahre Wunderdinge hört. So sollen Sänger und Redner darauf schwören, weil er ihre Stimmbänder geschmeidig hält.

Zusammen mit Brennnessel, Schafgarbe, Quendel, Löwenzahn und Spitzwegerich zu Walpurgis in einem Kranz gebunden, schützt er Kühe gegen Zauberei. Aus Odermennig, zusammen mit Eisenkraut und Enzian, wurde früher so mancher Liebestrank gebraut. In der Volksmedizin hilft die Pflanze gegen müde Beine. Einfach Odermennigblätter als Schuheinlagen verwenden. Wenn der Odermennig spät blüht, zeigt das eine späte Ernte an.

Als Färberpflanze ist er auch gut zu gebrauchen. Gibt doch die junge Pflanze einen schönen, haltbaren gelben Farbstoff.

Heil-aller-Welt-Sirup: Eine Handvoll Odermennigblätter, 450 g brauner Zucker und ½ Liter Wasser
Zucker und Wasser in einem Topf erhitzen und 5 Minuten köcheln lassen. Die Pflanzenblätter dazugeben und noch einmal aufkochen. Abkühlen lassen, abseihen und kühl lagern.
Schon unsere Vorfahren nannten den Odermennig *Heil aller Welt*, weil sie von der unendlichen Kraft der Pflanze überzeugt waren.

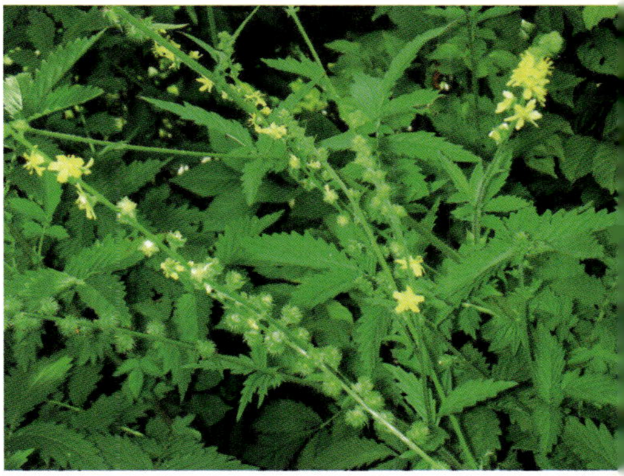

Heilwirkung

Zur Behandlung von Angina, Heiserkeit, Durchfall, Diabetes, bei Verstauchungen, Quetschungen, aber auch bei Übergewicht.
Er wirkt entzündungshemmend, harntreibend und wundheilend. Odermennig fördert auch die Leistungsfähigkeit der Leber.

Oregano – Dost

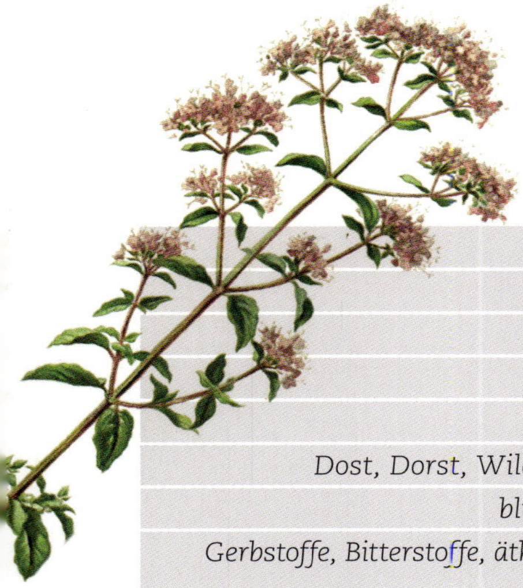

Origanum vulgare	**wissenschaftl. Name**
Lippenblütlerartige (Lamiales)	**Ordnung**
Lippenblütler (Lamiaceae)	**Familie**
Dost (Origanum)	**Gattung**
Oregano	**Art**
Dost, Dorst, Wilder Majoran, Bergminze, Orant	**Volksnamen**
blühendes Kraut, Blätter, Stängel	**Verwendung**
Gerbstoffe, Bitterstoffe, ätherisches Öl, Thymol, Carvacrol, Flavonoide	**Inhaltsstoffe**

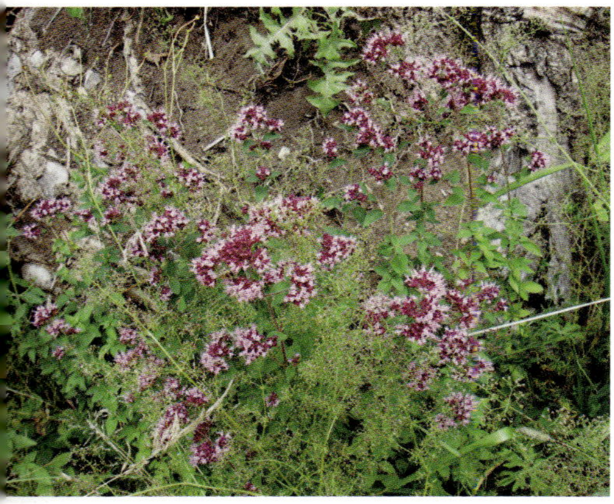

Oregano ist uns allen als Pizzagewürz oder als Zutat einer italienischen Gewürzmischung bekannt. Wir kaufen ihn auch im Blumentopf für den Balkon. Er kommt aber in unseren Breiten auch wild in der Natur vor. Der Dost ist nicht nur ein tolles Gewürz, sondern auch eine hervorragende Heilpflanze.
Oregano wurde, wie auch das Bohnenkraut, von den alten Römern aus Italien mitgebracht. Der Name stammt aus dem Griechischen und heißt so viel wie Schmuck der Berge. Die Römer verwendeten ihn außerdem, um Ameisen zu vertreiben. Im Mittelalter wurde er ebenso gegen die Pest eingesetzt.

Beim Sammeln schneiden wir das Kraut circa 10 cm über dem Boden ab. Nicht ausreißen, sonst geht die Wurzel mit. Wir trocknen langsam, bei 35 °C, da sonst die ätherischen Öle verloren gehen. Wenn alles schön trocken ist, rebeln wir die Blüten und Blättchen ab. Die Stängel aber, vor allem die etwas stärkeren, verwenden wir, um Fleisch oder Gemüse aufzuspießen und am Grill zu braten.

Heilwirkung

Hilft bei Verdauungsstörungen, Blähungen und fördert die Gallensekretion. Ferner wirkt er krampflösend und wird auch bei Husten gerne verwendet. In der Homöopathie findet der Dost Anwendung bei Nervosität.

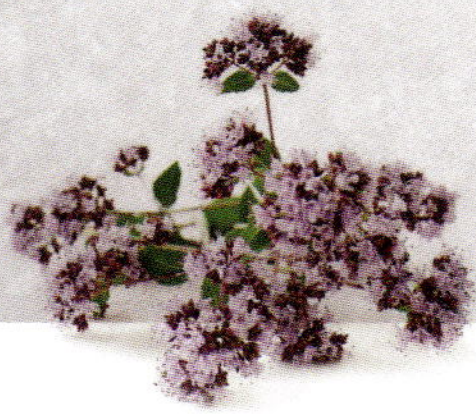

Blüten

Rezept für **Oregano-Öl:** 1 Handvoll Oreganoblätter, ½ l Bio-Sonnenblumenöl
Die Kräuter mit dem Öl übergießen und 2 Wochen an einem warmen, dunklen Ort ziehen lassen, anschließend auspressen und filtern. In dunklen Flaschen aufbewahren.

Paprika

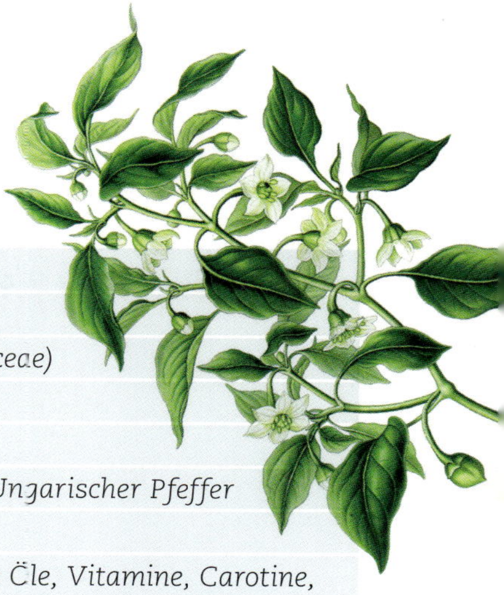

wissenschaftl. Name	*Capsicum annuum var. dulce*
Ordnung	*Nachtschattenartige (Solanales)*
Familie	*Nachtschattengewächse (Solanaceae)*
Gattung	*Paprika (Capsicum)*
Art	*Süßer Paprika*
Volksnamen	*Gewürzpaprika, Rosenpaprika, Ungarischer Pfeffer*
Verwendung	*Früchte*
Inhaltsstoffe	*Capsaicin, Flavonoide, ätherische Öle, Vitamine, Carotine, Mineralstoffe und Farbstoffe*

In vielen bunten Farben stehen sie da und jeder schmeckt etwas anders. Botanisch gesehen sind die Früchte Beeren. Sie enthalten Vitamin C, regulieren die Verdauung und regen den Stoffwechsel an. Und sie schmecken gut. Das Capsaicin macht die Schärfe aus. Außerdem enthalten sie Flavonoide, ätherische Öle, Farbstoffe und die Vitamine A, C und E. Die größte Menge des Scharfmachers befindet sich in den Samen und Scheidewänden.

In der Volksheilkunde werden Salben mit Paprika gefertigt, diese wirken zwar stark hautreizend, werden aber bei Durchblutungsstörungen und bei Rheumaschmerzen verwendet.

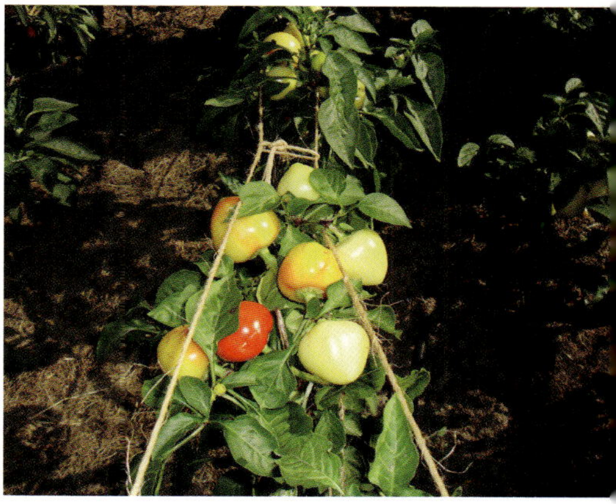

Paprikasalbe: Paprika in Öl ausziehen und davon 100 ml im Wasserbad erwärmen. 20 g geraspeltes Bienenwachs dazugeben und schmelzen. Vom Herd nehmen und unter Rühren auskühlen lassen. In zwei kleine Gläser füllen und beschriften.

Letscho: Etwas steirischen Speck würfeln, in einer Pfanne anschwitzen. Eine große, in Ringe geschnittene Zwiebel dazu und einige Minuten weiterdünsten. Grüne Paprika, in Streifen geschnitten, dazugeben, mit Paprikapulver, Salz, Pfeffer und Suppenwürze kräftig würzen, zudecken und auf kleiner Flamme 15 Minuten dünsten lassen. Geschälte, gewürfelte Paradeiser dazu und das Gemüse noch 5 Minuten unter häufigem Rühren fertig garen.

Heilwirkung

Reguliert die Verdauung, regt den Stoffwechsel an und verbessert Durchblutungsstörungen. Auch in ABC-Pflastern, die bei Hexenschuss und Rheumatismus eingesetzt werden, sind die Wirkstoffe präsent.

unterschiedliche Farben

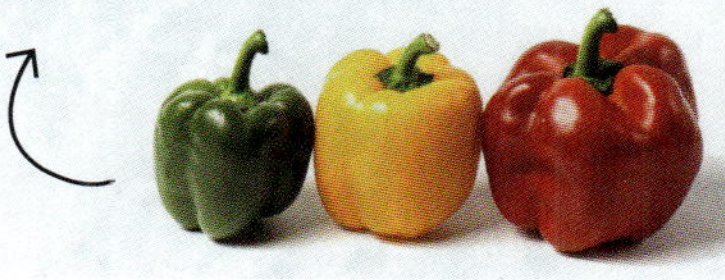

Pfefferminze

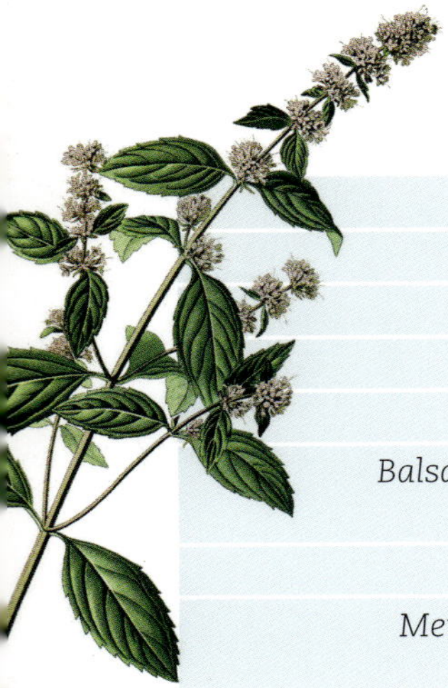

Mentha x piperita	**wissenschaftl. Name**
Lippenblütlerartige (Lamiales)	**Ordnung**
Lippenblütler (Lamiaceae)	**Familie**
Minzen (Mentha)	**Gattung**
Pfefferminze	**Art**
Balsam, Schmeckerts, Hausminze, Katzenbalsam, Hirschminze, Gartenminze	**Volksnamen**
Kraut	**Verwendung**
Menthol, Gerbstoffe, ätherische Öle, Flavonoide und Bitterstoffe	**Inhaltsstoffe**

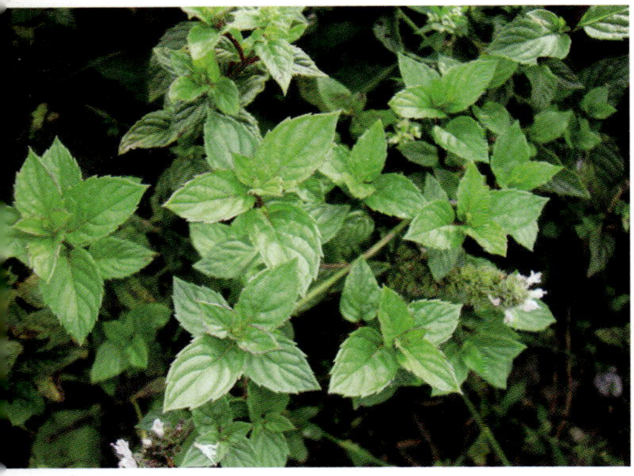

Die Pfefferminze können wir bei vielen Erkrankungen von A bis Z einsetzen. Wir alle kennen den Pfefferminztee und es braucht keine Wehwehchen, um ihn zu trinken. Wir tun es, weil er uns schmeckt.
Oder das ätherische Pfefferminzöl. Irgendwo hat sicher jeder schon einmal ein Fläschchen heimgetragen. Bei Kopfweh ein paar Tropfen auf die Schläfen und schon ist die Welt wieder in Ordnung.
Sie ist eine hervorragende Genuss- und Heilpflanze.

Ich nehme gerne getrocknete Blätter und mahle sie mit Zucker fein. Auf einen Marillenkuchen gestreut oder auf eine Roulade, ergibt das ein ganz neues Geschmackserlebnis.

Wir alle kennen PEZ-Zuckerl, After Eight, Kaugummi oder auch die kleinen Tik-Taks. Sie alle gibt es auch mit Pfefferminzgeschmack. Auch die verschiedensten Zahnpasten schwören auf die Frische der Pfefferminze. Es gibt unendlich viele Arten von Minzen.

Heilwirkung

Bei Kopfschmerzen, für Mundspülungen, bei Zahnschmerzen. Sie wirkt krampflösend, blähungswidrig, schleimlösend, stärkt unsere Nerven, ist keimtötend und schmerzstillend.

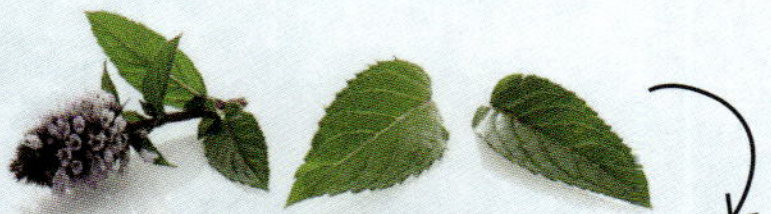

Blüten und Blätter

Apfel-Minz-Gelee: Äpfel samt Kerngehäuse zerstückeln und mit reichlich Wasser so lange kochen, bis sie zerfallen. Vom Herd nehmen und Minze, je nach Geschmack, klein geschnitten beifügen. Über Nacht ziehen lassen. Am nächsten Morgen durch ein Tuch seihen und mit der gleichen Menge Gelierzucker 1:1 zu Gelee kochen.

Pimpernuss

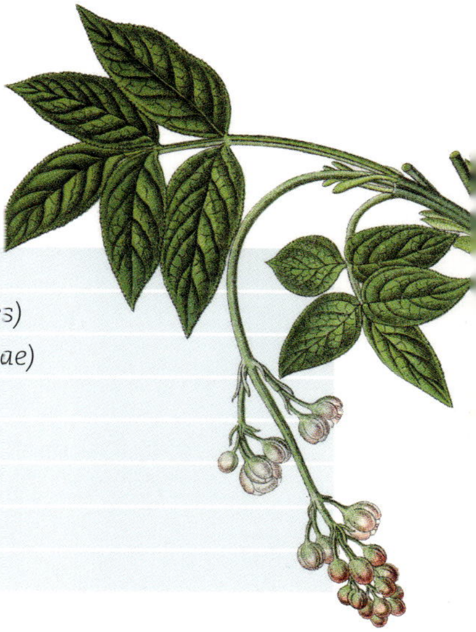

wissenschaftl. Name	*Staphylea pinnata*
Ordnung	*Seifenbaumartige (Crossosomatales)*
Familie	*Pimpernussgewächse (Staphyleaceae)*
Gattung	*Pimpernüsse (Staphylea)*
Art	*Gemeine Pimpernuss*
Volksnamen	*Klappernuss*
Verwendung	*Blüten, getrocknete Samen*
Inhaltsstoffe	*keine bekannt*

Es ist Ostern und wir gehen über den Waschberg zum Michelberg und sehen einen wunderschön blühenden Strauch, gleich darauf ein Bäumchen mit den gleichen Blüten. Es ist die Pimpernuss, die auch in unserer Gegend angesiedelt ist. Sie blüht überreich und ist mit traubig hängenden Blütenrispen ausgestattet, die reichlich von Insekten besucht werden. Der Duft ist schwach, leicht würzig.
Der Name Klappernuss kommt davon, dass die Samen in dem Samenbeutel klappern. Aus diesen Samen, die alle exakt die gleiche Größe haben, wurden früher Armbänder, Ketten und Rosenkränze gefertigt. Bei der Ernte muss man den Reifetest machen, den sogenannten Klappertest. Es werden mehrere Fruchtstände durchgebeutelt und vernimmt man das Klappergeräusch, dann ist der richtige Zeitpunkt gekommen.

Eine Sage erzählt: „*Je mehr Glücksnüsschen (Samen) sich in einer Frucht befinden, umso mehr Glück wird man haben.*" Man trägt daher auch heute noch ein solches *Glücksnüsschen* in der Geldtasche.

Im Kaukasus werden Pimpernussfrüchte in Essig eingelegt und gegessen.

Für 1 Liter **Pimpernuss-Schnaps** werden 100–150 geröstete Nüsschen benötigt. **Pimpernusscreme** ist ein fein schmeckender Likör, der besondere Frauenlikör. Die Blütentrauben können **kandiert** werden und sind eine besondere Leckerei.

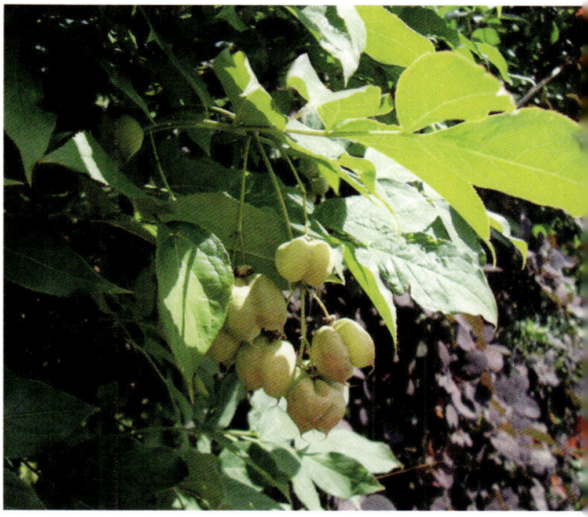

Heilwirkung

keine bekannt

Nüsse

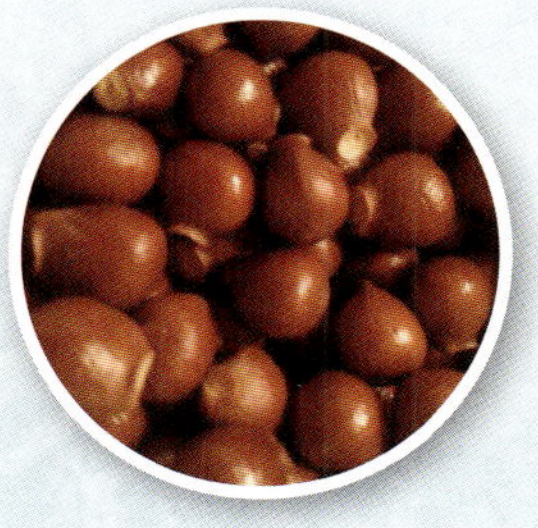

Platane, Ahornblättrige

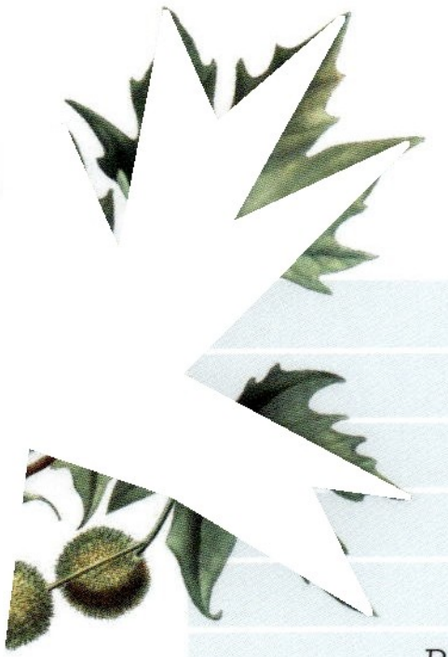

Platanus x hispanica	**wissenschaftl. Name**
Silberbaumartige (Proteales)	**Ordnung**
Platanengewächse (Platanaceae)	**Familie**
Platanen (Platanus)	**Gattung**
Ahornblättrige Platane	**Art**
Bastard-Platane, Bundesheerbaum, Hybrid-Platane, London-Platane	**Volksnamen**
Holz	**Verwendung**

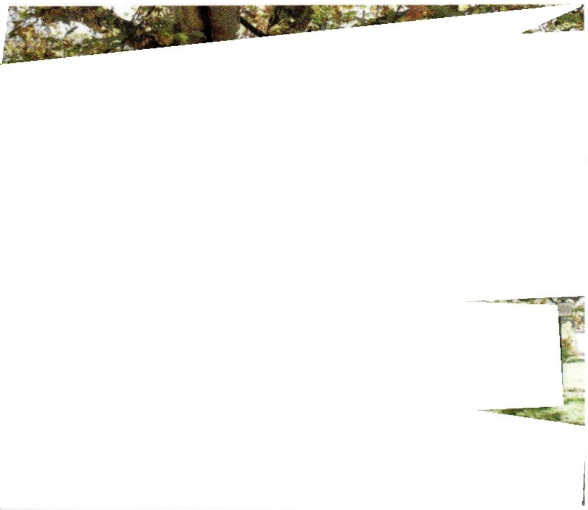

Die wohl mächtigste bei uns in Stockerau steht vor dem Bahnhof. Sie wurde zur Erinnerung an die Inbetriebnahme der Bahnstrecke Jedlersdorf–Stockerau 1842 gesetzt. Inzwischen hat dieser Baum einen Stammumfang von 5,5 m, eine Höhe von 25 m und einen Kronendurchmesser von 29 m. Schon 1942 wurde unsere Platane unter Naturschutz gestellt und wir hoffen, dass wir uns noch lange an diesem Naturdenkmal erfreuen können.

Die Platane ist neben Linde, Ahorn, Eiche und Kastanie einer unserer häufigsten Straßenbäume der Innenstädte.

Sie wird bis zu 35 m hoch und ist ein sommergrüner Laubbaum. Sie hat kräftige Äste und einen relativ kurzen Stamm. Die Blätter ähneln stark denen des Spitzahorns. Sie sind 3–5-fach gelappt und weisen eine glänzende grüne Oberfläche auf. Nimmt man ein Blatt in die Hand, greift es sich ledern an.

Die Blüten sind klein und unauffällig, sie erscheinen im Mai, zusammen mit den Blättern. Die männlichen Blütenstände sind gelblich, die weiblichen rötlich. Beide zusammen wachsen auf einem Baum. Aus den weiblichen Früchten entwickeln sich vierkantige Nüsschen, die in einer Fruchtkugel stecken. Bei der Ahornblättrigen Platane werden die Fruchtstände meist zu zweit an einem Stiel angelegt. Sie bleiben zum Großteil über den Winter am Baum. Sie färben sich nur braun. Erst im Frühling werden die Samen durch Zerfall freigegeben.

Knospen sind im Sommer unter dem Blattstiel verborgen, sie werden erst mit dem Laubfall im Herbst sichtbar. Die Pflanze hat einen großen Lichtbedarf, man findet sie daher nicht in Wäldern.

Das Holz der Platane ähnelt dem der Rotbuche. Es wird wegen seiner Härte für Furniere, in der Drechslerei und für den Möbelbau verwendet.

Portulak

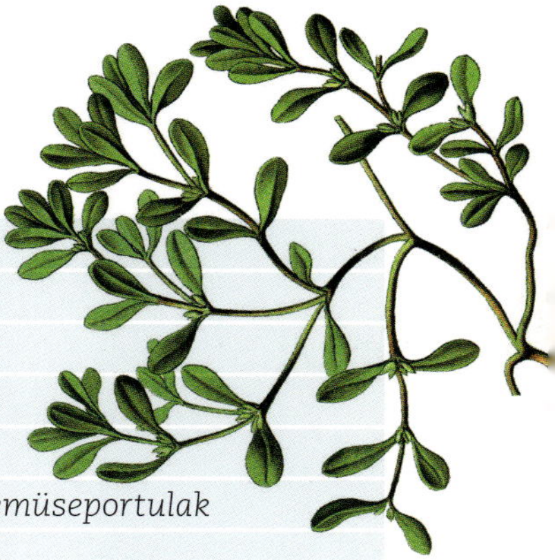

wissenschaftl. Name	*Portulaca oleracea*
Ordnung	*Nelkenartige (Caryophyllales)*
Familie	*Portulakgewächse (Portulacaceae)*
Gattung	*Portulak (Portulaca)*
Art	*Wilder Portulak*
Volksnamen	*Bürzelkohl, Saupurzel, Postelein, Gemüseportulak*
Verwendung	*Kraut*
Inhaltsstoffe	*Vitamin C, Magnesium, Kalium, Calcium, Eisen, Bitterstoffe, Oxalsäure und Schleimstoffe*

Der Portulak wird vorwiegend als Gemüse verwendet. Er enthält Vitamine, Bitter- und Mineralstoffe. Das ganze Kraut samt den kleinen Blüten kann gegessen werden. Man sagt auch, dass der Saft der Pflanze, regelmäßig getrunken, wackelige Zähne wieder festigt.
Er stärkt die Verdauung, ist fiebersenkend und hustenstillend. Auch bei Sodbrennen kann er helfen. Wenn er blüht, schmeckt er sehr bitter, daher am besten vor der Blüte ernten.

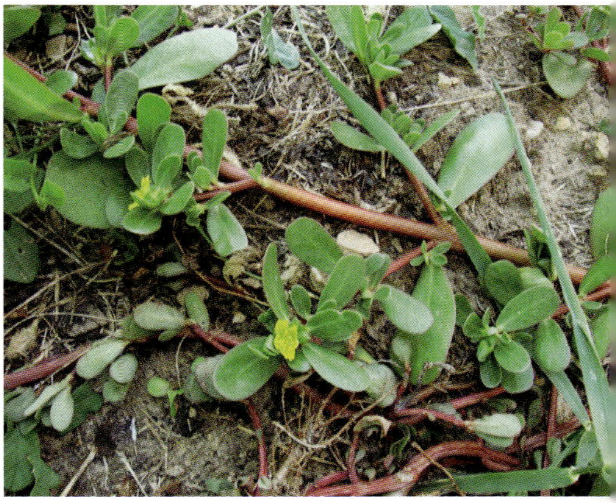

Der Portulak ist eine uralte Heilpflanze, die leider im Laufe der Zeit in Vergessenheit geraten ist. Umso mehr freut es uns, dass sie jetzt wieder in aller Munde ist.

Heilwirkung

Bei Sodbrennen, Vitamin-C-Mangel, Skorbut, Zahnfleischschwund. Wirkt fiebersenkend und harntreibend. Als Tee regt er den Stoffwechsel an und wird auch als Hilfe bei Abnehmkuren empfohlen. Die Samen sind gut für die Stärkung des Immunsystems.
In der TCM wird er bei Blasenentzündung sowie Magen- und Leberbeschwerden verwendet.

Ein **Wildkräutersalat** mit Portulak ist etwas wirklich Feines. Wir nehmen Wildkräuter nach Geschmack: Portulak, Rucola, Löwenzahn, Vogelmiere, jungen Giersch, eine große Karotte, einige Radieschen.
Wir waschen die Kräuter, schneiden die Karotte und die Radieschen klein, geben alles in eine Schüssel und mischen durch. Dann machen wir eine Marinade aus 3 Esslöffeln Balsamico-Essig, 4 Esslöffeln Olivenöl, etwas Senf, ein bisschen Honig, Salz und Pfeffer. Diese schütteln wir gut durch und gießen sie über unseren Salat. Wir garnieren mit einigen Gänseblümchen und reichen frisch gebackenes Brot dazu. Ein Gedicht!

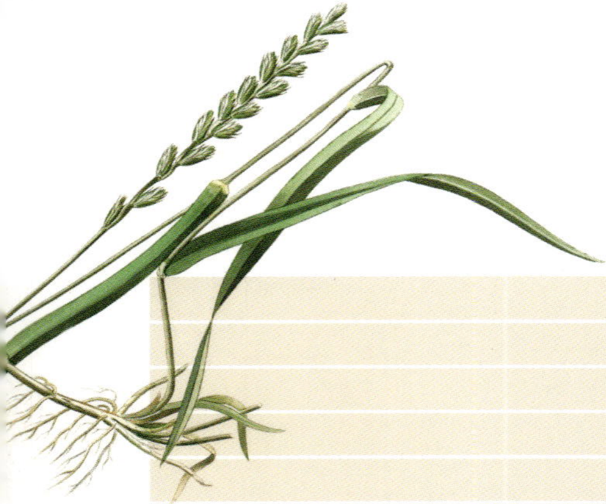

Quecke

Elymus repens	**wissenschaftl. Name**
Süßgrasartige (Poales)	**Ordnung**
Süßgräser (Poaceae)	**Familie**
Quecken (Elymus)	**Gattung**
Kriech-Quecke	**Art**
Baier, Flechtgras, Rechgras, Wurmgras, Zwecke, Hundsgras	**Volksnamen**
Wurzel	**Verwendung**
viele wichtige Spurenelemente und Mineralien, Bitterstoffe, Vitamine, Triticin, Schleimstoffe, Pflanzensäuren, Saponine, ätherische Öle	**Inhaltsstoffe**

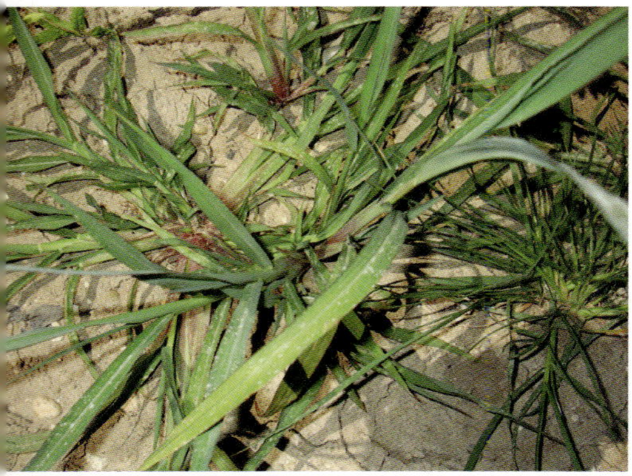

Die Quecke gilt bei Gärtnern und Bauern als ungeliebtes Unkraut. Sie ist jedoch eine sehr alte Heilpflanze, die auch heute noch verwendet wird. Vor allem der meist stark verzweigte Wurzelstock.

Eine liebe Freundin erzählte mir von einem ihrer Söhne, der sich mit einem Kollegen über Rasenmähen unterhielt und dabei feststellte: *„Wir müssen nicht mähen, wir essen das alles."* Also, ernten wir doch einfach die Queckenwurzeln! Ähnlich wie der Klee holt sie die wertvollen Inhaltsstoffe aus dem Boden und speichert sie in der Wurzel. Diese wird dann im Frühling, wenn der Wurzelstock besonders gehaltvoll ist, aus der Erde geholt. Man befreit die frische Wurzel von den kleinen Nebenästchen und trocknet sie bei milder Temperatur.

Die Queckenwurzel hilft auch in der Tiermedizin. Klein schneiden und unters Tierfutter mischen. Ist nützlich bei Magenproblemen und regt mit ihren Ballaststoffen die Darmtätigkeit an.

Heilwirkung

Zur Entschlackung, bei Fußpilz, Rheuma, Gicht, aber auch bei Husten und Bronchitis zählt die Quecke zu den Heilmitteln der Natur.

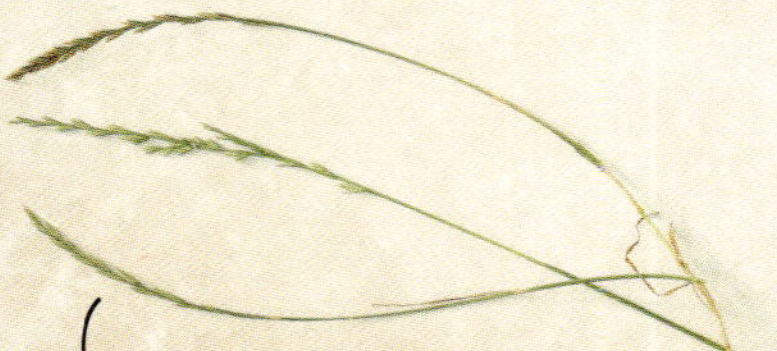

Stängel

Ein **Queckentee** ist gut für eine Frühjahrskur. Einen gehäuften Teelöffel klein geschnittene Wurzeln mit ¼ l Wasser zustellen, aufkochen lassen und sofort abseihen. 2–3 Mal täglich warm trinken. Die Queckenwurzel wird oft Tees für den Stoffwechsel und gegen Rheumabeschwerden beigemischt und dient auch zur Entwässerung.

Als **Fußbad:** 1 Handvoll Wurzeln in 1 Liter Wasser aufkochen, 10 Minuten köcheln lassen, abseihen. 3–4 Mal täglich, jeweils 15 Minuten darin baden.

Rainfarn *leicht giftig*

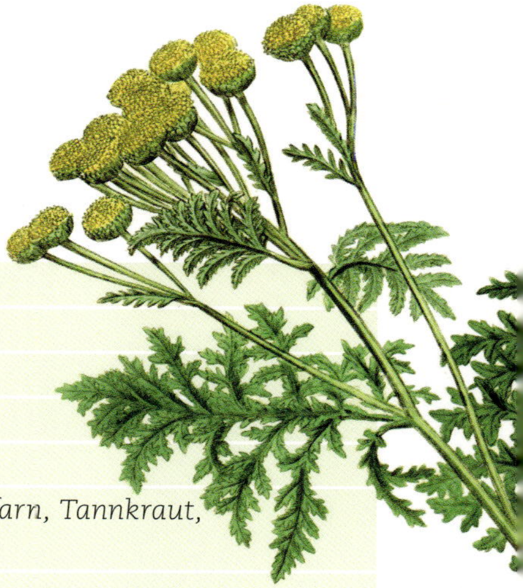

wissenschaftl. Name	*Tanacetum vulgare*
Ordnung	*Asternartige (Asterales)*
Familie	*Korbblütler (Asteraceae)*
Gattung	*Tanacetum*
Art	*Rainfarn*
Volksnamen	*Wurmkraut, Wurmsamen, Rehfarn, Tannkraut, Westenknopf, Michelkraut*
Verwendung	*Blüten, Kraut*
Inhaltsstoffe	*Gerbstoffe, Bitterstoffe, Kampfer, Thujon, Pyrethrin, Phytosterole, Glycoside, Parthenolid, Alkaloide, Harze und Vitamine*

Er zählt zu den Kompasspflanzen, weil er seine Blätter immer zur Sonne streckt. Selbst spät im Herbst leuchtet er noch im schönsten Gelb.
Bei Rheuma und Gicht kann man einen Tee aus frischen Blättern machen. Ich verwende ihn allerdings lieber äußerlich zum Gurgeln und für Bäder. Umschläge mit dem Aufguss helfen bei Krampfadern. Rainfarn wirkt auch nervenberuhigend. In der Homöopathie wird er bei Erschöpfungszuständen gegeben. Der Rainfarn ist leicht giftig und sollte nur in geringer Dosis innerlich verwendet werden. Durch den hohen Thujongehalt sind Nebenwirkungen möglich. Schwangere sollten den Rainfarn ohnehin meiden.

Ich mache mir gerne kleine Sträußchen, die ich dann in Küche und Schlafzimmer aufhänge, um Motten abzuwehren. Die mögen den Geruch der Pflanze nämlich nicht. Auch als Schutz vor anderen Insekten können wir ihn verwenden. In eine Regentonne Wasser, Rainfarn, Weißen Germer und etwas Zucker geben und wir haben ein biologisches Spritzmittel.
In der alternativen Tiermedizin wird der Rainfarn auch eingesetzt. Tee aus Rainfarn gibt man Rindern bei Durchfall statt Wasser.

Hildegard von Bingen, die große Kräuterfrau, erwähnte den Rainfarn als *heilige Pflanze*, deren Genuss zu Ostern bzw. im Frühling neue Lebenskraft verleihen soll.

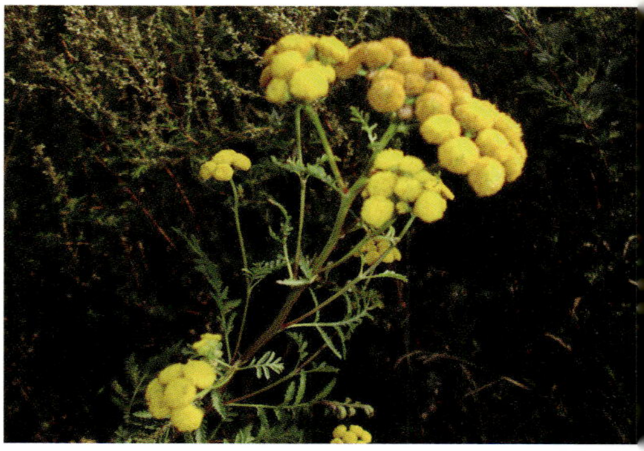

Heilwirkung

Wurmtreibend, verdauungsfördernd, appetitanregend. Ferner bei Rheuma und Gicht, Krampfadern, Verstauchungen und zur Insektenabwehr.

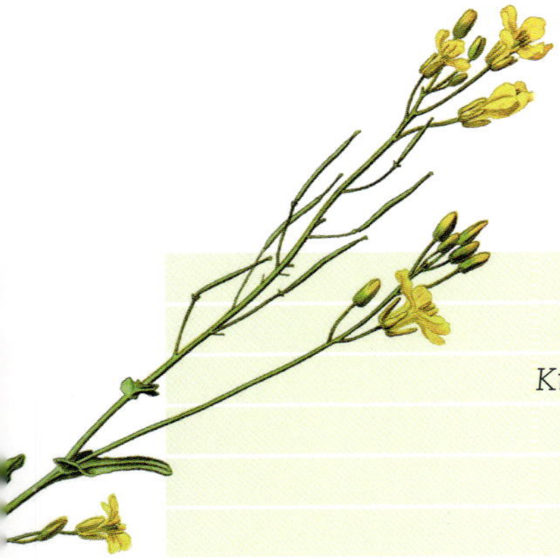

Raps

Brassica napus ssp. napus	**wissenschaftl. Name**
Kreuzblütenartige (Brassicales)	**Ordnung**
Kreuzblütengewächse (Brassicaceae)	**Familie**
Kohl (Brassica)	**Gattung**
Raps	**Art**
Reps, Lewat, Rübsen	**Volksnamen**
Samen	**Verwendung**
circa 35 % Öl, Senfölglycoside, Karotinsäure, Vitamin E und K, Provitamin A und Lecithin	**Inhaltsstoffe**

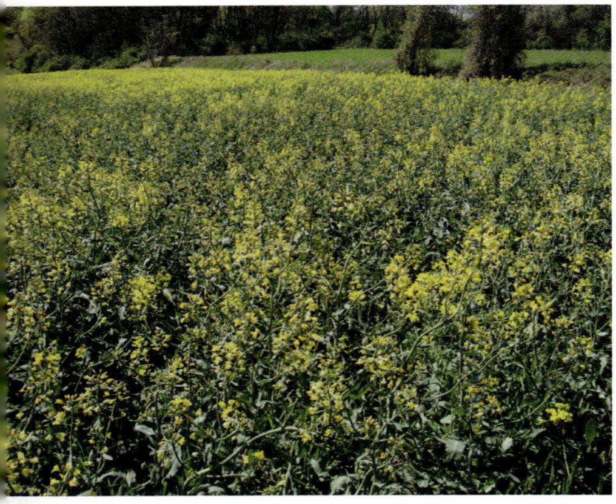

Heilwirkung

Abführend, in Wärmekissen bei Gelenksschmerzen und zur Beruhigung, bei Nackenschmerzen oder auch bei Kreuzschmerzen.

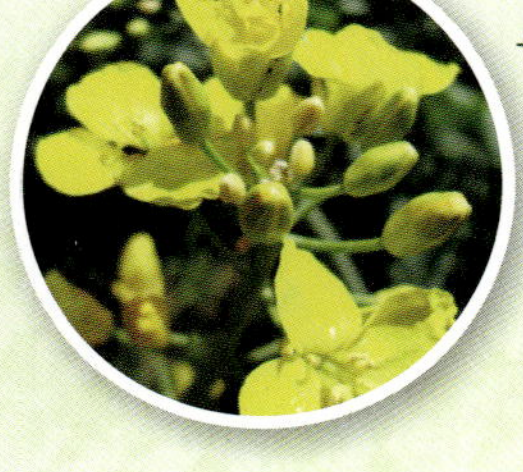

Blüten

Rapsöl wird als Treibstoff verwendet, gleichzeitig ist es ein Lebensmittel, auf das Mineralölsteuer eingehoben wird. Man erzählt von Rehen, die nach dem Genuss von Raps blind geworden sind.

Nach langem Suchen bin ich doch auf eine Heilwirkung des Raps gekommen. Er wirkt abführend und erweichend. Einen Absud von Raps, Kohl und Sellerie bei Bronchitis und Breiumschläge mit Raps bei Frostbeulen einsetzen.
Als Füllung (die kleinen, schwarzen Rapskörner sehen aus wie Mohn und können Wärme sehr gut speichern) in Wärmekissen hilft er beim Entspannen und lindert auch Schmerzen. Im Backrohr bei 90 °C circa 10 Minuten erwärmen.

Als Speiseöl hat er eine günstige Fettsäurenzusammensetzung. Es wird zum Kochen, Backen und Braten verwendet. Rapskerne enthalten circa 35 % Öl.
Sie werden auch als Vogelfutter verwendet.
Der Rapskuchen, das sind die Pressrückstände, wird als Tiernahrung für Rinder und Schweine genommen, da er sehr viel Eiweiß enthält.
Das Öl wird auch in der Kosmetikindustrie genutzt, da Pflanzenöle sehr schnell in die Haut einziehen und die natürliche Funktion der Haut unterstützen. Auch ich nehme Rapsöl zum Herstellen von Seifen.
Immer öfter wird das Rapsöl auch in der Autoindustrie genutzt. Es kann in Dieselmotoren eingesetzt werden, diese müssen jedoch dem Öl angepasst werden. Als Schmieröl und als Hydrauliköl wird es auch verwendet.

Ringelblume

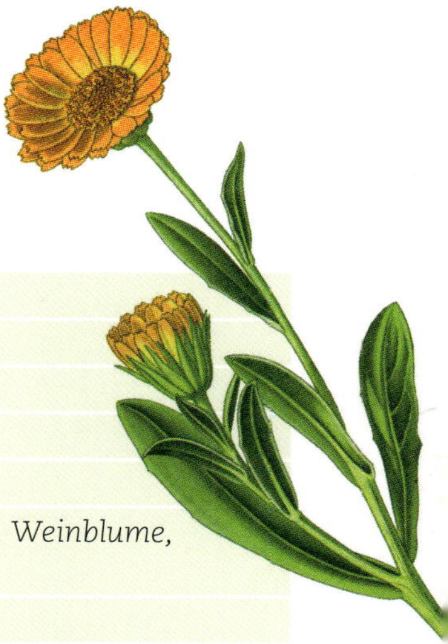

wissenschaftl. Name	*Calendula officinalis*
Ordnung	*Asternartige (Asterales)*
Familie	*Korbblütler (Asteraceae)*
Gattung	*Ringelblumen (Calendula)*
Art	*Ringelblume*
Volksnamen	*Goldblume, Ringelrose, Studentenblume, Weinblume, Sonnenwende*
Verwendung	*Blüten*
Inhaltsstoffe	*ätherisches Öl, Saponine, Carotinoide, Flavonoide, Triterpenalkohole, wasserlösliche Polysaccharide, Bitterstoffe*

Im Jahr 2009 war die Ringelblume Heilpflanze des Jahres. Zu Recht, denn vielfältig sind ihre Anwendungsmöglichkeiten.
Ihren deutschen Namen hat sie von ihren gekrümmten Samen. Früher wurde sie als Orakel in Liebesdingen befragt: *„Er liebt mich, er liebt mich nicht."* Die schönen gelben Blüten laden dazu einfach ein.
Man findet sie in Gärten, aber auch auf Schutthalden. Wenn morgens um sieben die Blütenköpfe noch geschlossen sind, dann kommt Regen, sagt man.
Der beste Zeitpunkt zum Ernten der Blütenblätter ist der Frühsommer an einem sonnigen Morgen, da ist der Gehalt der Wirkstoffe am höchsten.

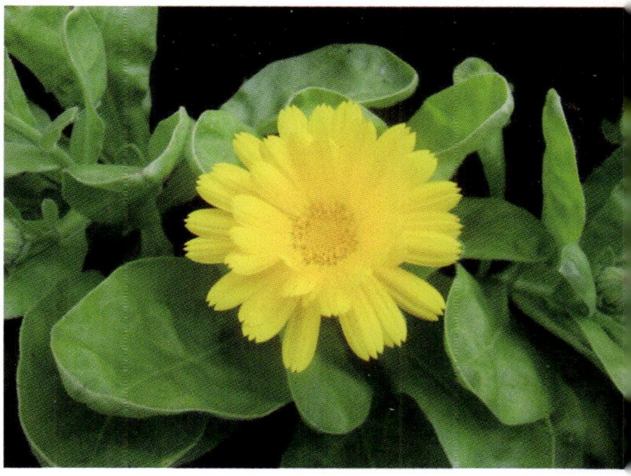

Ringelblumenschmalz: Schon meine Großmutter hatte es immer parat, wenn ich mal wieder über einen Stein gestolpert war und mir das Knie aufgeschlagen hatte. Das Rezept für dieses Wundermittel ist ganz einfach:
½ kg Schweineschmalz auf kleiner Flamme erhitzen. Wenn es sich verflüssigt hat, abschalten. Zwei Handvoll Ringelblumenblüten hineingeben und im Fett untertauchen. Ab und zu umrühren. Man lässt das Ganze über Nacht stehen, um es am nächsten Tag wieder kräftig zu erwärmen. Danach gießt man es durch ein feinmaschiges Sieb, füllt die so erhaltene *Salbe* in kleine Gläser mit Schraubverschluss und lagert sie kühl.

Heilwirkung

Bei Hautverletzungen, rissiger Haut, Verbrennungen. Senkt die Blutfettwerte, bei Sonnenbrand, Insektenstichen, Magen- und Darmbeschwerden und vielem mehr.

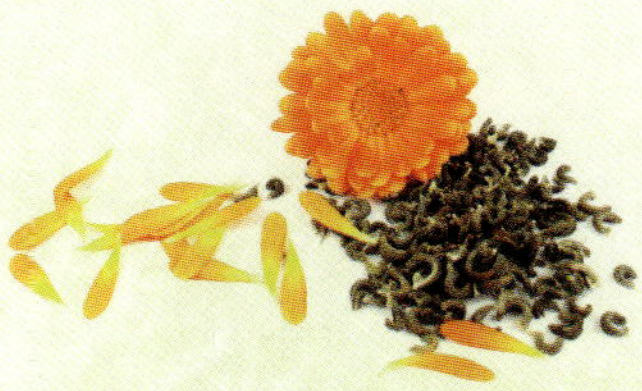

Blüte – Blütenblätter – Samen

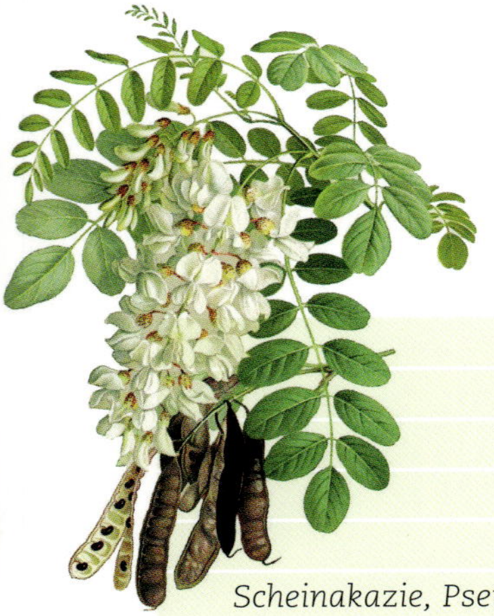

giftig Robinie

Robinia pseudoacacia	**wissenschaftl. Name**
Schmetterlingsblütenartige (Fabales)	**Ordnung**
Hülsenfrüchtler (Fabaceae)	**Familie**
Robinien (Robinia)	**Gattung**
Gewöhnliche Robinie	**Art**
Scheinakazie, Pseudoakazie, Silberregen, Falsche Akazie	**Volksnamen**
Blüten	**Verwendung**
ätherische Öle, Flavonoide, Gerbstoffe, Glycoside, Lectine, Harz, Indican, Robinin	**Inhaltsstoffe**

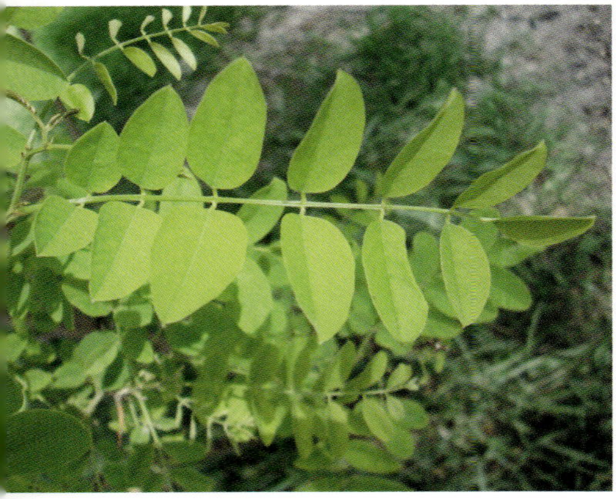

Schon in meiner Kindheit musste ich auf dem Schulweg an einigen Akazienbäumen vorbei. Für uns Kinder war es ganz selbstverständlich, ein Blatt abzureißen, und dann fing es an: Kaiser, König, Edelmann, Bürger, Bauer, Bettelmann. Da konnten wir endlos die Blättchen zupfen, bis Kaiser oder König übrig blieb. Viele Jahre später nannte mein Enkel die Robinie Liebmichbaum, weil er *„Sie liebt mich, von Herzen, mit Schmerzen, ein bisschen, ein wenig oder gar nicht"* probierte.

Die Robinie ist ein sommergrüner Baum, der eine Höhe von 25 Metern erreichen kann. Der ganze Baum ist giftig bis auf die Blüten, das ist das Geniale daran. Um von den Bienen besucht zu werden, schaltet er zur Zeit der Blüte das Gift zurück. Die Blüten sind 1–2 cm lang und hängen in 15 cm langen wunderschönen Trauben. Sie schmecken süßlich und duften ähnlich wie Jasmin.

Heilwirkung

Ein aus den Blüten zubereiteter Tee oder Wein ist krampflösend und allgemein kräftigend.

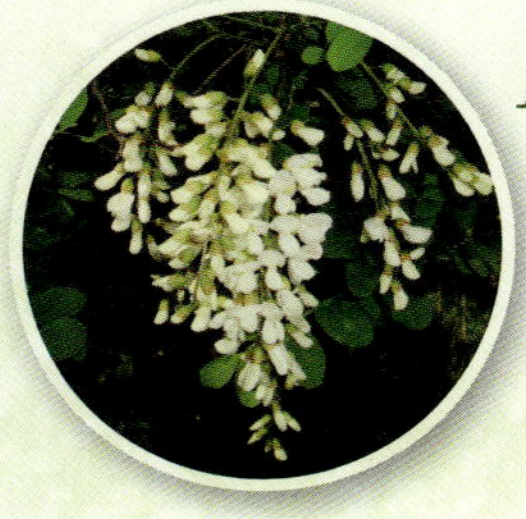

Blüten

Robinienblütensirup: 3 Liter Wasser mit 2 ½ kg Zucker aufkochen, abkühlen lassen. 15 schöne Robinientrauben, abgeschüttelt und ungewaschen, 2 Zitronen in Scheiben geschnitten, 8 dag Zitronensäure. Alles zusammen in ein Glas geben und 24 Stunden stehen lassen. Öfters umrühren. Dann abseihen, durch ein Tuch filtern und auf 60 °C erhitzen. In Flaschen füllen und genießen.

Man kann die Blüten auch in Palatschinkenteig ausbacken oder kandieren. Zum Aromatisieren von Spirituosen oder Speiseeis sind Akazienblüten ebenso bestens geeignet.

Roggen

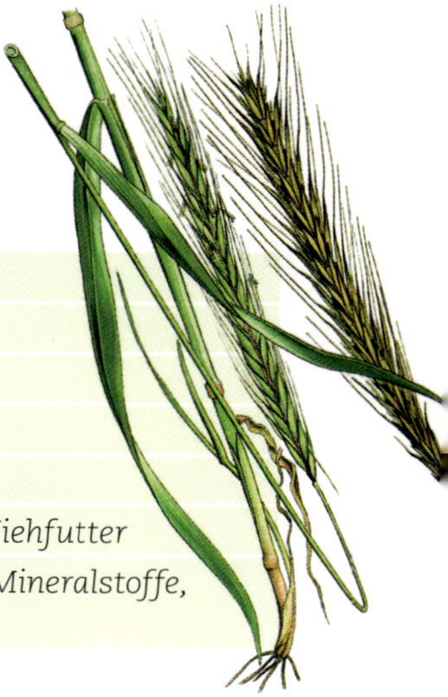

wissenschaftl. Name	*Secale cereale*
Ordnung	*Süßgrasartige (Poales)*
Familie	*Süßgräser (Poaceae)*
Gattung	*Roggen (Secale)*
Art	*Roggen*
Verwendung	*Mehl, Brot, Gebäck, Lebkuchen, Flocken, Viehfutter*
Inhaltsstoffe	*Eiweiß, Fett, Aminosäuren, Ballaststoffe, Mineralstoffe, Vitamine, Schleimstoffe*

Es gibt zwei Arten von Roggen, den Sommer- und den Winterroggen. Er ist aus gutem Grund ein bei uns bevorzugtes Getreide. Anspruchslos, was den Boden betrifft, verträgt er Frost und auch Trockenheit. Daneben zeichnet er sich auch durch seine Unempfindlichkeit gegenüber Pilzerkrankungen und Schädlingen aus der Tierwelt aus. Deshalb kommt er auch mit relativ wenig Dünger und Pflanzenschutzmitteln aus. Er unterdrückt Beikräuter besser als andere Getreidearten. Roggen kann an demselben Standort 10–15 Jahre ohne Unterbrechung angebaut werden.

Eine Schwierigkeit gibt es allerdings: Er kann vom Mutterkornpilz befallen werden. Dieser wird durch die Ausbildung brauner Fruchtkörper an der Ähre sichtbar. Im Mittelalter, aber auch noch im 19. Jahrhundert traten solche Verunreinigungen des Mehls mit Mutterkorn auf und verursachten schwere Vergiftungen.

Roggengebäck hat eine wesentlich dunklere Farbe als Weizengebäck und gelingt am besten mit Sauerteig.

Vollkornlebkuchen: 800 g Roggenvollkornmehl, 4 Eier, 250 g Fett, 200 g Rohrzucker, 8 Löffel Honig, 10 g Soda, ev. Nüsse, Sesam, Lebkuchengewürz
Aus den Zutaten rasch einen Teig kneten. Ausrollen und entweder Formen ausstechen oder den Teig in zwei Teile teilen und auf Backpapier backen. Mit Dirndlmarmelade bestreichen und mit Staubzucker bestreuen.

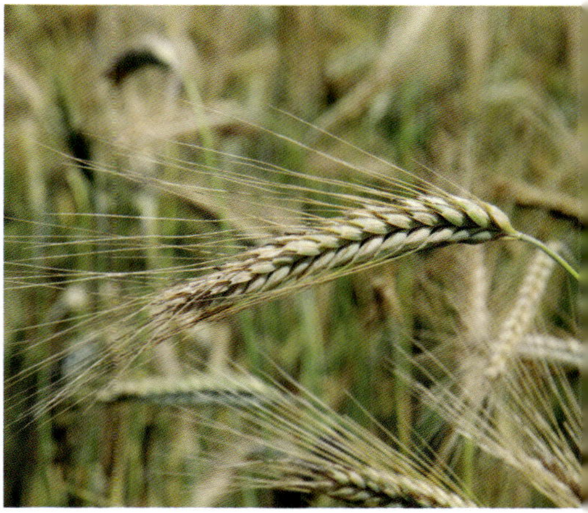

Heilwirkung

Man sagt dem Roggen eine antikarzinogene Wirkung nach, auch in der Homöopathie wird er verwendet.

Körner

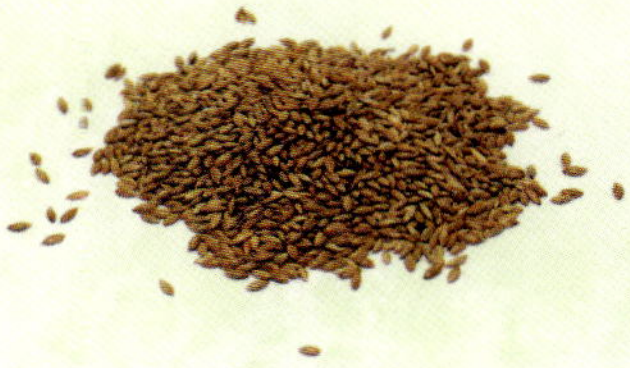

Rosmarin

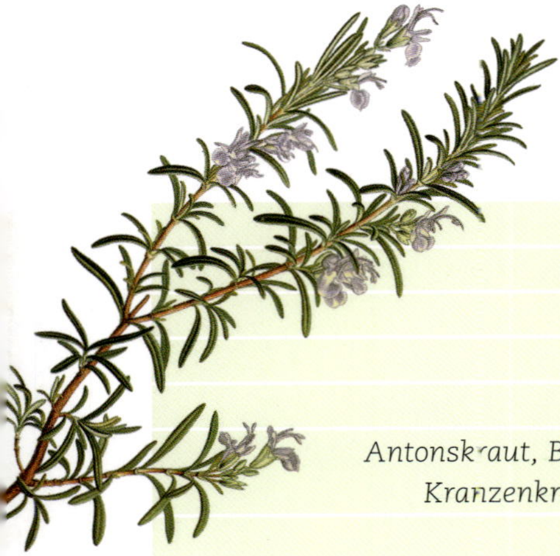

Rosmarinus officinalis	**wissenschaftl. Name**
Lippenblütlerartige (Lamiales)	**Ordnung**
Lippenblütler (Lamiaceae)	**Familie**
Rosmarin (Rosmarinus)	**Gattung**
Rosmarin	**Art**
Antonskraut, Brautkleid, Hochzeitsblümchen, Kranzenkraut, Meertau, Weihrauchkraut	**Volksnamen**
Triebspitzen	**Verwendung**
ätherisches Öl, Bitterstoffe, Gerbstoffe	**Inhaltsstoffe**

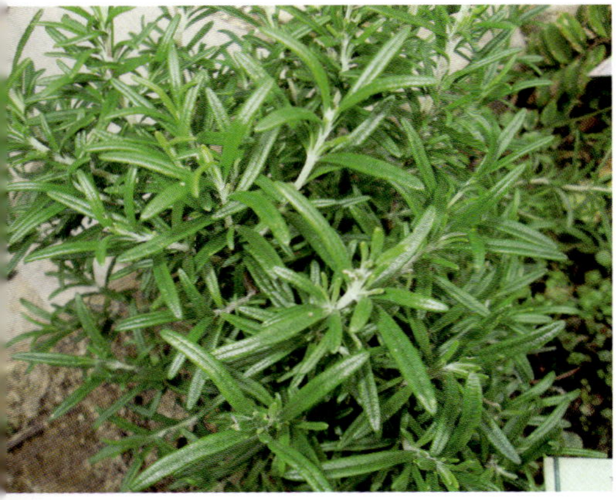

Der Rosmarin ist ein sehr widerstandsfähiges Kraut. Bei uns am Balkon überwintert er ohne Schwierigkeiten. Geerntet werden die unverholzten Triebspitzen. Getrocknet behält er bei richtiger Lagerung lange sein würziges Aroma.

Er ist ein mediterranes Kraut, in südlichen Ländern wächst er wild und wird oft bis zu einem Meter hoch. Rosmarinzweige gelten als Glücksbringer, Fruchtbarkeitssymbol und werden an Hochzeitsgäste als Anstecker verteilt. Wie so viele andere wohlriechende Pflanzen soll er vor Bösem schützen.

Aber auch als Heilkraut lässt sich Rosmarin verwenden. Er ist besonders anregend und belebend.
In der Küche mit Kartoffeln in der Pfanne, mit einem Hähnchen mitgebraten, oder einige Nadeln in den Palatschinkenteig. Die Palatschinken dann mit Marillenmarmelade bestreichen – ergibt ein ganz tolles Geschmackserlebnis!
Einen Rosmarinzweig in Olivenöl stecken, 3 Wochen ziehen lassen und man hat ein wunderbares Salat- und Würzöl.
Fein gemahlen eignet er sich auch als Zugabe zu Kräutersalzen oder zum Würzen von Topfen und Frischkäse.

Heilwirkung

Durchblutungsfördernd, verdauungsfördernd, bei Kreislaufstörungen, hohem und niedrigem Blutdruck, Herzschwäche, Muskelverspannungen, als Stärkungsmittel und bei Neuralgien.

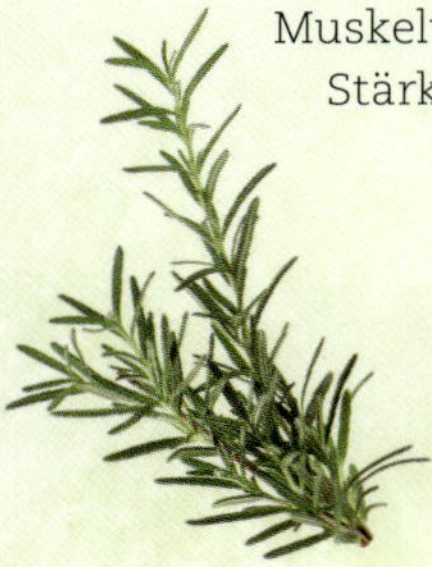

Zweig

Rosskastanie

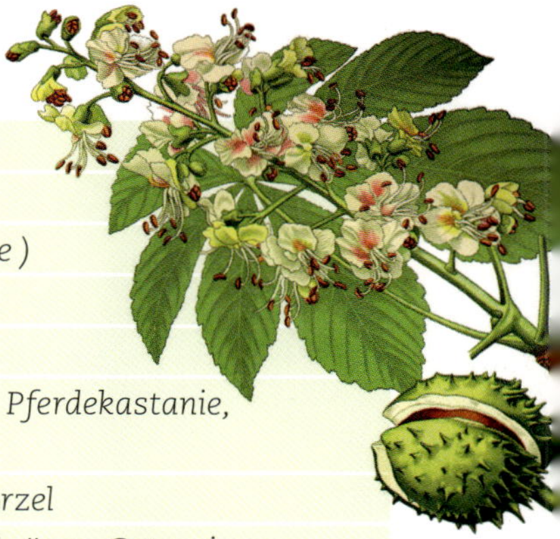

wissenschaftl. Name	*Aesculus hippocastanum*
Ordnung	*Seifenbaumartige (Sapindales)*
Familie	*Seifenbaumgewächse (Sapindaceae)*
Gattung	*Rosskastanien (Aesculus)*
Art	*Gewöhnliche Rosskastanie*
Volksnamen	*Kastanie, Kestenbaum, Saukesten, Pferdekastanie, Gichtbaum*
Verwendung	*Blüten, Früchte, Blätter, Rinde, Wurzel*
Inhaltsstoffe	*Saponine, Flavone, Gerbstoffe, Gerbsäure, Cumarine, Bitterstoffe, Alantoin, Kampferöl*

Von der Rosskastanie kann man fast alle Pflanzenteile in der Pflanzenheilkunde verwenden. Das bekannteste Einsatzgebiet sind wohl die Venen. Die Werbung macht es möglich, dass wir darüber informiert sind. Auch ich bereite gerne eine Kastanientinktur zu, die ich dann bei müden Beinen und Blutergüssen verwende.
Zum Basteln für Kinder und auch als Futter für Tiere ist die Kastanie sehr willkommen.
Leider macht in den letzten Jahren die Miniermotte den Kastanienbäumen sehr zu schaffen. Das Problem bei diesem Schädling ist, dass er keine natürlichen Feinde besitzt und langfristig dem Baum großen Schaden zufügt.
Durch den hohen Saponingehalt sollte man die Teile der Rosskastanie nicht übermäßig einnehmen, sondern immer wohldosiert. Als Tinktur oder Salbe am besten äußerlich verwenden.

Zum Einreiben bei schweren Beinen können wir uns eine **Kestensalbe** machen: Dazu brauchen wir eine Rosskastanientinktur und etwas ätherisches Wacholderbeerenöl. Für die Zubereitung 60 g Olivenöl, 30 g Lanolin, 10 g Bienenwachs und 60 ml Kastanienessenz mischen. Im Wasserbad Öl, Lanolin und Wachs schmelzen und die erwärmte Tinktur tropfenweise einrühren. Zuletzt mischt man das ätherische Wacholderbeerenöl darunter, rührt weiter, bis die Masse erkaltet ist, und füllt sie in kleine Gläser.

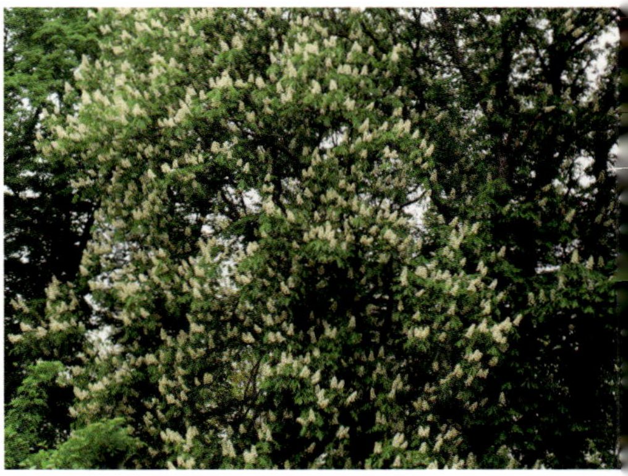

Heilwirkung

Bei schweren Beinen,
bei Venenentzündung,
Krampfadern, Rheuma, Gicht,
aber auch bei Husten, Fieber und Durchfall.

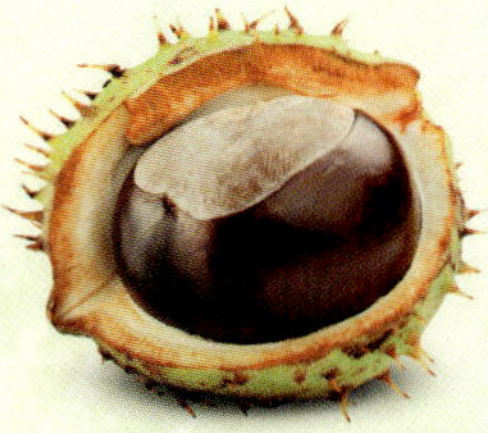

Kastanie

Rotklee

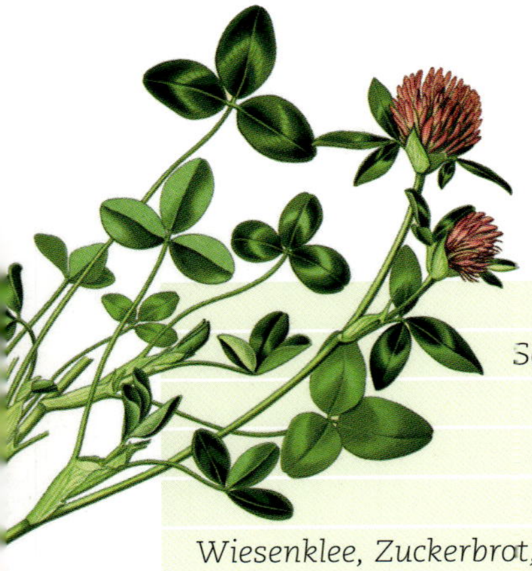

Trifolium pratense	**wissenschaftl. Name**
Schmetterlingsblütenartige (Fabales)	**Ordnung**
Hülsenfrüchtler (Fabaceae)	**Familie**
Klee (Trifolium)	**Gattung**
Rotklee	**Art**
Wiesenklee, Zuckerbrot, Honigklee, Futterklee, Hummellust	**Volksnamen**
Blüten, Kraut, Samen	**Verwendung**
Gerbstoffe, Cumarin, Isoflavone, ätherisches Öl, Glycoside und Harz	**Inhaltsstoffe**

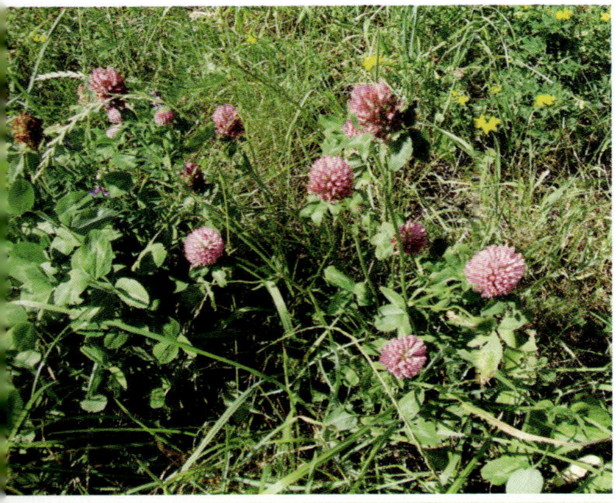

Überall auf den Wiesen kann man ihn finden. Die süßen Blüten locken nicht nur die Bienen an. Sie enthalten besonders viel Nektar. Darauf deuten auch die Volksnamen Honigklee und Hummellust hin. Dass der Klee auch für Menschen essbar ist, wissen die wenigsten. Sie suchen nach vierblättrigen Kleeblättern und hoffen, damit das Glück zu finden.

Rotklee ist seit Langem eine bekannte Heilpflanze, schon im Mittelalter wurden ihm besondere Kräfte nachgesagt. Er wird auch gerne als Tabakersatz in Knastermischungen verwendet. Knaster-Tabakersatz ist nikotinfrei.

Heilwirkung

In der Volksheilkunde wird er bei Durchfällen, Husten, chronischen Hauterkrankungen und zum Erfrischen übermüdeter Augen verwendet. Er spielt auch in der Hormonersatztherapie eine große Rolle, da er vier Isoflavone enthält, die in ihrer Kombination dem weiblichen Hormon Östrogen ähneln.

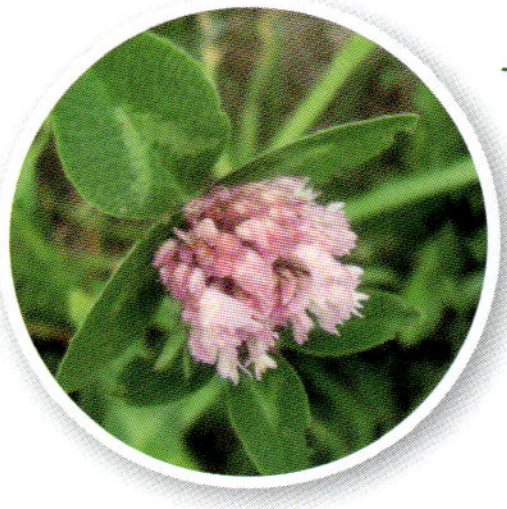

Blüte

Wir machen gerne **Liebesstangerl** damit. Dazu nehmen wir Fertig-Blätterteig, den wir ausrollen, um ihn dann mit einer Mischung aus Topfen, Sauerrahm und Honig zu bestreichen. Darüber reiben wir eine Karotte und zupfen Rotkleeblüten darauf. Klappen den Teig zusammen, schneiden 1 cm breite Streifen, die wir zu Spiralen drehen. Auf ein mit Backpapier belegtes Blech legen und bei 200 °C 10 Minuten backen.

Salbei, Klebriger

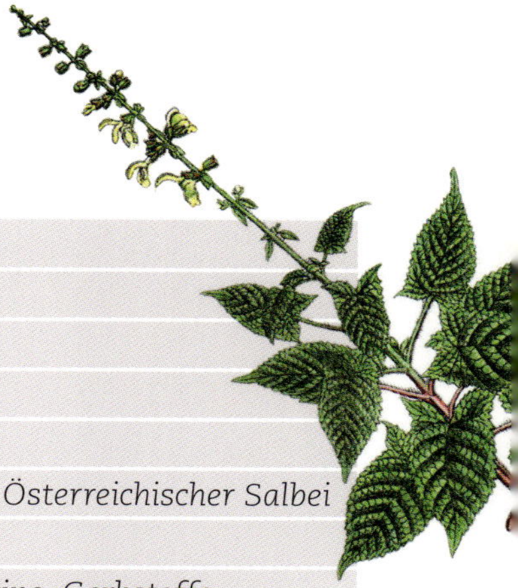

wissenschaftl. Name	*Salvia glutinosa*
Ordnung	*Lippenblütlerartige (Lamiales)*
Familie	*Lippenblütler (Lamiaceae)*
Gattung	*Salbei (Salvia)*
Art	*Klebriger Salbei*
Volksnamen	*Gelber Salbei, Klebsalbei, Flohkraut, Österreichischer Salbei*
Verwendung	*Blüten, Blätter*
Inhaltsstoffe	*ätherisches Öl, Triterpene, Phytosterine, Gerbstoffe, Bitterstoffe, Flavonoide, Rosmarinsäure, Harze und Saponine*

Wir kennen den Klebrigen Salbei aus Kärnten. Ich erinnere mich, dass die gute Kräuterfee von Weißbriach ihn *Gelber Ziest* nannte. Die gelben Blüten nahmen wir zum Süßen von Tee. Inzwischen um einiges an Erfahrung reicher, verwenden wir ihn vielseitiger. Die jungen Blätter eignen sich hervorragend für Salate, Suppen, Eintöpfe, als Beigabe zu Kräutertopfen oder in verschiedenen Teemischungen.

Seinen Namen trägt er zu Recht, da der ganze vierkantige Stängel und auch die Blüten mit klebrigen Drüsenhaaren besetzt sind. Das *Glutinosa* in seinem wissenschaftlichen Namen bedeutet, aus dem Lateinischen übersetzt, klebrig.
Was wir immer wieder, wenn Kinder dabei sind, zeigen, ist, wie die Bestäubung funktioniert. Das Insekt landet auf der Unterlippe (Landebahn), dabei schlägt der Staubbeutel auf den Rücken des Insektes und die Antheren (Staubbeutel bei Blütenpflanzen) geben ihre Pollen ab.
Der Klebrige Salbei, in manchen Gegenden auch Flohkraut genannt, ist die größte Salbeiart, die bei uns wild vorkommt. Der klebrige Stängel kann eine Höhe von bis zu 120 cm erreichen.

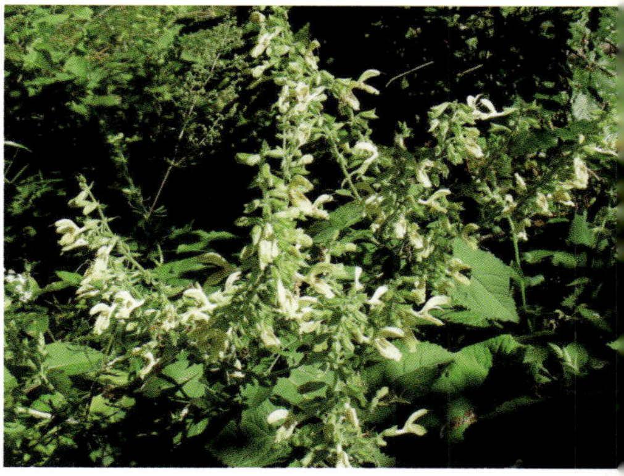

Heilwirkung

Es gibt keine genauen Aussagen über die Wirkung. Man kann jedoch davon ausgehen, dass er ähnlich zu nutzen ist wie der Garten- oder Wiesen-Salbei. Alle Salbeigewächse wirken antibakteriell, desinfizierend, entzündungs- und schweißhemmend.

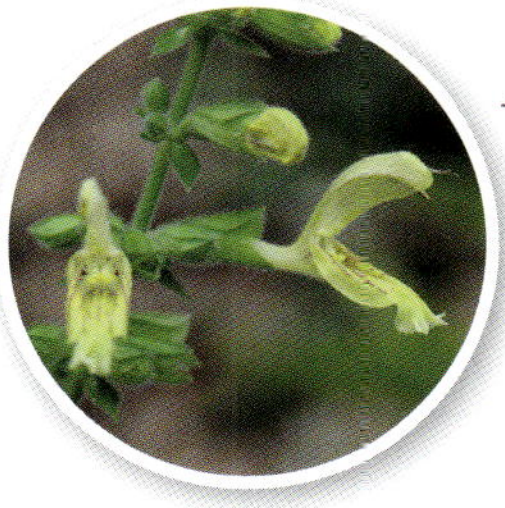

Blüten

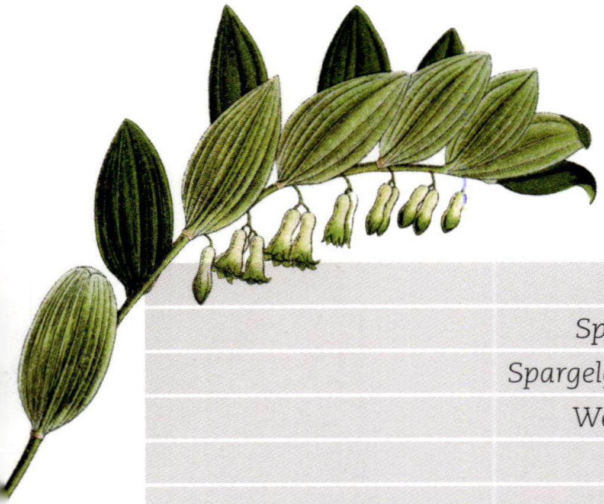

giftig Salomonssiegel

Polygonatum multiflorum	wissenschaftl. Name
Spargelartige (Asparagales)	Ordnung
Spargelgewächse (Asparagaceae)	Familie
Weißwurzen (Polygonatum)	Gattung
Echtes Salomonssiegel	Art
Vielblütige Weißwurz	Volksname
Wurzel (Rhizom)	Verwendung
Glycoside und Saponine	Inhaltsstoffe

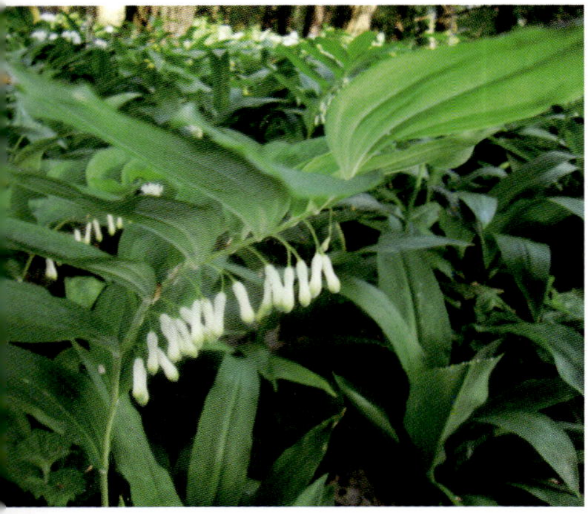

Das Salomonssiegel wird auch Vielblütige Weißwurz genannt. An der Wurzel ist dieses Siegel sichtbar. Es wird auch nur die Wurzel verwendet. Sie ist gut für Knorpel, Sehnen und bei Tennisarm. Die Wurzel kann man ausgraben und in Schmalz zu einer Salbe köcheln. Die Beeren der Weißwurz sind giftig, wir verwenden ohnehin nur den Wurzelstock. Früher sagte man dem Salomonssiegel magische Kräfte nach. Angeblich konnte man mit ihm Schlösser und Türen öffnen. Es gibt auch die Wohlriechende Weißwurz – *Polygonatum odoratum* - und die Quirlblättrige Weißwurz – *Polygonatum verticillatum*. Die Wohlriechende Weißwurz kann genauso wie das Salomonssiegel verwendet werden.

Bei dieser Pflanze ist bei jedem Blatt eine Blüte. Ein Wurzeltee wirkt harntreibend.

Das Salomonssiegel ist zum Teil giftig. Die Blätter schwach, die Beeren stark. Beim Naschen der Beeren kommt es zu Erbrechen, Durchfall, Schwindel und Atemnot. Daher verwenden wir nur die Wurzel (Rhizom).

Leicht kann man, nachdem man das Rhizom ausgegraben hat, das Alter der Pflanze bestimmen. Jedes Jahr kommt nämlich ein neues Gelenk dazu.

Heilwirkung

Für Sehnen, bei Tennisarm, Gewebebrüchen, Rheuma und Gicht, senkt den Blutzucker und wird auch bei Herzschwäche gegeben. Bei Blutergüssen, Prellungen, Stauchungen und Rückenschmerzen einsetzbar. Nach der Signaturenlehre hilft er gegen Hühneraugen, weil diese den Narben des Rhizoms ähnlich sind. In der Homöopathie wird er bei Sommersprossen und Hautflecken verwendet.

Eine Salbe, die uns inzwischen gute Dienste leistet, ***Rudis Bauchsalbe***, mache ich immer wieder. Dazu nehme ich 90 g Kakaobutter, 10 ml Tinktur (gemischt zu gleichen Teilen Salomonssiegel, Beinwell und Neunblättrige Zahnwurz) sowie 10 g Bienenwachs. Aus diesen Zutaten eine Salbe rühren und bei Gewebebrüchen anwenden.

Sanddorn

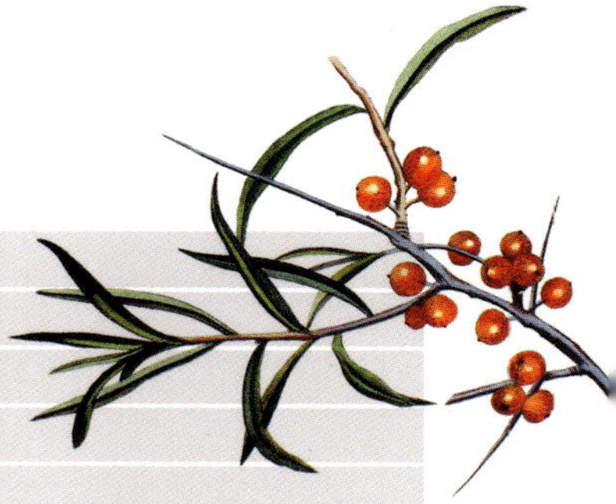

wissenschaftl. Name	*Hippophae rhamnoides*
Ordnung	*Rosenartige (Rosales)*
Familie	*Ölweidengewächse (Elaeagnaceae)*
Gattung	*Sanddorne (Hippophae)*
Art	*Sanddorn*
Volksnamen	*Weidendorn, Stranddorn, Seedorn, Fasanendorn*
Verwendung	*Beeren, blühende Triebspitzen*
Inhaltsstoffe	*Vitamin C, Vitamin B12, Vitamin E, Beta-Carotin, Gerbsäure, Gerbstoffe und Flavonoide*

Anfang August bis Anfang Dezember kann man, wenn man Glück hat, die orangeroten Früchte sehen, eventuell auch ernten. Der Sanddorn ist allerdings eine geschützte Pflanze. Er hat sehr spitze Dornen, daher ist es angebracht, zum Ernten ein großes Tuch und eine Schere mitzunehmen. Versucht man nämlich die Beeren abzustreifen, platzen sie sofort und der wertvolle Saft geht verloren. Will man sich einen Sanddornstrauch in den Garten setzen, sollte man mehrere davon nehmen. Es gibt nämlich Männchen und Weibchen.

Der Sanddorn ist sehr reich an Vitamin C und leistet uns in Grippezeiten wertvolle Hilfe. Als Marmelade oder Saft eingenommen, steigert er die körpereigenen Abwehrkräfte. Der besonders hohe Gehalt an Antioxidantien macht den Sanddorn zum idealen Begleiter beim Älterwerden.

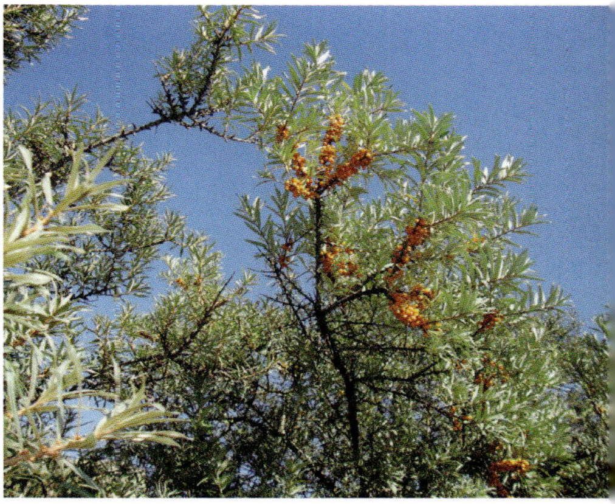

Sanddornsaft zur Stärkung des Immunsystems: 1 Liter Sanddornsaft mit ½ kg Zucker 15 Minuten kochen, dann in saubere, kleine Flaschen füllen. Täglich 3 Esslöffel davon nehmen.

Sanddornmus: 1 kg Sanddornfrüchte, 350 g Honig, etwas geriebene Schale einer unbehandelten Orange

Die Früchte mit etwas Wasser 20 Minuten kochen, dann passieren und den Honig mit der Orangenschale beifügen. Noch einmal aufwallen lassen und heiß in kleine Gläser füllen. Das Mus eignet sich für Desserts, Müsli, Cremen und auch für Eiscreme.

Heilwirkung

Bei Erkältung, Appetitlosigkeit, Durchfall, Frühjahrsmüdigkeit und Vitamin-C-Mangel. Außerdem stärkt er das Immunsystem und hilft bei Hautproblemen.

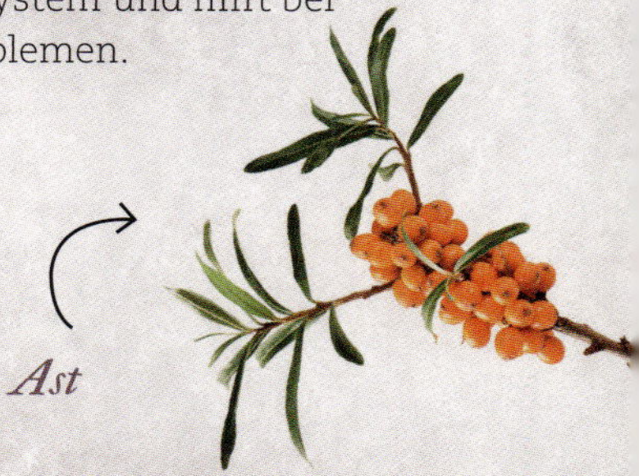

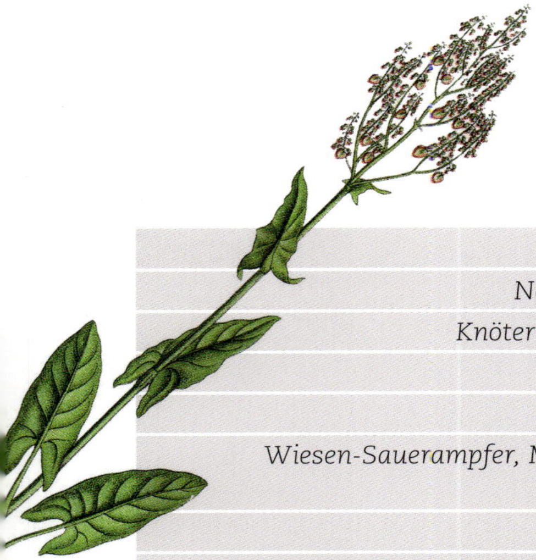

Sauerampfer

Rumex acetosa	**wissenschaftl. Name**
Nelkenartige (Caryophyllales)	**Ordnung**
Knöterichgewächse (Polygonaceae)	**Familie**
Ampfer (Rumex)	**Gattung**
Sauerampfer	**Art**
Wiesen-Sauerampfer, Mergelwurz, Kuckuckskraut, Feldampfer, Sauergras	**Volksnamen**
Blätter, Wurzel	**Verwendung**
Oxalsäure, Flavonglycosid, Vitamin C, Eisen, Gerbstoff, Gerbsäure und Kaliumbioxalat	**Inhaltsstoffe**

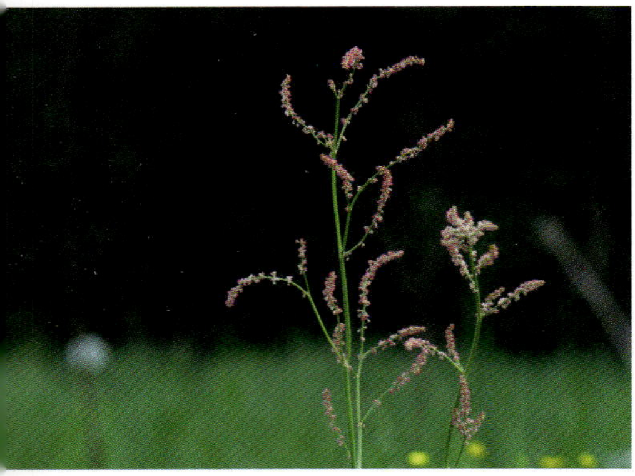

Heilwirkung

Er wirkt blutreinigend, harntreibend, leberstärkend und appetitfördernd. Hilft bei Hautkrankheiten, Leberschwäche, Durchfall, Blutarmut und Magenbeschwerden. In der Homöopathie wird er als Rumex D1 bis D3 verwendet. Die Urtinktur wird aus der frischen Pflanze samt Wurzel hergestellt.

Beim Sauerampfer werden Erinnerungen an meine Kindheit wach. Meine Großeltern, bei denen ich aufwuchs, wohnten in einem Bahnwärterhäuschen. Dort, zwischen den Geleisen, wuchs der fetteste, beste und schmackhafteste Sauerampfer.

Im Frühling füllt er die leeren Vitaminspeicher wieder auf und reinigt den Körper von den im Winter angesammelten Schlacken. Auch in der Gründonnerstagssuppe ist er dabei. Zusammen mit Giersch, Löwenzahn, Taubnessel, Sauerklee, Brennnessel, Schafgarbe, Vogelmiere und Gänseblümchen verspricht die Suppe Gesundheit für das ganze Jahr. Der Sauerampfer darf auch in dem Kräuterbüschel, das zu Maria Himmelfahrt geweiht wird, nicht fehlen.

Frischer Sauerampfersaft bewirkt, dass Milch schneller sauer wird. Menschen, die zu Sodbrennen neigen, sollten frischen Sauerampfer wegen seines Oxalsäuregehalts meiden. Das Gleiche gilt für Rheumakranke und Menschen mit Herzkrankheiten.

Gründonnerstagssuppe: 1 fein gehackte Zwiebel in etwas Butter andünsten, mit 1 Esslöffel Mehl stauben und 1 Liter Gemüsebrühe aufgießen. Die fein gehackten Kräuter dazugeben und 5 Minuten köcheln lassen. Mit Salz, Pfeffer und Muskatnuss würzen, mit dem Stabmixer pürieren und etwas Obers verfeinern. Mit gerösteten Schwarzbrotwürfeln servieren.

Schafgarbe

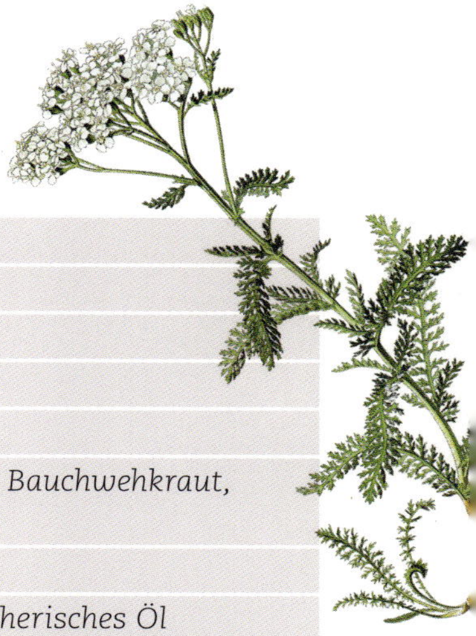

wissenschaftl. Name	*Achillea millefolium*
Ordnung	*Asternartige (Asterales)*
Familie	*Korbblütler (Asteraceae)*
Gattung	*Schafgarben (Achillea)*
Art	*Gemeine Schafgarbe*
Volksnamen	*Augenbraue der Venus, Achilleskraut, Bauchwehkraut, Schafzunge, Soldatenkraut*
Verwendung	*Blüte, Kraut*
Inhaltsstoffe	*Gerbstoffe, Bitterstoffe, Flavonoide, ätherisches Öl (Azulen), Schleimstoffe, Kupfer, Kalium, Vitamine, Essigsäure, Apfelsäure und Kaffeesäure*

Auch die Schafgarbe ist eines meiner geliebten *Unkräuter*. Ob beim Kochen, in Tees, als Öl oder in Salben und Seifen – ich brauche sie immer. In ihr sind alle zwölf Schüsslersalze enthalten, deshalb ist sie auch vielseitig verwendbar. Im Frühling nehmen wir die jungen Blätter. *Millefolium*, der Artname, heißt so viel wie *Tausendblatt*, während der Gattungsname *Achillea* auf Achilles hinweist, den trojanischen Helden, der die Wunden seiner Krieger damit behandelt haben soll.
Mit den jungen Blättern machen wir Aufstriche, Salze und würzen Weckerl.
Das ätherische Öl der Achillea ist sehr wertvoll und eine Besonderheit: Interessanterweise ist es blau. Auch als Färberpflanze wird die Schafgarbe gerne verwendet, dann ist ihre Farbe gelb bis moosgrün.
Normalerweise blüht die Scharfgarbe weiß, aber in höheren Regionen kann es vorkommen, dass sie rosa Blüten zeigt.

Man kann die Schafgarbe getrost das *Pflaster der Natur* nennen. Wenn man sich bei einer Wanderung verletzt, nimmt man am besten einige Blättchen, zerreibt sie in der Hand und trägt dann den austretenden Pflanzensaft auf die Wunde auf. Das ätherische Öl der Pflanze verhindert Entzündungen und beschleunigt die Wundheilung.

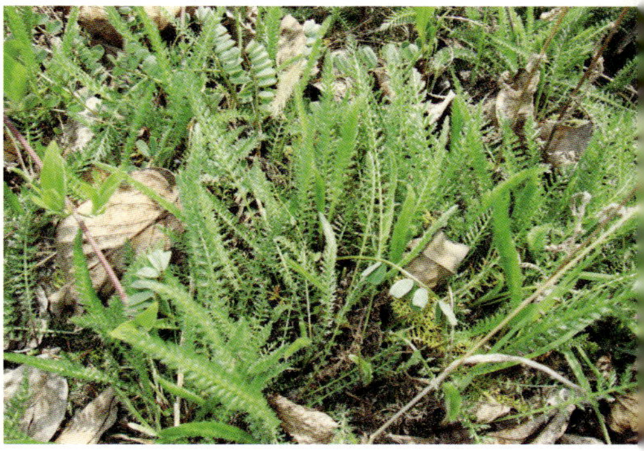

Heilwirkung

Sie wirkt blutstillend, entzündungshemmend, beruhigend, blutreinigend und kräftigend. Man verwendet sie bei Durchblutungsstörungen, Nerven-, Kopf- und Zahnschmerzen, Frauenkrankheiten, Gelenksentzündungen und unreiner Haut.

Blüten

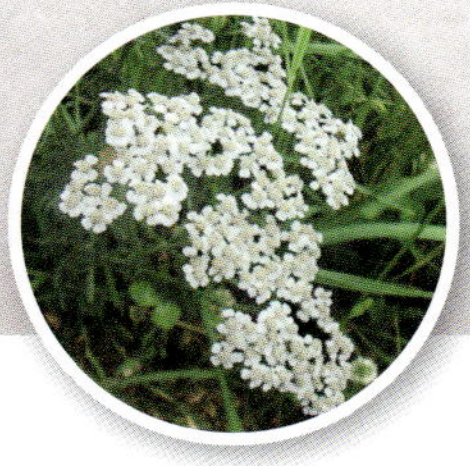

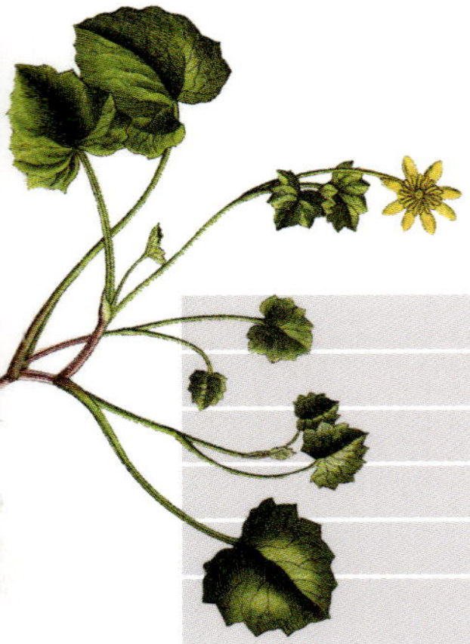

leicht giftig Scharbockskraut

Ficaria verna – Ranunculus ficaria	**wissenschaftl. Name**
Hahnenfußartige (Ranunculales)	**Ordnung**
Hahnenfußgewächse (Ranunculaceae)	**Familie**
Hahnenfuß (Ranunculus)	**Gattung**
Scharbockskraut	**Art**
Frühlingsscharbockskraut, Feigwurz, Himmelsgerste, Himmerlbrot	**Volksnamen**
Blätter vor der Blüte, Knospen, Wurzel	**Verwendung**
Vitamin C, Anemonin, Protoanemonin, Scharfstoffe, Saponine, Gerbstoffe, ätherisches Öl	**Inhaltsstoffe**

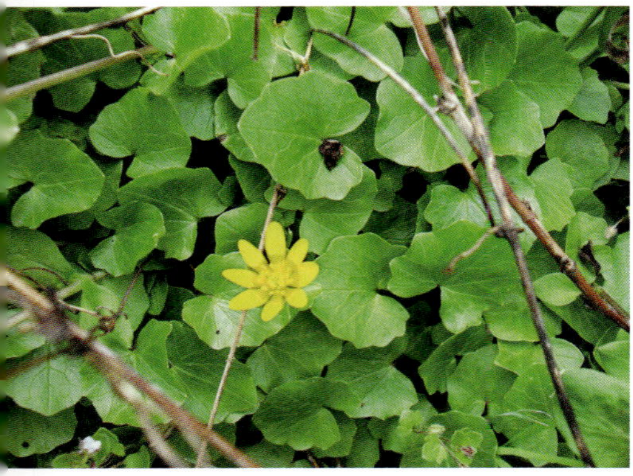

Zum Scharbockskraut fällt mir spontan ein: Nur vor der Blüte verwenden! Das trifft sich gut, ist es doch eine der ersten Vitaminbomben des Jahres. Wenn dann die leuchtend gelben Blüten erscheinen, ist das Scharbockskraut leicht giftig. Vor der Blüte sehr Vitamin-C-hältig und dadurch gut bei Frühjahrsmüdigkeit. Ein paar Blätter in einem Wildkräutersalat machen müde Menschen wieder munter. Früher, als Skorbut, eine Vitamin-C-Mangelerscheinung, noch verbreitet war, galten die Blätter als Heilmittel, daher der Name Scharbockskraut, denn *Scharbock* ist eine alte Bezeichnung für *Skorbut*. Wenn man die Blätter trocknet, werden die Giftstoffe abgebaut, man kann sie dann sehr gut für einen Tee verwenden, den man bei Hautunreinheiten trinkt. Auch für Waschungen und Sitzbäder kann man den Tee einsetzen.

Die Wurzelknollen erinnern ein bisschen an Feigwarzen, daher der Name Feigwurz. Mit dem scharfen Saft der Wurzel kann man Warzen wegätzen.

Heilwirkung

Vorsicht:
Nicht zu viel davon nehmen!!!
Bei Vitamin-C-Mangel, Frühjahrsmüdigkeit, Hautunreinheiten, Warzen. Es wirkt auch blutreinigend.

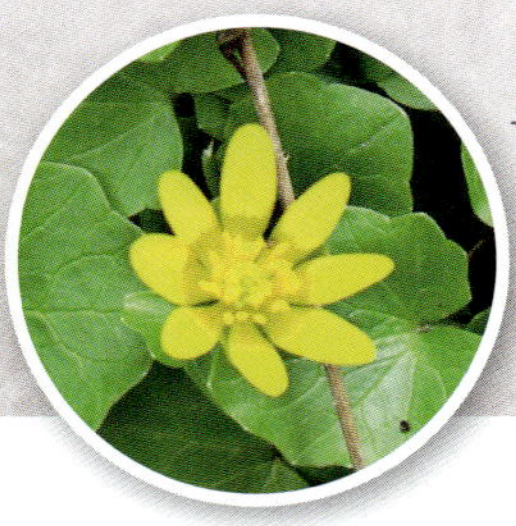

Blüte

Rezept für einen **Tee** zur Blutreinigung oder auch bei Hautproblemen:

2 Teelöffel getrocknetes Scharbockskraut mit ¼ Liter kaltem Wasser übergießen, erwärmen, bis es kocht. Über den Tag verteilt trinken oder bei Hautproblemen für Waschungen verwenden.

Schierling, Gefleckter *stark giftig*

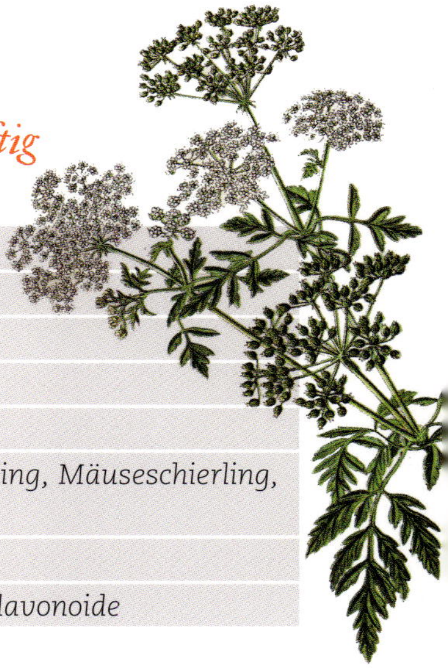

wissenschaftl. Name	*Conium maculatum*
Ordnung	*Doldenblütlerartige (Apiales)*
Familie	*Doldenblütler(Apiaceae)*
Gattung	*Schierlinge (Conium)*
Art	*Gefleckter Schierling*
Volksnamen	*Tollkerbel, Fleckenschierling, Erdschierling, Mäuseschierling, Giftpetersilie, Vogeltod*
Verwendung	*alle Teile der Pflanze sind sehr giftig*
Inhaltsstoffe	*Alkaloide (Coniin), Furanocumarine, Flavonoide*

Der Schierling gehört zusammen mit dem Wasserschierling und der Hundspetersilie zu den giftigsten Arten der Doldenblütler. Wir erkennen ihn an dem rot gefleckten Stängel. Riechen, oder besser stinken, tut er nach Mäuseurin und ein untrügliches Merkmal ist die Wurzel: Sie ist in Kammern unterteilt.
Wir denken daran: Bei Doldenblütlern sind wir sehr achtsam!
Verwechslungsmöglichkeit mit dem Wiesenkerbel oder der Petersilie wären bei Unkenntnis möglich.

Schon Sokrates wurde mit dem *Schierlingsbecher*, so wie auch viele andere, vom Leben in den Tod befördert. Der Schierling war auch, so wie das Bilsenkraut und der Stechapfel, Zutat der Flugsalbe für Hexen. Diese versetzten sich damit in ekstatische Zustände und glaubten dann, dass sie fliegen könnten.

Eine exakte Dosierung der Droge ist sehr schwierig, da Heilung und Tötung eng beisammen liegen.
Darum: Finger weg vom Schierling!
Blätter und Triebspitzen werden nur in der Homöopathie verwendet. Als *Conium* in der Potenz D4.

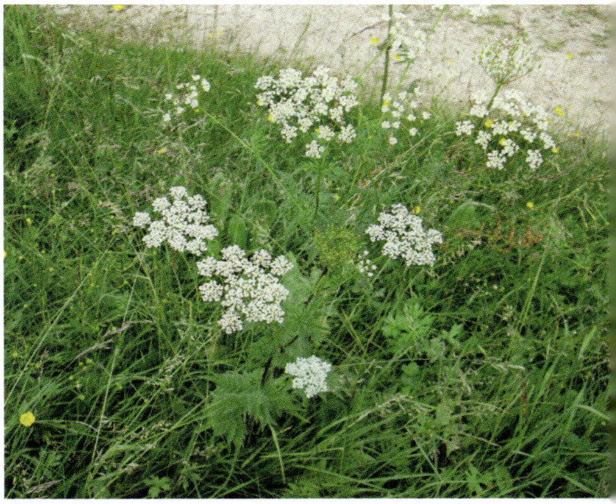

Heilwirkung

Er wirkt schmerzstillend, man verabreicht die Globuli bei Husten, bei Konzentrationsschwäche und Drüsenschwellung.
Auch bei Verkalkung der Hirngefäße, Lähmungen, Tumoren und Depressionen.

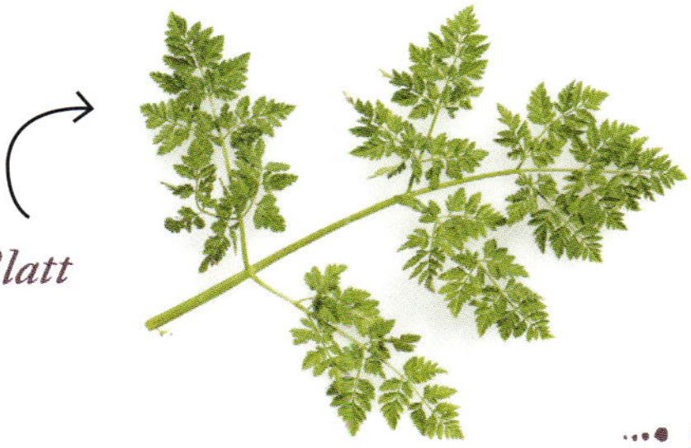

Blatt

Schlehe

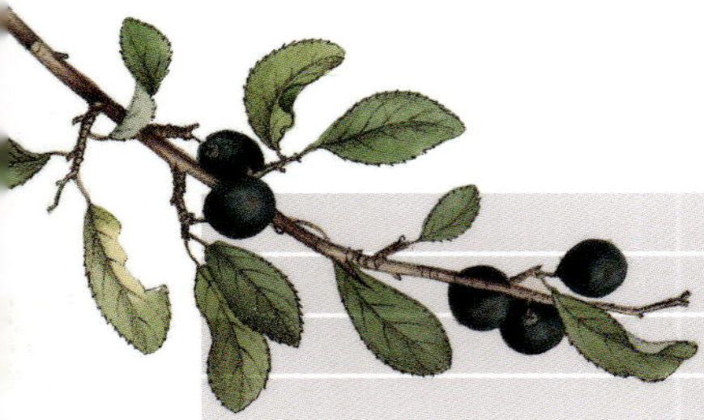

Prunus spinosa	**wissenschaftl. Name**
Rosenartige (Rosales)	**Ordnung**
Rosengewächse (Rosaceae)	**Familie**
Prunus	**Gattung**
Schlehe	**Art**
Schlehdorn, Heckendorn, Schwarzdorn, Haferpflaume	**Volksnamen**
Blüten, Blätter, Früchte	**Verwendung**
Gerbstoffe, Flavonoide, Anthocyane, Spuren von Blausäureglycosiden	**Inhaltsstoffe**

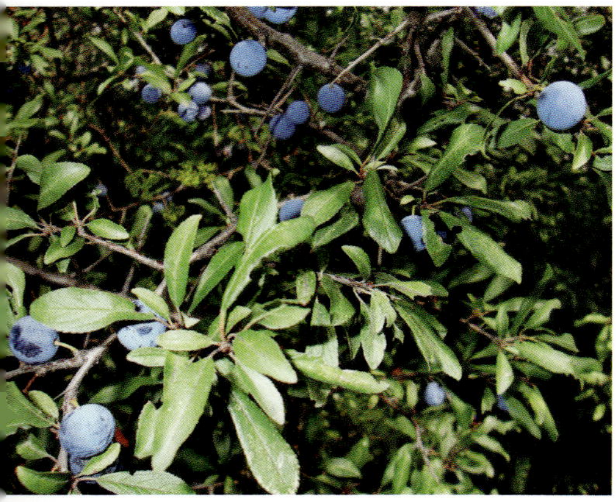

Bei den ersten warmen Sonnenstrahlen kommen die weißen Blüten hervor. Sie riechen ein bisschen nach Mandeln.
Ein alter Spruch der Volksmedizin sagt: *„Iss die ersten drei Blüten eines Schlehenzweigs und du bist das ganze Jahr vor Fieber gefeit."*
Im Herbst kommen dann die Früchte der Schlehe. Sie sind kugelrund und blau. Frisch vom Strauch sind sie nicht sehr empfehlenswert. Die enthaltene Gerbsäure lässt das Gefühl aufkommen, man hätte einen Lederfleck oder Pelz im Mund. Haben sie aber einige Nächte in der Tiefkühltruhe verbracht, schmecken sie angenehm süß. Als Likör, Saft oder Marmelade und als Beigabe zu Fruchttees sind sie für uns ein absolutes Muss.

Schon in der Steinzeit legten sich die Menschen Vitaminvorräte aus Schlehen an und auch Ötzi, der Mann aus dem Eis, trug sie bei sich, als er gefunden wurde. Schlehenöl strafft die Haut und regt den Hautstoffwechsel an.

Heilwirkung

In der Volksmedizin werden die Blüten als mildes Abführmittel verwendet. Auch bei Husten oder Magenkrämpfen ist ein Tee hilfreich. Die getrockneten Schlehenfrüchte haben eine zusammenziehende Wirkung und steigern den Appetit.

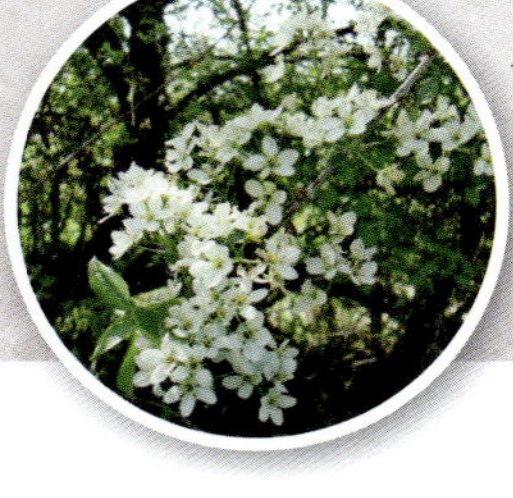

Blüten

Ein **Schlehenblütenelixier** hilft bei Frühjahrsmüdigkeit. Dazu nehmen wir 2 Handvoll Schlehenblüten und geben sie in ein Einmachglas. Darüber gießen wir 2–3 Esslöffel flüssigen Honig und ¾ Liter trockenen Weißwein. Den Ansatz stellen wir für circa 1 Woche an einen hellen Platz, wo wir ihn täglich schütteln. Danach filtern und jeden Tag ein kleines Schlückchen davon trinken. Belebt und macht munter.

Schlüsselblume *geschützt*

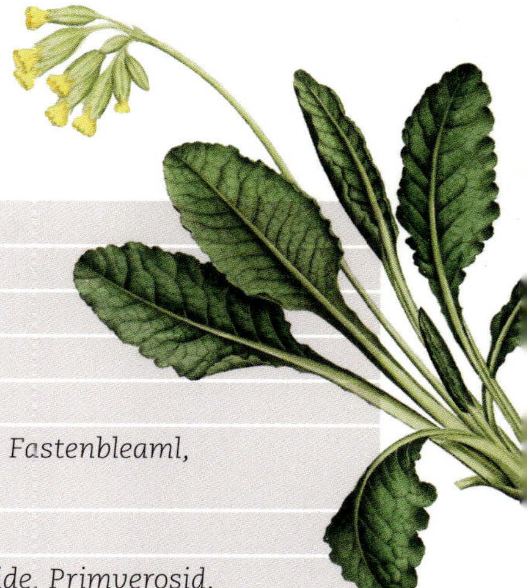

wissenschaftl. Name	*Primula veris*
Ordnung	*Heidekrautartige (Ericales)*
Familie	*Primelgewächse (Primulaceae)*
Gattung	*Primeln (Primula)*
Art	*Echte Schlüsselblume*
Volksnamen	*Himmelschlüssel, Wiesenprimel, Fastenbleaml, Eierkraut, Gichtblume*
Verwendung	*Wurzel, Blüten*
Inhaltsstoffe	*Saponine, Flavone, Phenolglycoside, Primverosid, Gerbstoffe, ätherisches Öl, Kieselsäure*

Die *Primula* ist ein Frühlingsblüher, doch immer seltener zu sehen. Daher darf (soll) sie nicht gesammelt werden, außer man baut sie im Garten an. Dann darf man sie auch ernten. In der Natur steht sie unter Naturschutz.
Die Schlüsselblume war der germanischen Göttin Freya gewidmet. In ihrer Krone trug sie einen kleinen Schlüssel, mit dem sie die Herzen der Menschen öffnen konnte. Die Schlüsselblume – die Herzensöffnerin.

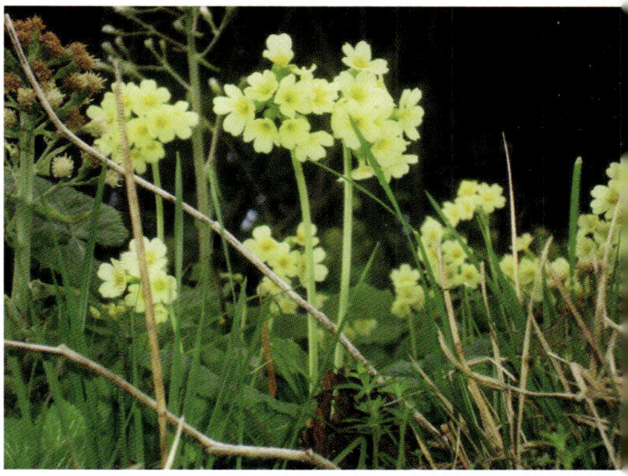

Blüten

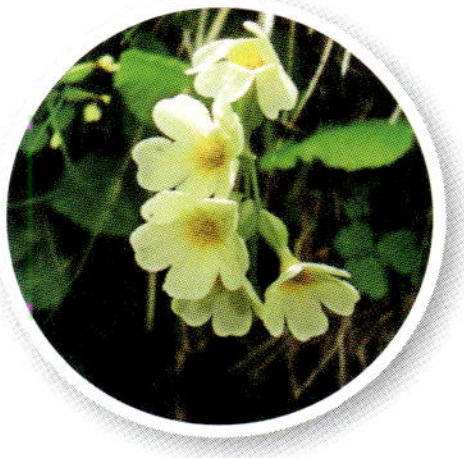

Glückstee: Johanniskraut, Melisse und Schlüsselblumenblüten zu gleichen Teilen mischen.

Schlüsselblumen-Hustenzuckerl: 10 dag Blüten, 150 ml Wasser, 20 dag Zucker oder Honig
Die Schlüsselblumenblüten mit kochendem Wasser übergießen und 15 Minuten ziehen lassen. Filtern und mit dem Zucker zu einem dickflüssigen Sirup einkochen. So lange kochen, bis ein Tropfen Sirup im kalten Wasser erstarrt. Die Masse circa 1 cm dick auf Backpapier auftragen und in kleine Würfel schneiden. Fest werden lassen. Eventuell Veilchenblüten eingießen.

Heilwirkung

Sie wirkt entkrampfend, schleimlösend und so mancher Husten wurde schon mit ihr vertrieben.
Auch bei Nervosität, Neuralgien und Migräne wird sie in der Volksheilkunde verwendet.

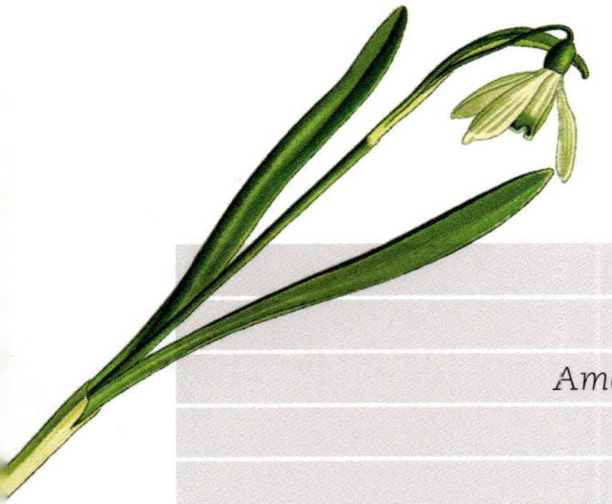

Schneeglöckchen

Galanthus nivalis	**wissenschaftl. Name**
Spargelartige (Asparagales)	**Ordnung**
Amaryllisgewächse (Amaryllidaceae)	**Familie**
Schneeglöckchen (Galanthus)	**Gattung**
Kleines Schneeglöckchen	**Art**
Gewöhnliches Schneeglöckchen	**Volksname**
Ganze Pflanze (Homöopathie)	**Verwendung**
verschiedene Alkaloide, darunter Galantamin	**Inhaltsstoffe**

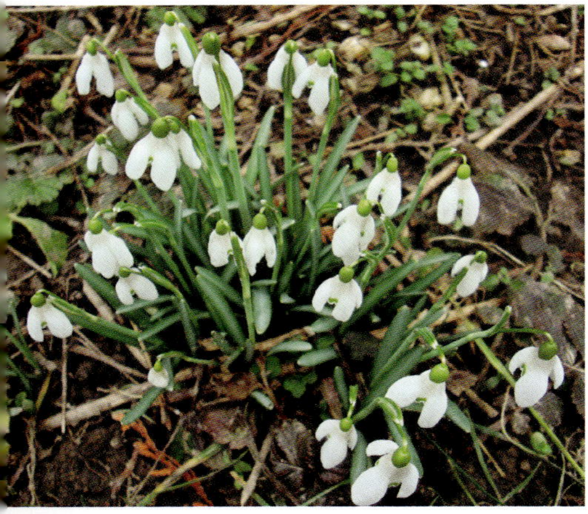

Das Schneeglöckchen ist eine der ersten Frühlingsblumen. Durch die frühe Blüte ist es für Insekten sehr wertvoll. Auch wir erfreuen uns an dem zarten Gewächs. Die nach unten hängende Blüte (Glöckchen) schützt Narbe und Staubblätter vor Witterungseinflüssen. Die ganze Pflanze, inklusive Zwiebel, in hochprozentigem Alkohol eingelegt (am besten 80%iger Korn), wird bei Parkinson und Alzheimer eingesetzt. Der Wirkstoff Galantamin wirkt möglicherweise dem Verlust des Neurotransmitters Acetylcholin entgegen. Galantamin ist ein Alkaloid, das auch in einigen Narzissenarten vorkommt. Erstmals extrahiert wurde der Wirkstoff 1953 aus dem Kaukasischen Schneeglöckchen, heute wird er teilweise schon chemisch hergestellt.
Erstaunlich ist seine schmerzlindernde Wirkung, die mit Morphin vergleichbar ist.

Eine alte Geschichte erzählt: Streicht man sich mit dem ersten Schneeglöckchen des Jahres, das man findet, über die geschlossenen Augen, so gibt man einen Heilungsimpuls und wird das ganze Jahr nicht krank.
Schüchterne Burschen trugen früher am Aufschlag der Jacke ein Schneeglöckchen, so wusste die Angebetete gleich, woran sie war.

Heilwirkung

Herzwirksam, nervenstärkend, schmerzlindernd.
Wird in letzter Zeit bei Parkinson und Alzheimer eingesetzt, allerdings nur homöopathisch.
Auch bei Herzklappenfehler und Herzschwäche.

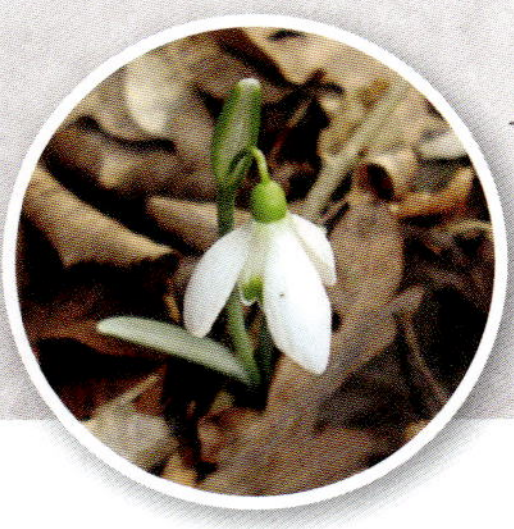

Blüte

Schnurbaum *giftig*

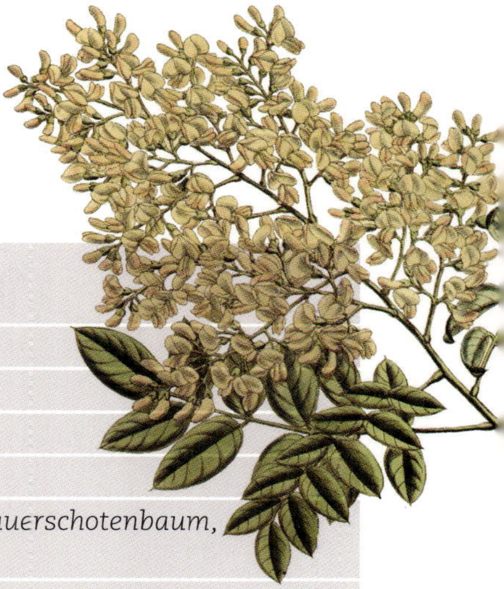

wissenschaftl. Name	*Styphnolobium japonicum* auch *Sophora japonica*
Ordnung	*Schmetterlingsblütler (Fabales)*
Familie	*Hülsenfrüchtler (Fabaceae)*
Gattung	*Schnurbaum (Styphnolobium)*
Art	*Japanischer Schnurbaum*
Volksnamen	*Perlschnurbaum, Honigbaum, Sauerschotenbaum, Japanischer Pagodenbaum*
Verwendung	*Blüten*
Inhaltsstoffe	*Sophorabiosid, Rutin, Oxerrutin, Cystin*

Hübsch sieht er aus mit seinen herunterhängenden *Bandeln* in verschiedenen Längen. Er ist ein Schmetterlingsblütler und giftig.
Leicht könnte man ihn mit einer Robinie verwechseln. Rinde und Samen sind giftig, die Fruchtschalen sogar stark giftig. Da er relativ spät blüht, haben Bienen und Hummeln auch im Spätsommer noch ihre Freude daran.
In der chinesischen Küche finden diese Blüten, welche die Bienen erfreuen, auch ihre Verwendung. So wie die Blüten der Robinie kann man auch die Blüten des Schnurbaumes in Palatschinkenteig ausbacken oder trocknen und verschiedenen Teemischungen beifügen.

Er ist im Jahr 1774 bei uns eingewandert, ziert des Öfteren Parkanlagen und ist ein absoluter Spätblüher. Es kann Jahre dauern, bis er das erste Mal blüht, aber er kann 1000 Jahre alt werden.

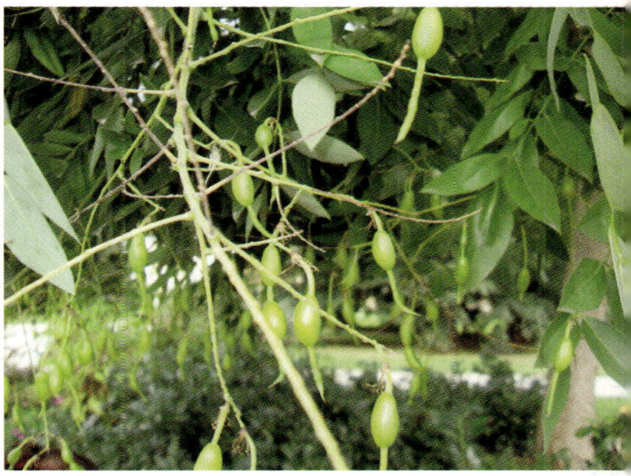

Heilwirkung

Die Blüten wirken blutdrucksenkend und entzündungshemmend.
In der Apotheke werden Fertigpräparate gegen Venenleiden und Arteriosklerose angeboten.
Auch in der TCM werden die Blüten verwendet.

Baum

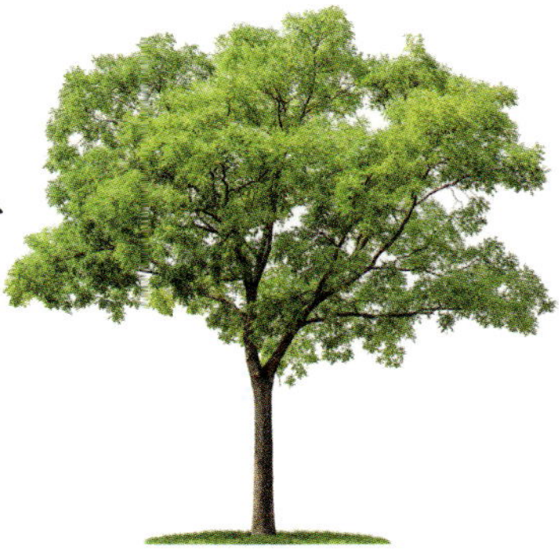

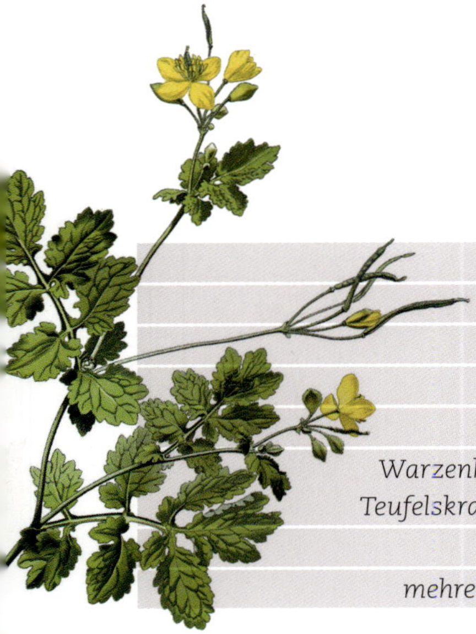

leicht giftig

Schöllkraut

Chelidonium majus	**wissenschaftl. Name**
Hahnenfußartige (Ranunculales)	**Ordnung**
Mohngewächse (Papaveraceae)	**Familie**
Schöllkraut (Chelidonium)	**Gattung**
Schöllkraut	**Art**
Warzenkraut, Hexenmilch, Krätzenkraut, Teufelskraut, Augenkraut, Schwalbenkraut	**Volksnamen**
das blühende Kraut	**Verwendung**
mehrere Alkaloide, Bitterstoffe, Flavone	**Inhaltsstoffe**

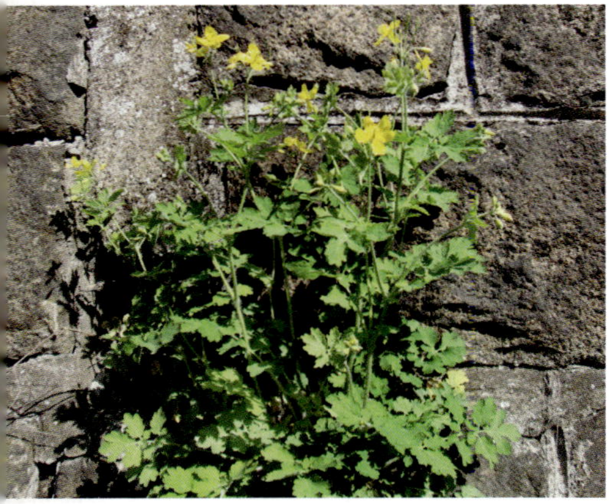

Heilwirkung

Den Saft bei Warzen und Hühneraugen verwenden. Die Pflanze wirkt blutreinigend und blutbildend. Auch bei grauem Star und Hornhautflecken wurde sie schon mit Erfolg angewandt. Man nimmt ein Schöllkrautblatt, wäscht es und zerreibt den Stängel zwischen Daumen und Zeigefinger. Diese Feuchtigkeit streicht man bei geschlossenem Auge bis zum Augenwinkel. Obwohl nicht direkt ins Auge gestrichen, hilft es doch.

Das Schöllkraut erkennt man vor allem an dem orangefarbenen Milchsaft, der beim Abbrechen der Stängel austritt. Dieser Saft ist giftig. Er hat eine ätzende Wirkung, darum verwendet man ihn gerne zum Entfernen von Warzen und Hühneraugen. Nachdem man eine Warze einige Male mit dem Saft betupft hat, ist sie meistens weg. Dass dieser Vorgang nicht schmerzhaft ist, bewirkt das in der Pflanze enthaltene Alkaloid, das ähnlich wie Opium auf den menschlichen Körper wirkt.

Der wissenschaftliche Name *Chelidon* kommt aus dem Griechischen und bedeutet Schwalbe. Angeblich öffnen Schwalbenmütter ihren blinden Jungen mit dem Saft der Pflanze die Augen.

Eine kleine Geschichte aus meiner persönlichen Erfahrung: Auch bei uns, am Leitzersbrunner Grund, wächst das Schöllkraut in großen Mengen. Eine Warze am Hals störte mich gar sehr. Als überzeugte Kräuterhexe wollte ich nicht gleich zur Chemie greifen, also pflückte ich jedes Mal, wenn wir am Grund waren, einen Stängel und betupfte die warzige Stelle. Ein paar Tage später war die Haut wieder ohne das störende Etwas. Es hat sich bewahrheitet, dass die Kräuter meistens dort wachsen, wo sie gebraucht werden. So auch in meinem Fal .

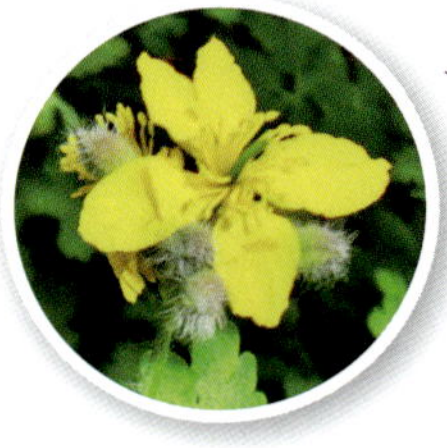

Blüte

Seifenkraut

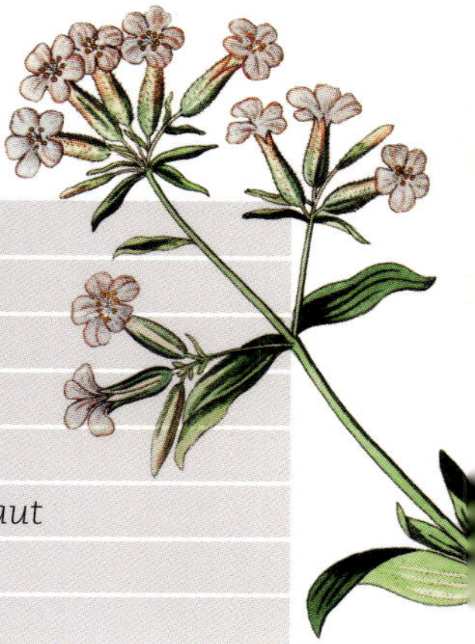

wissenschaftl. Name	*Saponaria officinalis*
Ordnung	*Nelkenartige (Caryophyllales)*
Familie	*Nelkengewächse (Caryophyllaceae)*
Gattung	*Seifenkräuter (Saponaria)*
Art	*Gewöhnliches Seifenkraut*
Volksnamen	*Speichelwurz, Hundsnelke, Waschlaugenkraut*
Verwendung	*Kraut, Wurzel*
Inhaltsstoffe	*Triterpensaponine, Gerbstoffe, Stärke*

Den Namen hat das Seifenkraut, weil es sehr viele Saponine, Waschsubstanzen enthält. Wenn man die Blätter im Wasser zerreibt, entsteht Schaum. Schon im Mittelalter wurde das Seifenkraut als Abkochung der Wurzel zum Waschen verwendet. In unserer Zeit wird es zur Herstellung von Reinigungsmitteln und als Fleckenentferner genutzt. *Sapo* heißt so viel wie Seifenschaum. So hieß es schon bei den Kelten, den Römern und den Germanen.
Da die Pflanze pilzfeindlich ist, kann man Abkochungen der Wurzel auch für Umschläge bei Hautausschlägen verwenden. Das wussten schon im Mittelalter arabische Ärzte, die die Pflanze gegen Lepra, Flechten und bösartige Geschwüre einsetzten.
Wir machen daraus Tee und eine Tinktur.

Gold, Silber, Steine und Münzen kann man in einem Bad von Seifenkrautlauge zum Glänzen bringen.

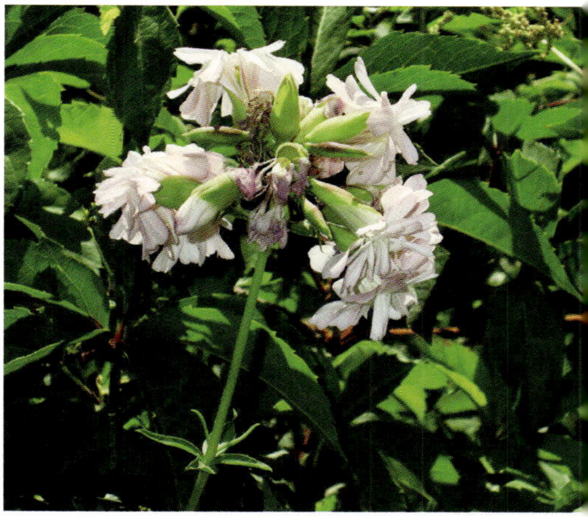

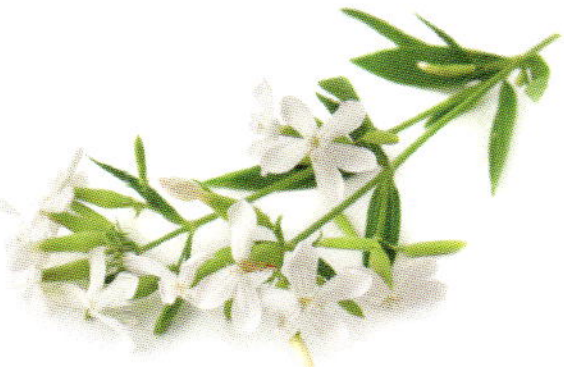

Blüten

Für einen **Tee** nimmt man 1 TL der getrockneten Wurzel und stellt mit kaltem Wasser zu. Man lässt das Ganze circa 2 Stunden stehen, ehe man es aufkocht. Abseihen. Bis zu 2 Tassen täglich trinken. Unterstützend kann man auch mit Honig süßen.

Heilwirkung

Bei Husten, Bronchitis und Erkrankungen der Atemwege trinkt man Tee aus der getrockneten Wurzel. Er wirkt harntreibend, schweißtreibend, auswurffördernd und antirheumatisch.

Sonnenblume

Helianthus annus	**wissenschaftl. Name**
Asternartige (Asterales)	**Ordnung**
Korbblütler (Asteraceae)	**Familie**
Sonnenblumen (Helianthus)	**Gattung**
Sonnenblume	**Art**
Goldblume, Gottesauge, Sonnenstern	**Volksnamen**
Blüte, Kerne, Öl	**Verwendung**
Saponine, Flavonoide, Mineralstoffe, Vitamine, Linolsäure (fettes Öl), Chlorogensäure, Cholin, Phytosterin und Xanthophylle	**Inhaltsstoffe**

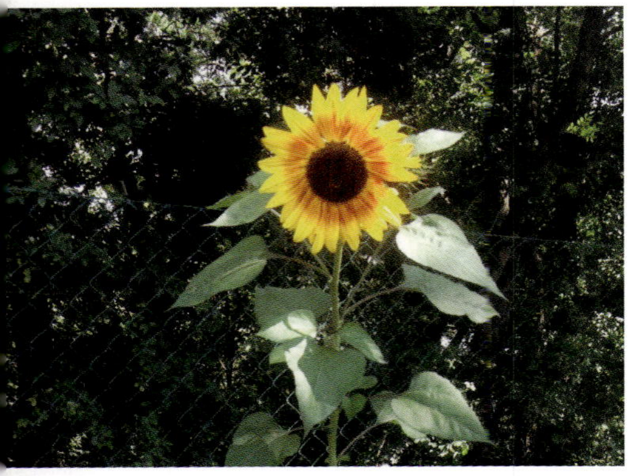

Heilwirkung

Sie wirkt zusammenziehend, harntreibend, fiebersenkend und lindert Husten. Wird auch in der Homöopathie verwendet. In der Potenz D2 bis D4 kommt sie bei Milzerkrankungen zum Einsatz.

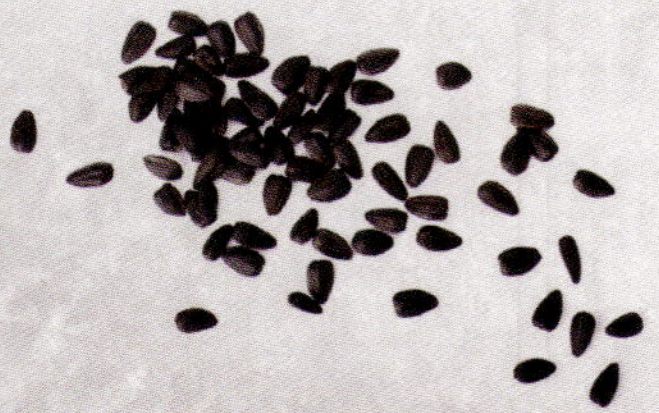

Samen

Wir verwenden die Blüten für Tee, aber auch als Tinktur, als Bachblüte und in der Homöopathie. Sie sind harntreibend, deshalb trinken wir den Tee bei Wassersucht. Auch bei Husten oder im Schwitztee können wir die Blüten verwenden. In Alkohol angesetzt, wirken sie als Essenz bei Lungenentzündung. Auch die Kerne, reich an ungesättigten Fettsäuren, sind nützlich. Ganz toll: Schwarzes Meersalz, Schwarzer Sesam und Sonnenblumenblüten, klein geschnitten, in einem Salz. Ich nenne es *Schwarzes Gold*. Die Sonnenblumenkerne kommen auch als Winterfutter für Vögel zum Einsatz.

Bio-Sonnenblumenöl hat einen natürlichen Lichtschutzfaktor von 2. Es kann bei Verbrennungen eingesetzt werden. Ich verwende es sehr gerne für Ölansätze, aber auch zum Herstellen von Seife. Ist es doch im Gegensatz zum Olivenöl ein heimisches Produkt.

Für eine **Sonnenblumen-Tinktur** nehmen wir etwa zwei Hände voll frische oder getrocknete Sonnenblumenblüten und geben sie in ein weithalsiges Einsiedeglas. Übergießen mit 40%igem Alkohol, sodass die Blüten gut bedeckt sind. Nun lassen wir den Ansatz eine Mondphase lang stehen, rühren aber täglich um. Nach dieser Zeit filtern wir und füllen die nun fertige Tinktur in dunkle Fläschchen. Beschriften nicht vergessen. Kann man bei Erkältungskrankheiten, Lungen- oder Blasenentzündung einsetzen.

Sonnenhut, Roter

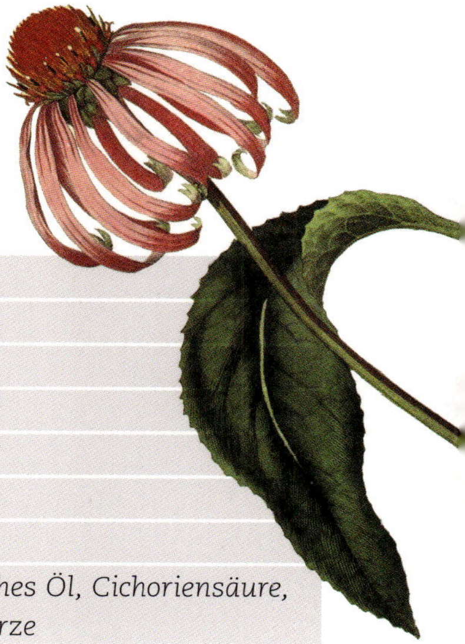

wissenschaftl. Name	*Echinacea purpurea*
Ordnung	*Asternartige (Asterales)*
Familie	*Korbblütler (Asteraceae)*
Gattung	*Sonnenhut (Echinacea)*
Art	*Roter Sonnenhut*
Volksnamen	*Igelkopf, Kegelblume*
Verwendung	*Blüte, Kraut, Wurzel*
Inhaltsstoffe	*Flavonoide, Polysaccharide, ätherisches Öl, Cichoriensäure, Echinacosid, Inulin, Glukose und Harze*

Echinacea purpurea, das ist das Penicillin der Heilpflanzen. Der Rote Sonnenhut wird ebenso in der Homöopathie angewandt. Als Urtinktur D0 bis D3 zur Unterstützung einer Chemotherapie, bei Erkältungskrankheiten und für unser Immunsystem. Er aktiviert die Fresszellen in unserem Blut.

In der Volksmedizin verwenden wir drei Sonnenhüte: den Roten Sonnenhut *Echinacea purpurea*, den Schmalblättrigen Sonnenhut *Echinacea angustifolia* und den Blassen Sonnenhut *Echinacea pallida*. Der Sonnenhut ist sicher eines der bekanntesten Heilmittel der Volksmedizin. Er wurde schon von den alten Indianern bei Husten und als Erkältungsmittel genommen. Berühmtheit erlangte er aber als Wundermittel gegen Schlangenbisse.

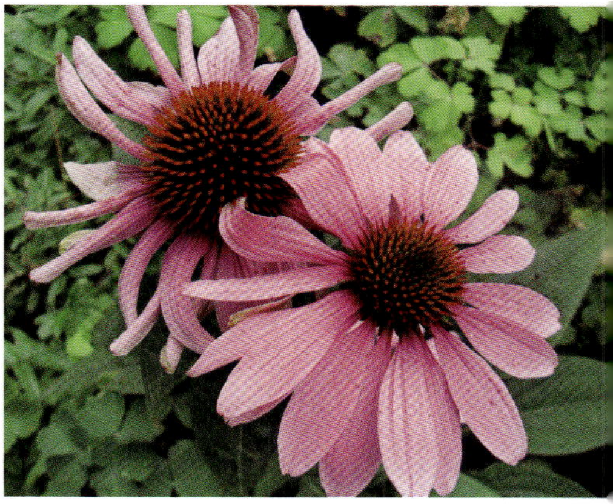

Sonnenhut-Tinktur: Wir nehmen die Wurzel, aber auch die Blütenköpfe, zupfen die Blüten ab und schneiden die Böden klein, auch die Wurzel zerkleinern wir. Wir übergießen beides mit 60%igem Alkohol oder Korn und lassen es zugedeckt 4 Wochen lang stehen. Öfters schütteln. Filtern und in dunkle Fläschchen füllen. Zur Vorbeugung 3 Mal täglich 20 Tropfen.

Sonnenhut-Heilsalbe: Auf 90 g Salbengrundlage (Kakaobutter, Öl mit Bienenwachs oder Sheabutter) kommen 10 g Tinktur. Die Tinktur langsam in die geschmolzene Salbengrundlage einrühren. In kleine Gläser füllen und beschriften. Diese Salbe verwenden wir bei Verletzungen und kleinen Wunden, aber auch bei Sonnenbrand.

Heilwirkung

Bei Erkältungskrankheiten, zur Stärkung des Immunsystems, bei Schlangenbissen, bei Husten, bei schlecht heilenden Wunden und als Vorbeugung gegen Infektionen.

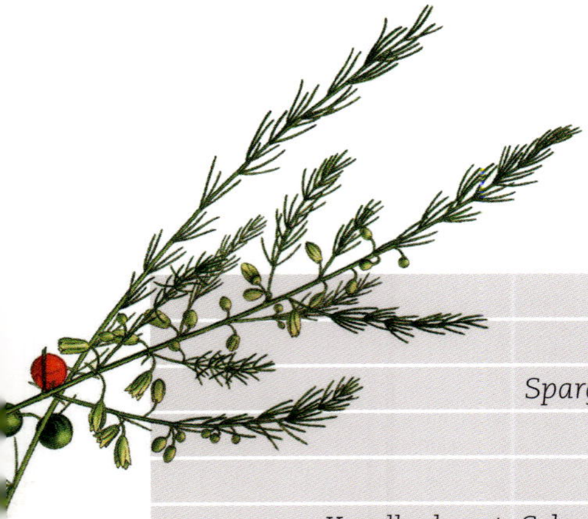

Spargel

Asparagus officinalis	**wissenschaftl. Name**
Spargelartige (Asparagales)	**Ordnung**
Spargelgewächse (Asparagaceae)	**Familie**
Spargel (Asparagus)	**Gattung**
Gemeiner Spargel	**Art**
Korallenkraut, Schwammwurz, Sparsen, Aspars	**Volksnamen**
Wurzel, Schalen, Triebe, Samen	**Verwendung**
Asparagin, Flavonoide, Inulin, Saponine, Lipide, Kalium, Calcium, Schleimstoffe, Bitterstoffe und Kohlehydrate	**Inhaltsstoffe**

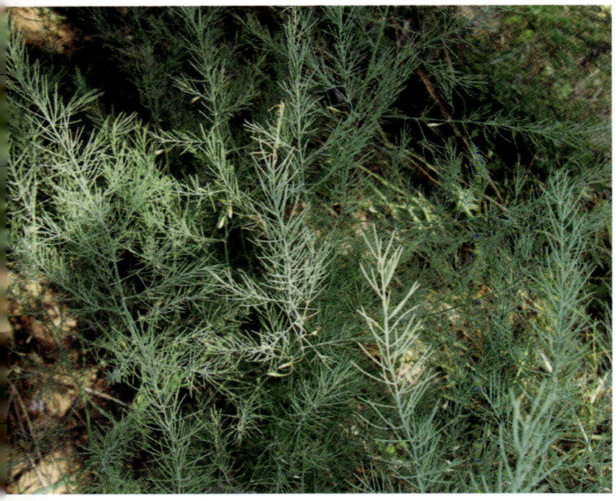

Für einen Tee wird die Wurzel verwendet. Bei Steinleiden, Gicht und Rheuma. Er säubert die Blase. Auch die Schalen kann man zu Tee aufgießen. Wirkt entwässernd und entschlackend. Wir lieben ihn auch frisch als Gemüse. Egal ob grün oder weiß, er ist uns immer willkommen. Wenn man gerne Spargel isst, dann ergibt es sich, dass man viele Abfälle hat. Diese trocknen und bei Bedarf für Tee verwenden.

Heilwirkung

Bei Gicht, Rheuma, Steinleiden, Magenreizung, Diabetes und Nierenschwäche. Er wirkt antibakteriell, harntreibend, entwässernd, krampflösend, blutreinigend und beruhigend. Auch in der Homöopathie wird der Asparagus, und zwar die frischen Sprossen, verwendet.

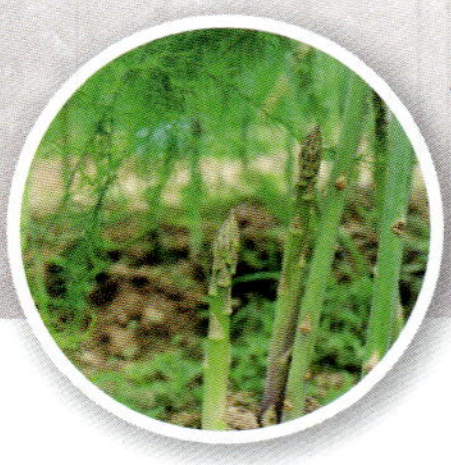

Spargel

Für eine **Spargeltinktur** übergießen wir einen Teil getrockneter Spargelwurzeln mit fünf Teilen Korn oder Wodka. Eine Mondphase lang stehen lassen, dann filtern. Zur Anregung und zur Entwässerung nehmen wir täglich einen Teelöffel.
Da der Spargel entwässernd wirkt, ist er die ideale Entschlackungsspeise. Er hat kaum Kalorien, aber alle wichtigen Vitamine. Er ist ein edles Gemüse, das wir uns wirklich öfters gönnen sollten.
Die getrockneten Wurzeln kann man mahlen und großzügig unter verschiedene Kräutersalze mischen. Beim **Wurzelgraben** ist es so wie beim Beinwell: Nie die ganze Wurzel nehmen, immer ein Stück in der Erde lassen, so kann sich die Pflanze wieder erholen.
Tee: 2–3 Kaffeelöffel getrocknete Spargelwurzeln und -schalen übergießen wir mit ¼ Liter kochendem Wasser, lassen 15 Minuten ziehen, dann abseihen. Täglich 2–3 Tassen trinken.
Die schwarzen Samen des Spargels kann man als **Kaffeeersatz** verwenden.

Speik *streng geschützt*

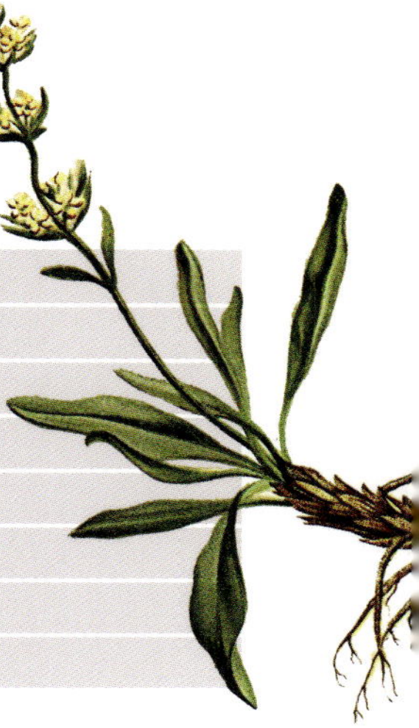

wissenschaftl. Name	*Valeriana celtica*
Ordnung	*Kardenartige (Dipsacales)*
Familie	*Geißblattgewächse (Caprifoliacae)*
Gattung	*Baldriane (Valeriana)*
Art	*Echter Speik*
Volksnamen	*Keltischer Baldrian, römischer Narden*
Verwendung	*Wurzel*
Inhaltsstoffe	*Bitterstoffe, ätherisches Öl*

Er ist eine wunderbare Heilpflanze. Die Wirkung ähnlich der des Baldrians, aber wesentlich besser. Speiktropfen helfen bei Hyperaktivität. Ist man traurig oder unruhig, eine Gabe von 5 Globuli nehmen. Bei Prüfungen und kritischen Situationen ein paar Kügelchen Speik. Auch als Einschlafhilfe leistet der Speik gute Dienste. Man nimmt die ganze Pflanze, die Kraft liegt allerdings in der Wurzel.

Man darf jedoch weder das Kraut pflücken noch die Wurzel graben. Es gibt nur zwei Bauern, die das dürfen. In den Nockbergen gibt es sogar eine eigene Speikakademie.

Bereits vor 2500 Jahren war der Speik als Schönheitskraut bekannt. Selbst Kleopatra badete im Speikwasser. Bis zum Jahr 1936 wurde ein reger Handel mit dieser Superpflanze betrieben, dann wurde der Speik unter Naturschutz gestellt.
In den Nockbergen finden eigene Speikwanderungen statt und wenn man müde ist, kehrt man in eine Hütte ein, wo einem ein erfrischendes Speikfußbad angeboten wird. Mit neuer Kraft geht es dann wieder weiter.
Ja, und alte Geschichten erzählen, dass der Speik nicht nur vor Geistern, sondern auch vor dem Teufel schützt. Man sollte unbedingt versuchen, ein kleines Stückchen Speikwurzel zu ergattern, und damit in der Weihnachtszeit Haus und Hof ausräuchern.

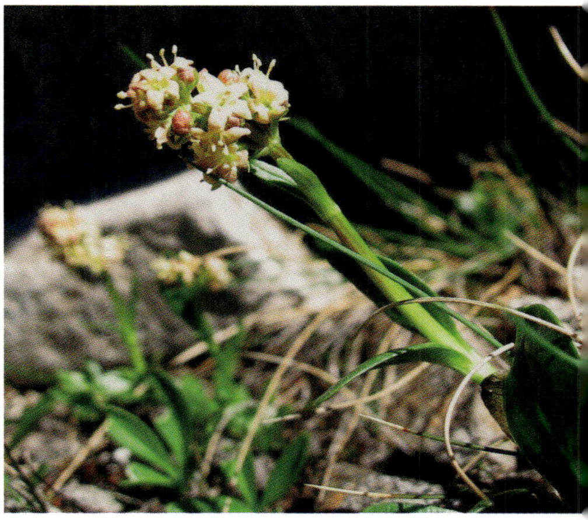

Heilwirkung

Nervenstärkend, schlaffördernd, bei Erkältung mit Fieber und als Stimmungsaufheller. Eine spezielle Heilwirkung des Speiks ist nicht bekannt, doch wegen seines intensiven Geruchs wird er für Seifen, Räucherungen, Bäder und als Gewürz verwendet.

Spitzwegerich

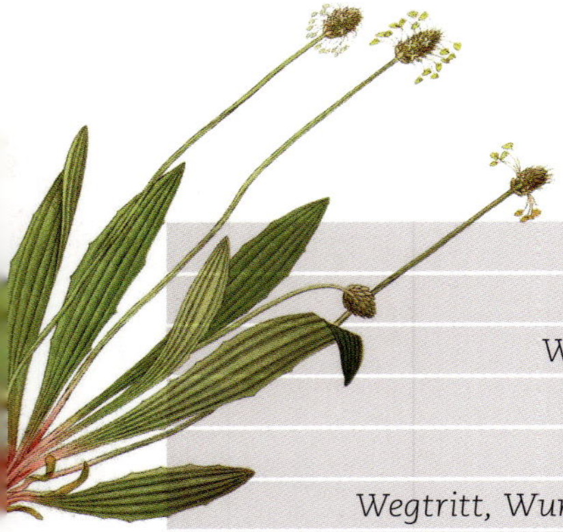

Plantago lanceolata	**wissenschaftl. Name**
Lippenblütlerartige (Lamiales)	**Ordnung**
Wegerichgewächse (Plantaginaceae)	**Familie**
Wegeriche (Plantago)	**Gattung**
Spitzwegerich	**Art**
Wegtritt, Wundwegerich, Aderblatt, Schafzunge	**Volksnamen**
Blätter, Blüten, Samen, Wurzel	**Verwendung**
Glycoside, Schleimstoffe, Saponine, Flavonoide, Kieselsäure, Zink, Kalium, Vitamin C und B	**Inhaltsstoffe**

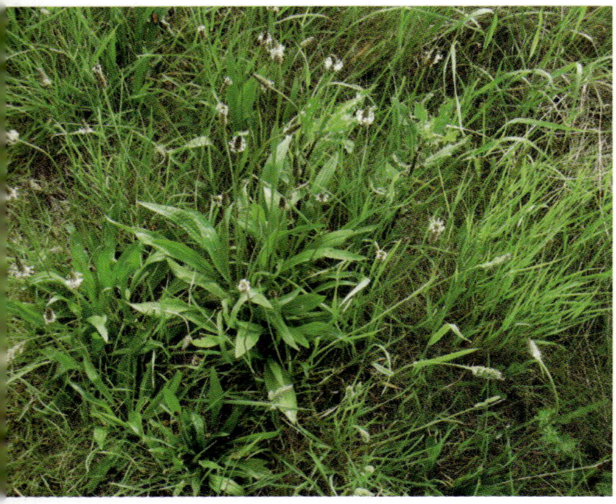

Überall auf unseren Wiesen wächst er üppig. Aber nicht nur der Spitzwegerich, sondern auch der Breitwegerich und der bei uns etwas seltener vorkommende Mittlere Wegerich.
Frischer Spitzwegerichsaft bei Bienen- oder Insektenstichen, bei Blasen an den Füßen oder bei kleinen Wunden wirkt Wunder. Oftmals wird er auch als das Heilpflaster der Natur bezeichnet. Auch als Hustensaft in Verbindung mit Thymian ist er unübertroffen. In der Küche kann man die jungen Wegerichblätter für Topfenaufstriche, Salze, Salatwürze, aber auch für Risotto verwenden.

Heilwirkung

Schon seit der Antike ist der Wegerich eine der meist verwendeten Heilpflanzen. Er wirkt gegen Bakterien, ist erfrischend und reinigend. Bei Hautentzündungen, Verbrennungen, Insektenstichen und Schwellungen wendet man ihn äußerlich an. Bei Augenentzündungen ist er wirksam. Innerlich bei Erkrankung der Atemwege, Entzündungen in Mund und Rachen sowie Husten.

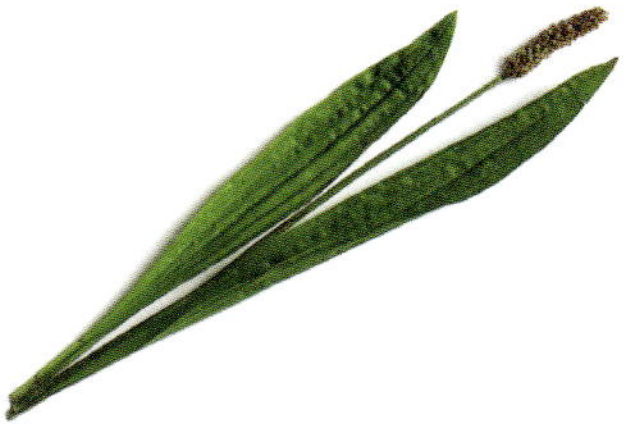

Pflanze

Ein sehr gutes Rezept für **Hustensaft**, den ich außer meinem geliebten Wipferlsirup noch verwende, ist der Spitzwegerichsirup. Dazu werden 100 g Spitzwegerichblätter geschnitten, mit 1 Liter kochendem Wasser übergossen und zugedeckt 1 Stunde stehen gelassen. Danach siebt man durch ein Leinentuch ab. Die so gewonnene Flüssigkeit wird mit 750 g Honig zu Sirup verkocht. Um die Wirkung zu verstärken, kann man 2–3 Stängel Thymian bei der Abkochung dazugeben.

Springkraut, Drüsiges

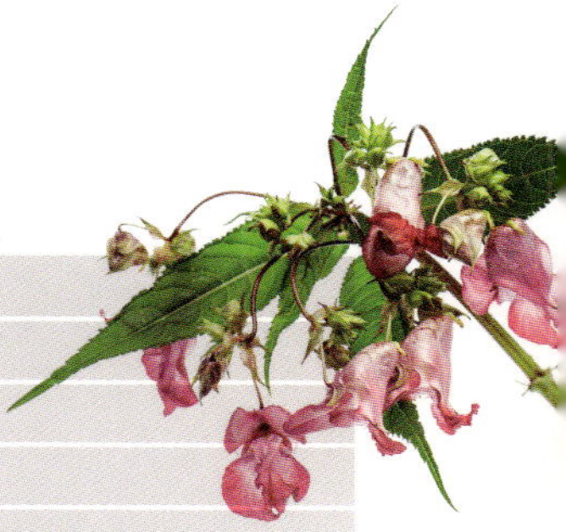

wissenschaftl. Name	*Impatiens glandulifera*
Ordnung	*Heidekrautartige (Ericales)*
Familie	*Balsaminengewächse (Balsaminaceae)*
Gattung	*Springkräuter (Impatiens)*
Art	*Drüsiges Springkraut*
Volksnamen	*Indisches Springkraut, Wupperorchidee, Polizistenhelm*
Verwendung	*nicht zu empfehlen*
Inhaltsstoffe	*Öl, Tanin, Säure*

Das Drüsige Springkraut gehört weder zu den Heilpflanzen noch zu den Küchenkräutern und doch begegnet es uns überall. Es ist ein sogenannter Neophyt. So nennt man Pflanzen, die seit der Entdeckung Amerikas 1492 eingeführt wurden. Sie haben bei uns keine natürlichen Feinde und breiten sich unmäßig aus. Das Indische Springkraut kommt aus dem Himalaya. In Feuchtgebieten, wie bei uns in der Au, ist es bestandsbildend.

Die Pflanze ist sehr hübsch, hat rosa Blüten, die in Trauben stehen und einen Sporn tragen. Der Stängel ist oben verzweigt und bis zu 5 cm dick. Die Blätter werden circa 25 cm lang und 5 cm breit. Sie haben eine lanzettliche Form und sind scharf gezähnt. Die Frucht bildet eine Kapsel, die bei Berührung aufspringt und bis zu 10 m weit fliegt. Das Indische Springkraut wurde 1839 als Zierpflanze nach England gebracht und trat von dort aus seinen Siegeszug um die Welt an.

Das Unkraut wird bis zu 2,5 m hoch und wächst uns sozusagen über den Kopf. Man versuchte es mit Ausreißen und Abmähen, aber es war sinnlos. Auch als Futterpflanze ist es ungeeignet, denn die Rinder fressen es nicht und so können wir nur hoffen, dass es bald eine Verordnung gibt, die das Eindämmen dieser Pflanze vorschreibt.

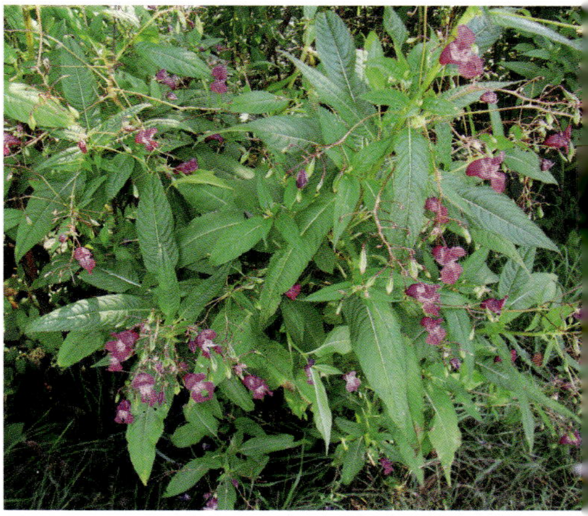

Heilwirkung

Bei den Bachblüten kommt es unter dem Namen *Impatiens* in den Notfalltropfen vor.

Blüten

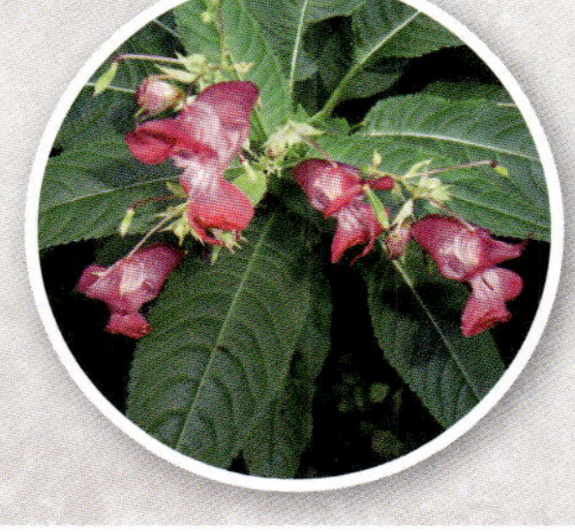

Stachelbeere

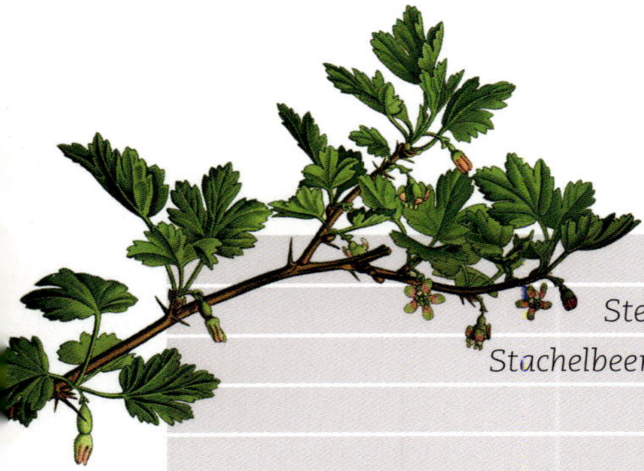

Ribes uva-crispa	**wissenschaftl. Name**
Steinbrechartige (Saxifragales)	**Ordnung**
Stachelbeergewächse (Grossulariaceae)	**Familie**
Johannisbeeren (Ribes)	**Gattung**
Stachelbeere	**Art**
Ogrosl, Druscheln, Mauchale	**Volksnamen**
Früchte, Blätter	**Verwendung**
Vitamin C, Apfelsäure, Zitronensäure, Pektine, Silicium, Invertin und Tannin (Gerbsäure)	**Inhaltsstoffe**

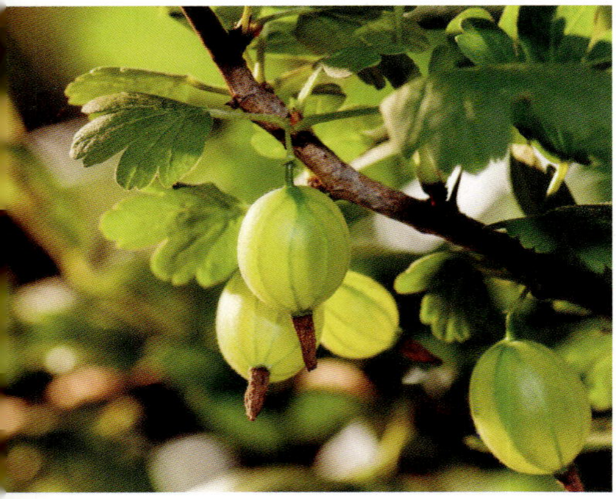

Die Stachelbeere ist mir aus meiner Jugend noch als Ogrosl bekannt. Der Geschmack süßsauer, die Farben gelb, grün, rot. Enthält sehr viel Vitamin C und ist reich an Silizium. Das stärkt unser Bindegewebe. Sie fördert die Verdauung, wirkt darmreinigend, entwässernd, haarwuchsfördernd und leitet Schwermetalle aus. Durch ihren hohen Pektingehalt bietet sie sich für Marmeladen und Gelees an. Die Blätter schmecken jung ganz ausgezeichnet.

Heilwirkung

Vorbeugend bei Skorbut, appetitsteigernd, die Verdauung fördernd, entwässernd, haarwuchsfördernd. Leitet auch Schwermetalle aus und strafft unser Bindegewebe.

Chutney: ½ kg grüne Paradeiser, ½ kg rote Stachelbeeren, 100 g Rosinen, 1 kleine Zwiebel, 1 EL Ingwer, circa 300 g Rohrzucker und ¼ Liter Bio-Apfelessig. Wir würzen mit Salz, Pfeffer und Chili.
Die Paradeiser werden klein geschnitten, Zwiebel und Ingwer feinst gehackt. Alle Zutaten in einen Topf geben und eine halbe Stunde köcheln lassen. Es sollten sich die Fruchtstückchen in einer sirupähnlichen Substanz wohlfühlen. In Gläser füllen und beschriften. Schmeckt zu Gebratenen und auch zu Käse.

Ogroslmarmelade: 1 kg Stachelbeeren, 1 kg Gelierzucker 1:1 und etwas Zitronensäure. Die Beeren mit dem Zucker vermischen und aufkochen. 4–5 Minuten sprudelnd kochen lassen, anschließend in saubere Gläser füllen und beschriften.

Variante 2: 1 kg Stachelbeeren, 500 g Gelierzucker 2:1, ⅛ Liter Süßwein und ein Schuss Rum. Hier werden die Früchte aber mit dem Pürierstab püriert, mit dem Zucker vermischt und 2 Stunden ziehen gelassen, ehe man sie weiter verarbeitet.

Stechapfel, Gemeiner *stark giftig*

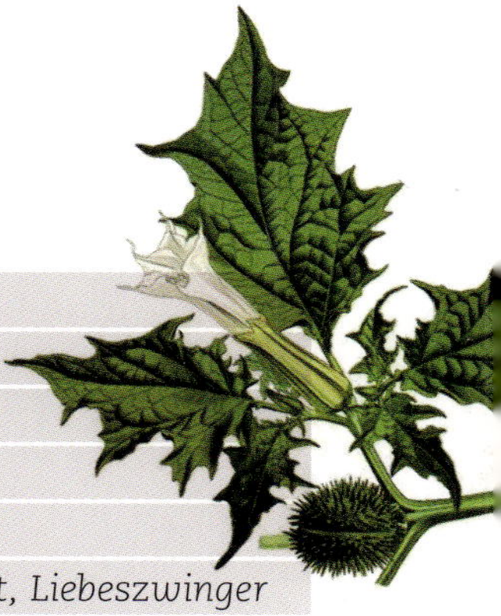

wissenschaftl. Name	*Datura stramonium*
Ordnung	*Nachtschattenartige (Solanales)*
Familie	*Nachtschattengewächse (Solanaceae)*
Gattung	*Stechapfel (Datura)*
Art	*Gemeiner Stechapfel*
Volksnamen	*Zauberkraut, Hexenkraut, Rauchapfelkraut, Liebeszwinger*
Verwendung	*alle Teile der Pflanze sind sehr giftig*
Inhaltsstoffe	*Alkaloide, Atropin, Nicotin, Skopolamin, Skopoletin, Gerbstoffe, Rutosid, Hyoscyamin, Fruchtsäure, Vitamine und ätherische Öle*

Der Stechapfel war auch Bestandteil der Flugsalbe, die Hexen mischten und die in diversen Hexenprozessen immer wieder zur Sprache kamen. In dieser Salbe waren so ziemlich alle hochgiftigen Kräuter vertreten: Tollkirsche, Blauer Eisenhut, Schwarzes Bilsenkraut, Gefleckter Schierling und auch der Schwarze Nachtschatten.
Aus dem Samen wurden Liebestränke hergestellt und auch zum Räuchern wurden sie verwendet. Darauf stellten sich dann Sinnestäuschungen und Halluzinationen ein.
In der Homöopathie wird der Stechapfel sehr wohl eingesetzt. Als *Datura* D3 bis D6 bei Keuchhusten und Asthma. Allerdings nur nach ärztlicher Anweisung. In Asien und Afrika verarbeitet man den Stechapfel zu Tabak. Man kann nur immer wieder davor warnen, ihn zu verwenden.
Obwohl seine Heimat Indien, Mexiko und Nordamerika sind, kommt er auch bei uns häufig vor. Vor allem auf Brachland und *Gstetten* wächst er gerne. Er hat hübsche, weiße Blüten und kleine schwarze Samen. Kinder sollte man auf die Giftigkeit der Pflanze aufmerksam machen.

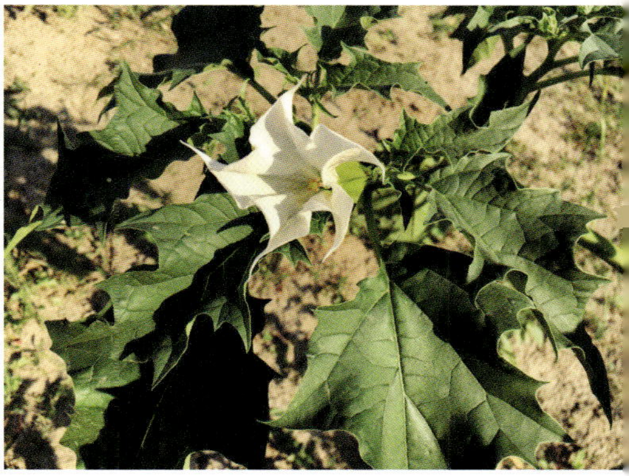

Heilwirkung

Hustenlindernd, krampflösend, schmerzstillend und beruhigend. Wird nur in der Homöopathie genutzt. Als Datura in der Potenz D4 bis D6

Samen

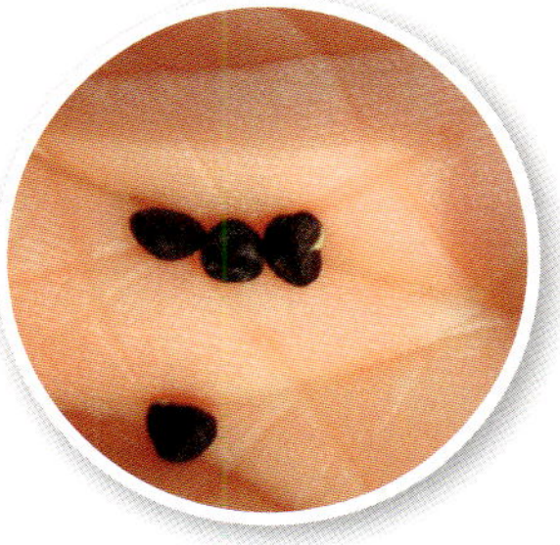

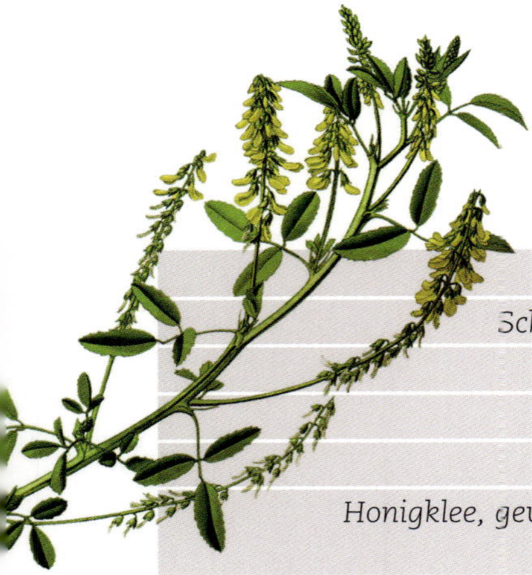

Steinklee, Gelber

Melilotus officinalis	**wissenschaftl. Name**
Schmetterlingsblütenartige (Fabales)	**Ordnung**
Hülsenfrüchtler (Fabaceae)	**Familie**
Steinklee	**Gattung**
Gelber Steinklee	**Art**
Honigklee, gewöhnlicher Steinklee, Mottenkraut, Schabenklee	**Volksnamen**
Blätter, Blüten, Samen, Wurzel	**Verwendung**
Cumarine, Gerbstoffe, Schleimstoffe, Flavonoide	**Inhaltsstoffe**

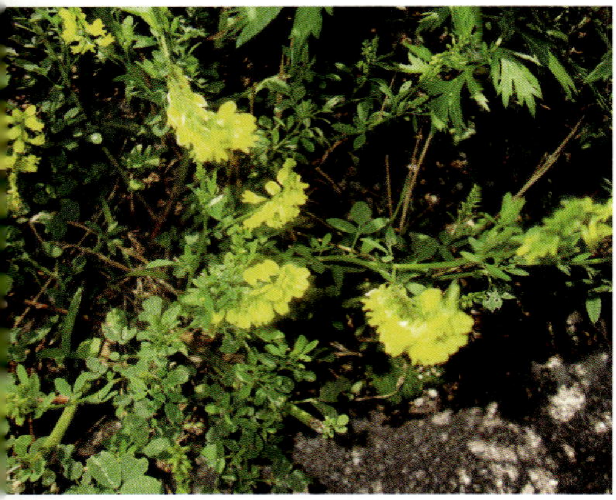

Der Gattungsname setzt sich aus dem griechischen *meli*, Honig, und *lotus*, Blume, zusammen.
Melilotus klingt schon wunderschön und der Geruch steht dem in nichts nach. Er zieht nicht nur Motten an. Beim Welken wird Cumarin frei, das den typischen Duft ausmacht und in größeren Mengen empfindlichen Menschen Kopfweh bereitet.
Das blühende Kraut wird wegen seines Geruchs auch gerne für Duftsträuße und zur Aromatisierung von verschiedenen Getränken verwendet. In Notzeiten wurde er früher auch als Tabakersatz eingesetzt. Getrocknete Steinkleeblüten kann man zum Würzen von Joghurt, Topfen, aber auch für Marmeladen und Kompotte verwenden.

Auch um Kästen und Truhen zu beduften oder um Motten fernzuhalten, ist er unsere erste Wahl.

Heilwirkung

Das getrocknete Kraut wird als Venenmittel und zur Behandlung von Hämorrhoiden verwendet. Die enthaltenen Cumarine wirken entzündungshemmend und fördern die Wundheilung. Als Salbe bei Prellungen und Blutergüssen. In der Homöopathie bei Kopfschmerzen, Migräne, Nasenbluten und Krampfadern.

Schabenklescher:
1 Handvoll getrockneter Steinklee, 1 Handvoll Lindenblüten, 1 Handvoll Rosenblüten, 1 aufgeschnittene Vanilleschote, 5 Esslöffel Lindenblütenhonig und ½ Liter Wodka. Alles in einem Glas ansetzen und 4 Wochen an einem warmen Ort ziehen lassen. Filtern und in hübsche Fläschchen füllen.

Steinklee, Weißer

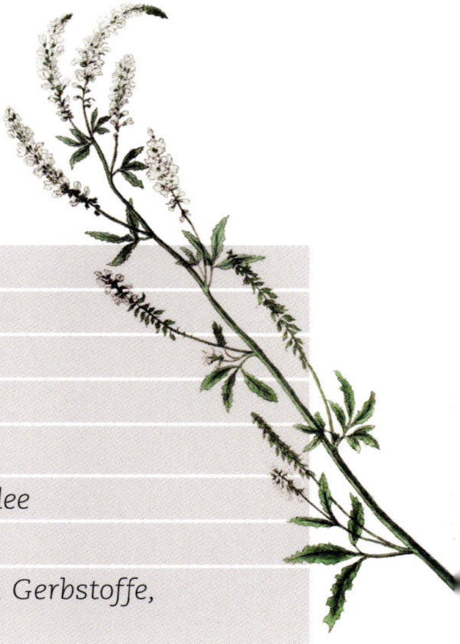

wissenschaftl. Name	*Melilotus albus*
Ordnung	*Schmetterlingsblütenartige (Fabales)*
Familie	*Hülsenfrüchtler (Fabaceae)*
Gattung	*Steinklee*
Art	*Weißer Steinklee*
Volksnamen	*Weißer Honigklee, Bokharaklee, Süßklee*
Verwendung	*Blüten, Blätter*
Inhaltsstoffe	*Cumarine, ätherische Öle, Flavonoide, Gerbstoffe, Schleimstoffe*

Der Weiße Steinklee hat dieselben Merkmale wie der echte Gelbe Steinklee, nur sind dessen Blüten gelb. Junge Blätter geben Salaten, Aufstrichen und auch Desserts eine besondere Note.
Interessant ist, dass die Blütentrauben bis zu 6 cm lang werden und aus bis zu 800 Einzelblüten bestehen. Da die Bienen auf den Steinklee besonders fliegen, haben sie ganz schön Arbeit. Die Blütezeit beginnt Ende Juni und dauert circa 2 Monate.
Oft wird er als Gründünger angebaut, selten als Grünfutter. Vor allem aber zeichnet er sich als Honigpflanze aus. Der Ertrag wird auf 300–600 kg pro Hektar geschätzt.
Der Weiße Steinklee ist in der Saatgutmischung *Blühende Landschaft* enthalten.

Wie auch beim Gelben Steinklee wird beim Welken *Cumarin* frei, das zwar den tollen Geruch bewirkt, aber empfindlichen Menschen im Übermaß Kopfweh bereitet. Leute, die blutgerinnungshemmende Medikamente nehmen, sollten Steinklee nur sparsam verwenden.

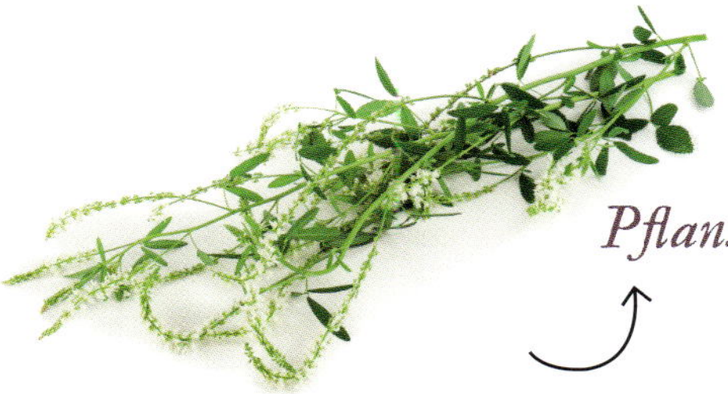

Pflanze

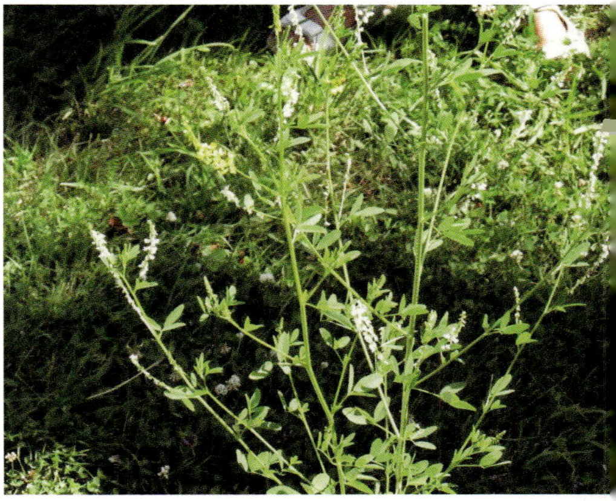

Heilwirkung

Bei Krampfadern, Venenbeschwerden, schweren Beinen, Hämorrhoiden, Schwellungen und bei Juckreiz kann man den Steinklee anwenden.

Steinweichsel

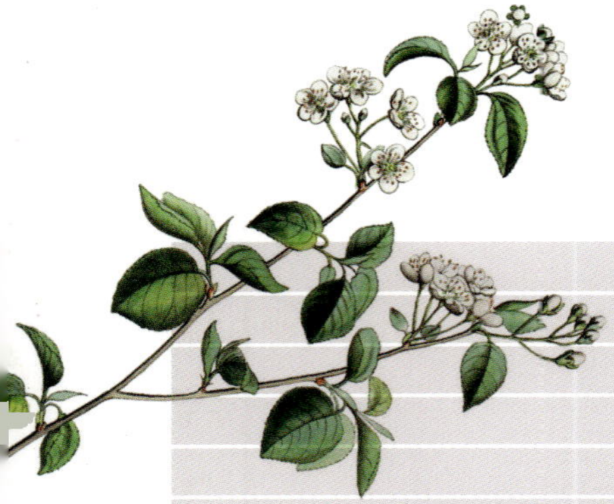

Prunus mahaleb	**wissenschaftl. Name**
Rosenartige (Rosales)	**Ordnung**
Rosengewächse (Rosaceae)	**Familie**
Prunus	**Gattung**
Steinweichsel	**Art**
Felsenkirsche, Weichselkirsche, Parfümierkirsche	**Volksnamen**
Blätter, Blüten, Holz, Kerne	**Verwendung**
In den Kernen: Cumarin, Blausäureglycoside, fettes Öl mit mehrfach ungesättigten Fettsäuren	**Inhaltsstoffe**

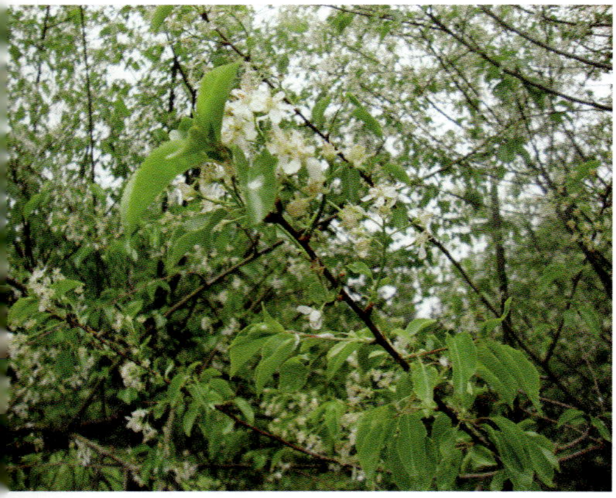

Heilwirkung

Über eine medizinische Verwendung ist nichts bekannt.

Sie ist ein sommergrüner Strauch oder Baum, der bis zu 10 m hoch werden kann. Im Alter hängen die Äste oft trauerweidenartig über. Sie hat kleine weiße Blüten. Der Geruch erinnert an Parfüm. Die Früchte sind schwarz, das Fruchtfleisch schwarzrot und ekelhaft bitter.
Für mich, als begeisterte Köchin, ist am interessantesten das Gewürz. Mahaleb, Mahlepi, Makhlep – egal, wie es sich schreibt – der Duft ist immer der gleiche. Ein bisschen wie Waldmeister, ein bisschen wie Tonkabohnen. Ich liebe den Duft von Cumarin. Für die Gewürzzubereitung werden die weichen Kerne zermahlen.
Für Pfeifenrohre, Zigarettenspitzen oder Spazierstöcke wurde das Holz der Steinweichsel verwendet.

So um das Jahr 1830 schossen Weichselgärten regelrecht aus dem Boden. Der letzte Weichselbauer ist im Burgenland zu Hause. Er erzeugt nach wie vor seine *Rehrln* und ist der letzte Steinweichsel-Produzent in Europa.

Blüten

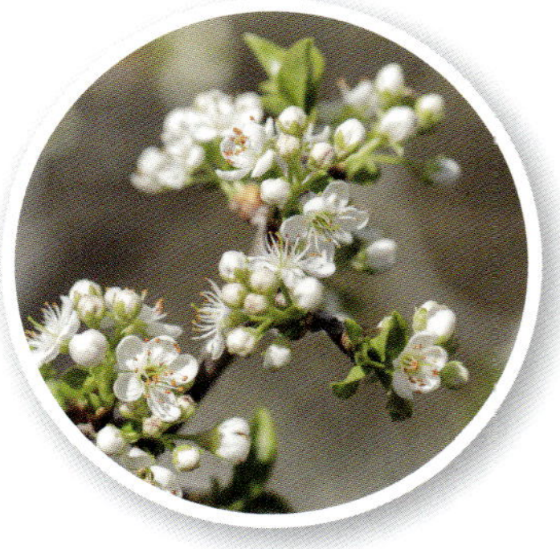

Stieleiche

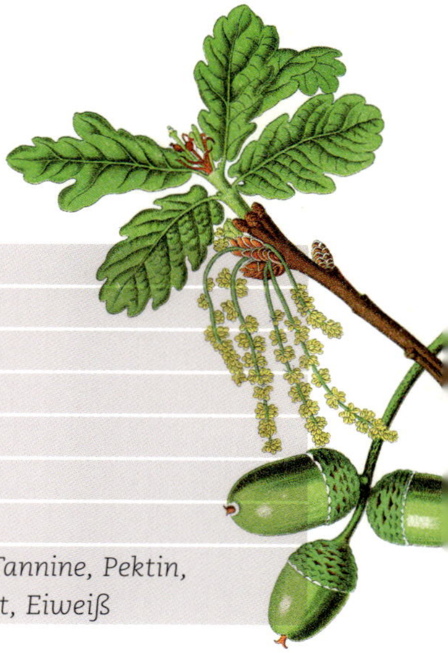

wissenschaftl. Name	*Quercus robur*
Ordnung	*Buchenartige (Fagales)*
Familie	*Buchengewächse (Fagaceae)*
Gattung	*Eichen (Quercus)*
Art	*Stieleiche*
Volksnamen	*Sommereiche, Deutsche Eiche*
Verwendung	*junge Rinde, Blätter, Eicheln*
Inhaltsstoffe	*Gerbstoffe, Gerbsäure, Bitterstoffe, Tannine, Pektin, Gallussäure, Kieselsäure, Zucker, Fett, Eiweiß*

Die Stieleiche ist bei uns häufig anzutreffen. Wir verwenden die junge Rinde, wenn sie noch glänzt, und trocknen sie. Die Eiche ist ein großer Baum, der eine Höhe von 20 m erreichen kann. Die Stieleiche erkennen wir daran, dass ihre Früchte an Stielen hängen, die Blätter dagegen stiellos sind.
Die Blüte der Eiche wird als Bachblüte *Oak* eingesetzt. Sie symbolisiert Stärke und Kraft.

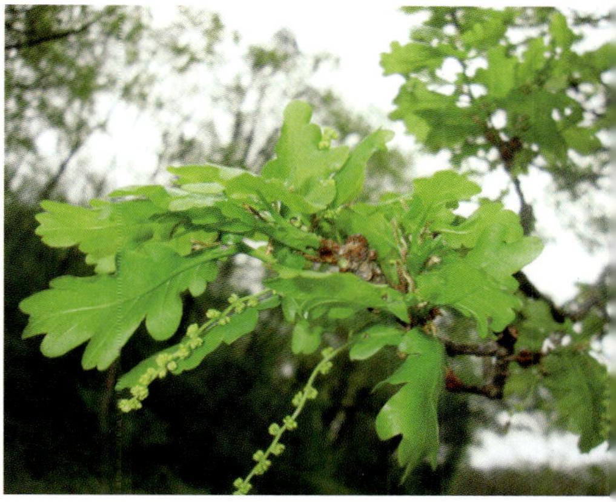

Die Eicheln wurden früher als **Kaffeeersatz** verwendet und dafür langsam getrocknet, geschält, geröstet und gemahlen. Dann 1 Teelöffel von dem Pulver mit ¼ Liter Wasser zustellen, aufkochen lassen und abseihen. Das geschieht am besten durch eine Filtertüte. Mit Milch mischen.
Zahnfleischstärkungsmittel: Dazu benötigt man auch eine Blutwurz-Wurzeltinktur und getrocknete oder frische Salbeiblätter. 1 Esslöffel Eichenrinde in ¼ Liter Wasser kalt zustellen und zum Kochen bringen. 10 Minuten köcheln lassen, von der Kochplatte nehmen, 3 Salbeiblätter dazugeben und weitere 5 Minuten ziehen lassen. Filtern. 10 Tropfen der Blutwurz-Wurzeltinktur beifügen und damit den Mund ausspülen.
Tinktur: Man gibt die Eichenrinde in ein Schraubglas, übergießt mit hochprozentigem Alkohol, verschließt das Glas und lässt es circa 4 Wochen stehen. Abseihen und in dunkle Fläschchen füllen. Diese Tinktur kann man tropfenweise innerlich und verdünnt äußerlich, z. B. für Umschläge, verwenden.

Heilwirkung

Zusammenziehend, stopfend, blutstillend, kräftigend.
Wir verwenden sie bei Ekzemen, zum Gurgeln bei Zahnfleischproblemen und geschwollenen Mandeln, bei Durchfall, bei schlechter Verdauung, bei Krämpfen im Unterleib. Stärkt den Organismus.

Eicheln

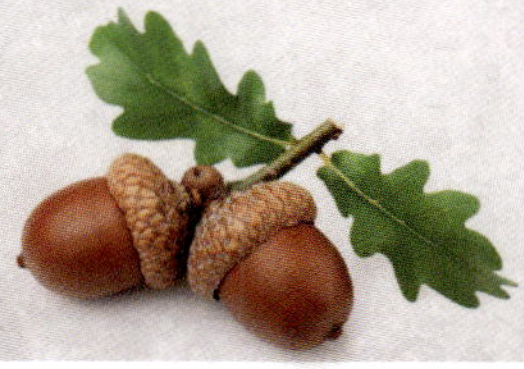

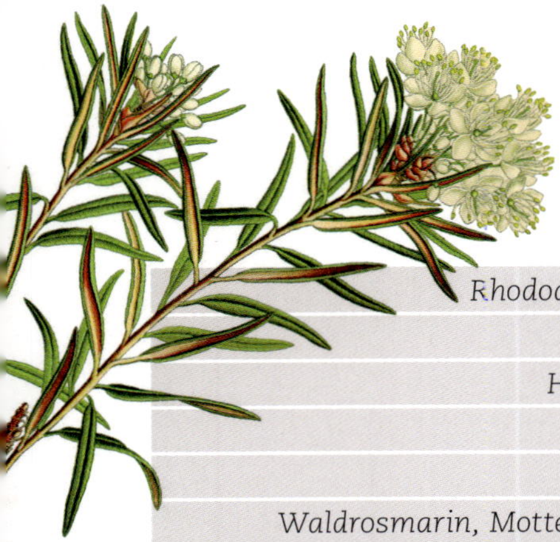

leicht giftig # Sumpfporst

Rhododendron tomentosum (palustre)	wissenschaftl. Name
Heidekrautartige (Ericales)	Ordnung
Heidekrautgewächse (Ericaceae)	Familie
Rhododendron	Gattung
Sumpfporst	Art
Waldrosmarin, Mottenkraut, Gichttanne, Hartheide, Flohkraut, Tannenporst, Heidebienenkraut	Volksnamen
Kraut	Verwendung
Ledol, Palustrol, ätherische Öle, Gerbstoffe, Bitterstoffe, Flavonglycoside, Arbutin und Alkaloide	Inhaltsstoffe

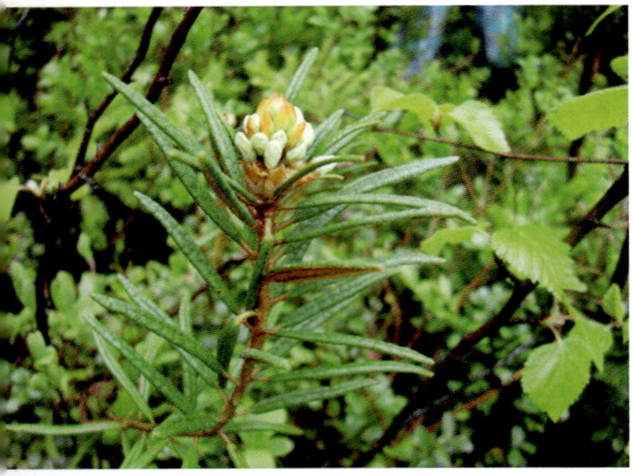

Er ist leicht giftig. Äußerlich wird er für Flechten und Ausschläge verwendet. Innerlich als Schwitztee. Er riecht ein bisschen nach Kampfer und Harz, was auf die reichlich vorhandenen ätherischen Öle hinweist. Insekten mögen ihn nicht. Man wird in seiner Nähe kaum welche finden. Verwendet wird das Kraut. Auch in der Homöopathie wird er genutzt: *Ledum* in der Potenz D1 bis D6. Hier gilt er als klassisches Akutmittel nach Tierbissen und Insektenstichen. Man könnte sich vorbeugend mit der verdünnten Version einsprühen.
Wir haben den Sumpfporst, so wie auch die Moorbirke und den Sonnentau *Drosera*, im Liebenauer Moor gefunden. Beim ersten Hinsehen erinnert er eher an Rosmarin als an Heidekraut.

Die Pflanze ist geschützt. Er ist eine sehr alte Heilpflanze und heute fast in Vergessenheit geraten. Früher wurde er in der Zahnheilkunde verwendet, wegen seiner berauschenden, narkotisierenden Wirkung. Auch beim Bierbrauen machte man sich diese Wirkung zunutze.

Heilwirkung

Bei Insektenstichen, Ausschlägen, Flechten, Gicht und Rheuma. In der Homöopathie wird der Sumpfporst als Ledum palustre angeboten und bei Gelenksschmerzen, Akne und Unfallverletzungen gegeben, in der Potenz D1 bis D6.

Blüten

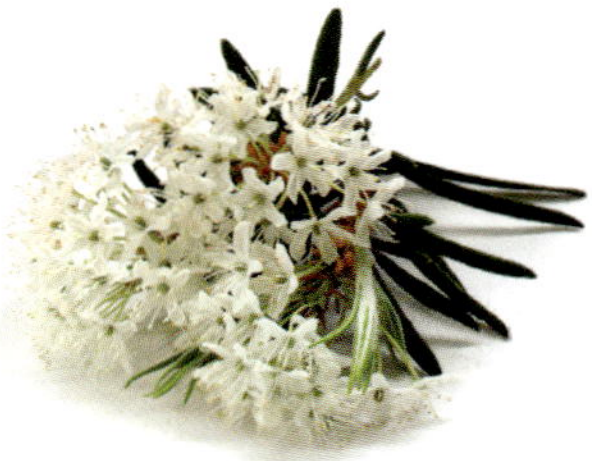

Süßholz

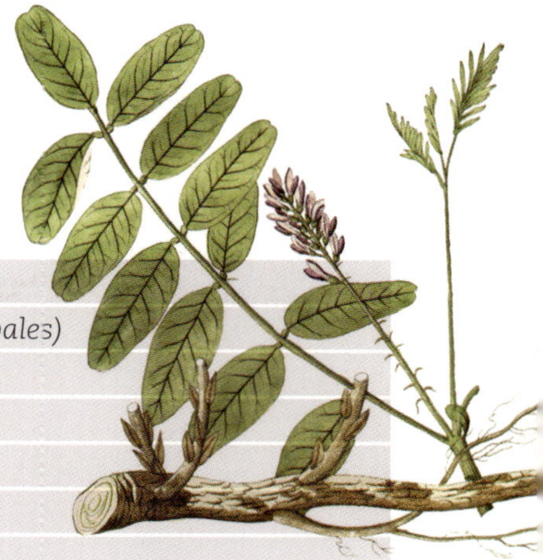

wissenschaftl. Name	*Glycyrrhiza glabra*
Ordnung	*Schmetterlingsblütenartige (Fabales)*
Familie	*Hülsenfrüchtler (Fabaceae)*
Gattung	*Süßhölzer (Glycyrrhiza)*
Art	*Gemeines Süßholz*
Volksnamen	*Lakritze, Lakritzenwurzel*
Verwendung	*Wurzel*
Inhaltsstoffe	*Schleimstoffe, Flavonoide, Cumarine, Saponine, Phytosterin, Glycyrrhizin und Zucker*

Bei uns ist die Pflanze eher selten anzutreffen, sie bevorzugt wärmere Gefilde. In manchen Kräutergärten kann man sie allerdings bewundern. Was bei uns viel mehr bekannt ist, ist die Lakritze. Nur, hätte man sie mit dem Süßholz in Verbindung gebracht? Ich glaube nicht.

Verwendet werden die Wurzel und ihre Ausläufer. Vorsichtig ausgegraben, kann sie eine Länge von 2 m erreichen. Schneidet man das Sammelgut vorsichtig ab und gibt wieder Erde darüber, kann die Pflanze ohne Schaden weiterwachsen.

Die Pflanze besitzt Inhaltsstoffe, die dem Cortison ähnlich sind, ohne dessen Nebenwirkungen. Aber auch diese Droge verwendet man nur in der üblichen Dauer von 3 Wochen, dann setzt man für einige Zeit aus. Bei Allergien und auch bei Heuschnupfen hat man schon gute Erfolge erzielt.

Die bei uns bekannten Lakritzenstangerl, -schnüre oder -schnecken werden aus eingedicktem Süßholzwurzelsirup hergestellt, dem man Zucker, Mehl und Gelatine zufügt.

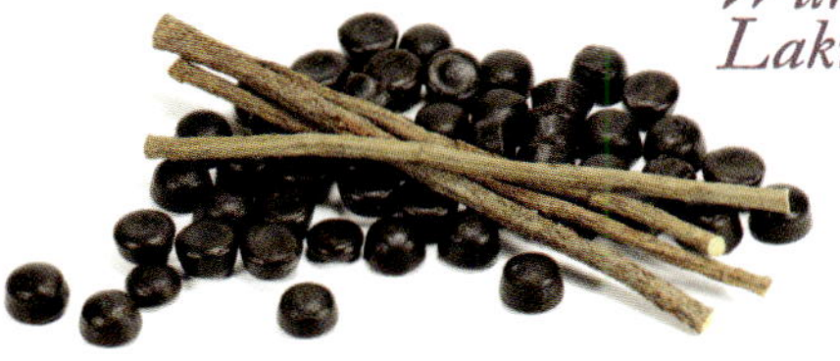

Wurzel mit Lakritzenzuckerln

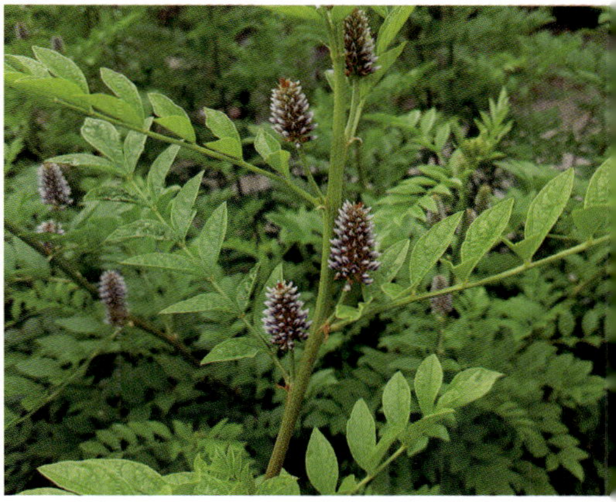

Heilwirkung

Die Wurzel wirkt krampflösend, entzündungshemmend, schleimlösend und süßend. Ist gut für die Lunge, bei Allergien, hilft bei Magen- und Darmgeschwüren und auch wenn der Körper geschwächt ist. Nicht verwenden sollte man es bei Diabetes, Schwangerschaft und bei Bluthochdruck. In der Homöopathie wird es in der Potenz D1 und D2 bei Bronchitis und Magengeschwüren verabreicht.

Tanne

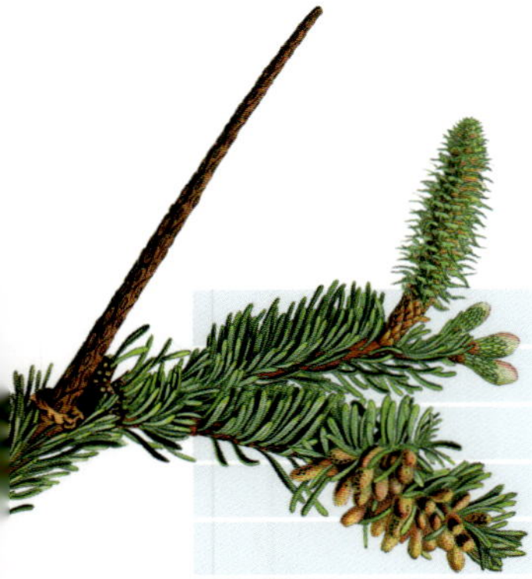

Abies alba	**wissenschaftl. Name**
Koniferen (Coniferales)	**Ordnung**
Kieferngewächse (Pinaceae)	**Familie**
Tannen (Abies)	**Gattung**
Weißtanne	**Art**
Edeltanne	**Volksnamen**
junge Triebe, Nadeln, Harz, Zapfen, Rinde	**Verwendung**
ätherische Öle, Harze, Vitamine, Mineralstoffe	**Inhaltsstoffe**

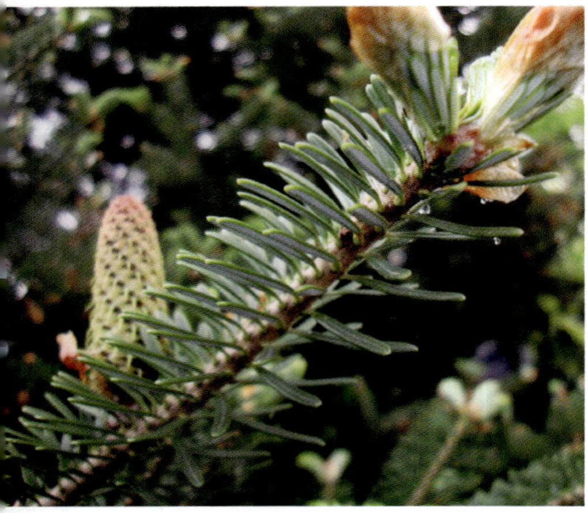

Die Tanne mag man eben. Ein Husten ohne Wipferlsirup – undenkbar. Die Triebe und Sprossen werden auch für Bäder, Tees und in Salben verwendet. Wirkt blutdrucksenkend und tut der Lunge gut.

Schon Hildegard von Bingen, die große Kräuterfrau, schrieb: „*Die Tanne ist mehr warm als kalt und enthält viele Kräfte.*" Sie ist ein Sinnbild der Stärke und so sehen auch wir sie.

Heilwirkung

Hustenstillend, schleimlösend, desinfizierend, nervenstärkend. Bei Blasenentzündung, Grippe, Muskelrheuma, schmerzenden Gelenken, Frühjahrsmüdigkeit und natürlich für unsere Bronchien.

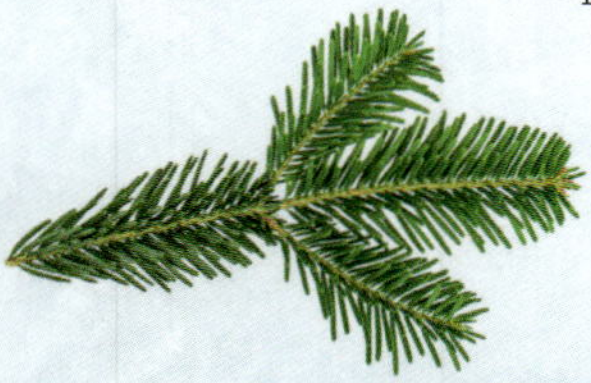

Zweig

Für einen **Wipferlsirup** nehme ich die Triebe von Tannen und Fichten, gebe manchmal auch Thymian und Spitzwegerich dazu und schichte alles lagenweise – eine Lage Kräuter, eine Lage Zucker – in ein Glas. Schließe mit Zucker ab. Lasse das Ganze 2–3 Wochen in der Sonne stehen und filtere dann. In kleine Fläschchen füllen, beschriften und kühl lagern.
Ein anderes Rezept für **Wipferlsirup**, das ich sehr gerne mache: 1 kg Wipferl mit Wasser bedecken und 4 Tage stehen lassen. Danach bis zum Siedepunkt erhitzen und filtern. Zum Eindicken die Flüssigkeit abmessen, mit der gleichen Menge Braunzucker nochmals kräftig aufwallen lassen und dann bei kleiner Flamme so lange weiterköcheln, bis der Saft dickflüssig ist. Den Sirup in kleine Flaschen füllen und bei anschleichender Erkältung einen Löffel davon nehmen. Nicht in den heißen Tee geben, denn das schadet der Kraft des Sirups.

Taubnessel, Gefleckte

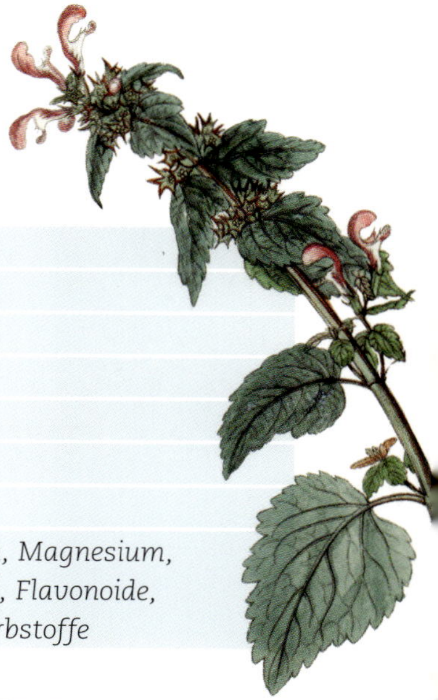

wissenschaftl. Name	*Lamium maculatum*
Ordnung	*Lippenblütlerartige (Lamiales)*
Familie	*Lippenblütler (Lamiaceae)*
Gattung	*Taubnesseln (Lamium)*
Art	*Gefleckte Taubnessel*
Volksnamen	*Blumennessel, Bienensaug*
Verwendung	*Blüten, Blätter, Wurzel*
Inhaltsstoffe	*Kalium, Phosphor, Calcium, Bor, Eisen, Magnesium, Kupfer, Zink, Schwefel, ätherisches Öl, Flavonoide, Glycoside, Saponine, Schleim- und Gerbstoffe*

Die Taubnessel sieht, solange sie nicht blüht, der Brennnessel sehr ähnlich, aber sie hat keine Brennhaare. Das ist beim Pflücken dann doch sehr angenehm.

Im März kommen schon die ersten grünen Triebe zum Vorschein, da sollte man noch vorsichtig sein, da man sie in diesem Stadium sehr schwer unterscheiden kann, außer man greift sie an. Wenn sie dann aber blühen, kann man sie nicht mehr verwechseln.

Es gibt viele Arten von Taubnesseln, wobei die Weiße Taubnessel sicher die heilkräftigste ist. Die Verwendung ist für alle gleich, ob Weiße Taubnessel, Goldnessel oder Gefleckte. Es gibt sicher zehn verschiedene Arten, die sich hauptsächlich durch die Farbe der Blüten und Anordnung der Blätter unterscheiden.

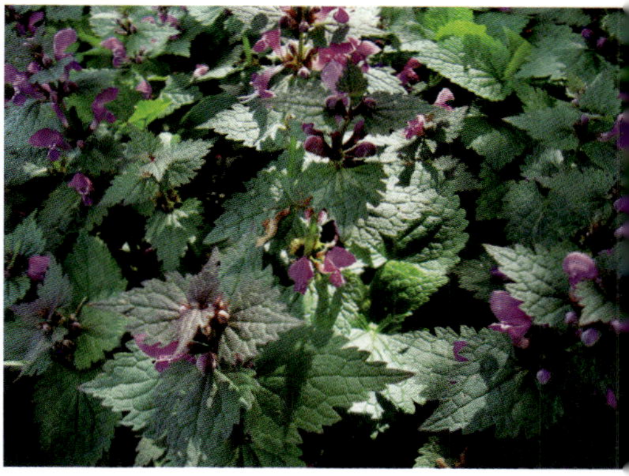

Taubnesselblütensirup: 1 kg Zucker mit 1 Liter Wasser circa 15 Minuten köcheln lassen, vom Feuer nehmen und 30 g Zitronensäure einrühren. In den gut handwarmen Sirup werden die sauberen, trockenen Taubnesselblüten (circa 3 Handvoll) eingelegt, umrühren, Deckel darauf und circa 2–3 Tage kühl stellen. Abseihen und in schöne, saubere Flaschen füllen. Hat eine wunderschöne Farbe und schmeckt sehr gut mit Mineralwasser verdünnt oder für die Großen auch mit Sekt.

Heilwirkung

Blüten und Kraut werden verwendet. Sie sind entzündungshemmend, blutstillend, schleimhautschützend und gut für die Verdauung. Äußerlich helfen Umschläge bei Juckreiz, Hautschwellungen und Nagelbettentzündungen.

Blüte

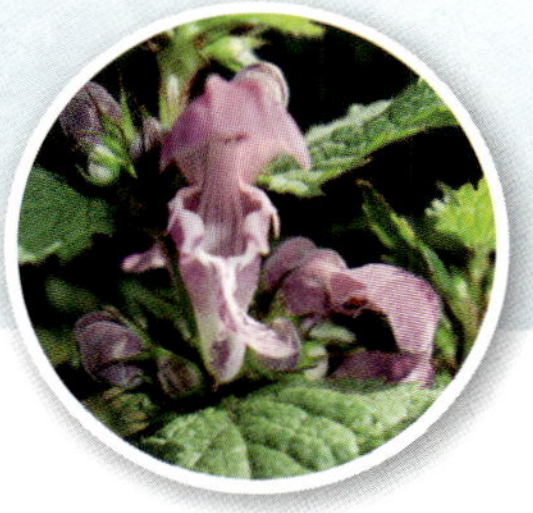

Thymian

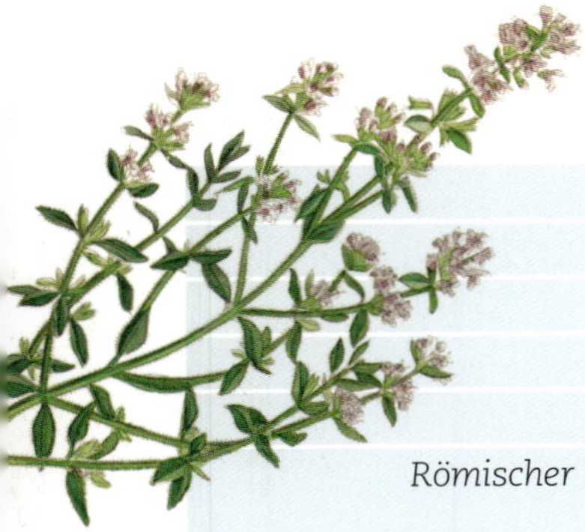

Thymus vulgaris	wissenschaftl. Name
Lippenblütlerartige (Lamiales)	Ordnung
Lippenblütler (Lamiaceae)	Familie
Thymiane (Thymus)	Gattung
Echter Thymian	Art
Römischer Quendel, Kuttelkraut, Gartenthymian, Immenkraut	Volksnamen
Blätter	Verwendung
ätherische Öle, u. a. Thymol, Kampfer, Carvacrol, Zineol, Geraniol, Menthon, Terpinen, Gerbstoffe, Flavonoide, Cumarine, Saponine, Harz, Salycilate, Zink	Inhaltsstoffe

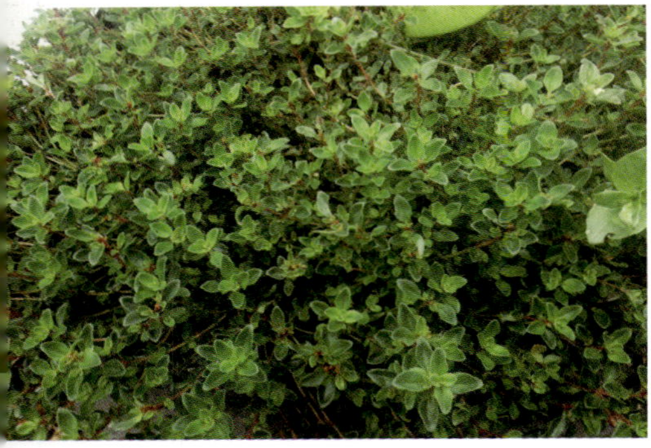

Der Thymian ist bei uns hauptsächlich als Gewürz bekannt. Er hat jedoch auch Heilkräfte. Wir verwenden ihn gerne zusammen mit Spitzwegerich entweder als Teemischung oder als Sirup bei Husten.
Ein alter Spruch sagt schon: *„Der nächste Husten kommt bestimmt, doch nicht zu dem, der Thymian nimmt"*, oder *„Hast du Thymian im Haus, hat der Husten keine Chance"*.
Ursprünglich kommt die Pflanze aus den Mittelmeerländern, Mönche haben sie über die Alpen gebracht und in den Klostergärten angesiedelt. Intensiver und wirksamer ist allerdings der wilde Bruder, der Quendel. Um seine antiseptische Wirkung wussten schon die alten Ägypter. Sie verwendeten ihn zur Einbalsamierung ihrer Toten. Der Name stammt aus dem Griechischen. *Thymos* bedeutet so viel wie Mut, Stärke und Tapferkeit.
Das zeigt uns auch die Wirkung des Krauts auf unsere Psyche. Die im Thymian enthaltenen ätherischen Öle sind sowohl beruhigend als auch ermutigend.

Heilwirkung

Bei Erkältungskrankheiten, Beschwerden mit der Verdauung, dem Stoffwechsel, dem Harnapparat, bei Frauenkrankheiten, bei Problemen mit dem Bewegungsapparat oder der Haut – der Thymian ist ein Tausendsassa.

Rezept für unsere **italienische Salzmischung:**
250 g Meersalz, Rosmarin, Basilikum, Oregano, Salbei und Thymian. Getrocknete Kräuter im Mörser zerstoßen und mit dem Salz vermengen. In eine Gewürzmühle füllen oder in der Küchenmaschine fein mahlen und in kleinen Gläsern lagern. Schon der Duft erinnert an Urlaub, Sonne und Meer.

Blüten

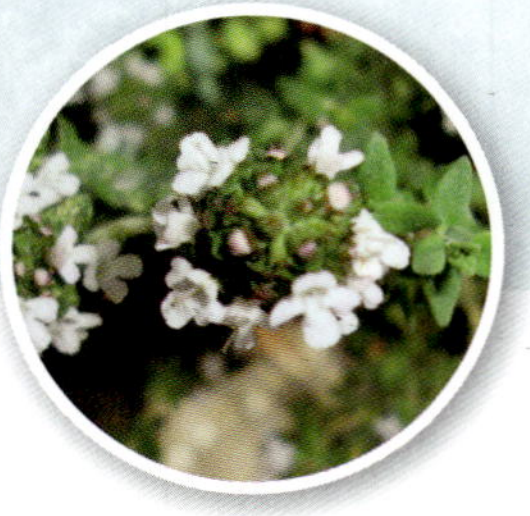

Traubenkirsche

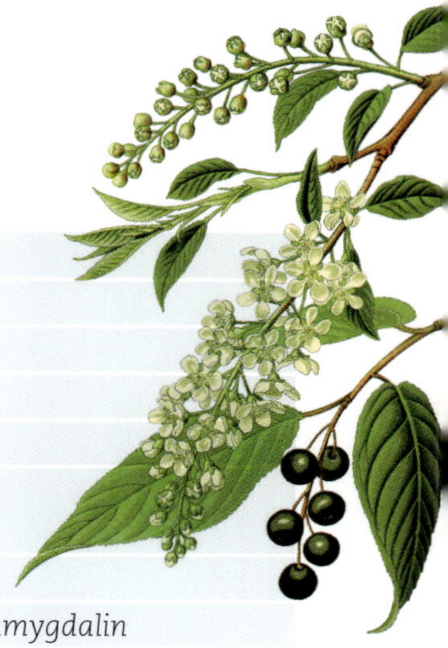

wissenschaftl. Name	*Prunus padus*
Ordnung	*Rosenartige (Rosales)*
Familie	*Rosengewächse (Rosaceae)*
Gattung	*Prunus*
Art	*Gewöhnliche Traubenkirsche*
Volksnamen	*Ahlkirsche, Sumpfkirsche, Ölexen, Elsenkirsche, Ölasn, Elzbeere*
Verwendung	*Blüten, Beeren, Rinde*
Inhaltsstoffe	*Blausäureglycoside Amygdalin und Isoamygdalin*

Wir verwenden die Rinde der Traubenkirsche bei Asthma, Husten, für die Lunge, bei Rheuma und Gicht. Sie wirkt auch blutdrucksenkend. Die Blüten verarbeiten wir, in Öl angesetzt, in Salben.

Der Name Traubenkirsche kommt daher, weil die Früchte in kleinen, schwarzen Trauberln hängen und wie Kirschen aussehen. Die kleinen schwarzen Trauberln verwenden wir nicht. Das Fruchtfleisch ist ungiftig, allerdings enthalten die Samen Blausäureglycoside, die beim Zerbeißen eventuell zu Vergiftungen führen können.

Der botanische Gattungsname *Prunus* ist der lateinische Name der Pflaume, also gehört unsere Traubenkirsche zur selben Gattung wie die Pflaume.

Die Vögel lieben diese Steinfrucht sehr und tragen auch viel zu ihrer Verbreitung bei.

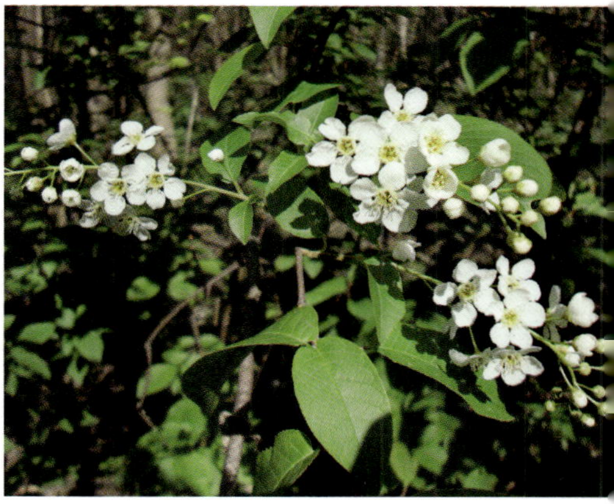

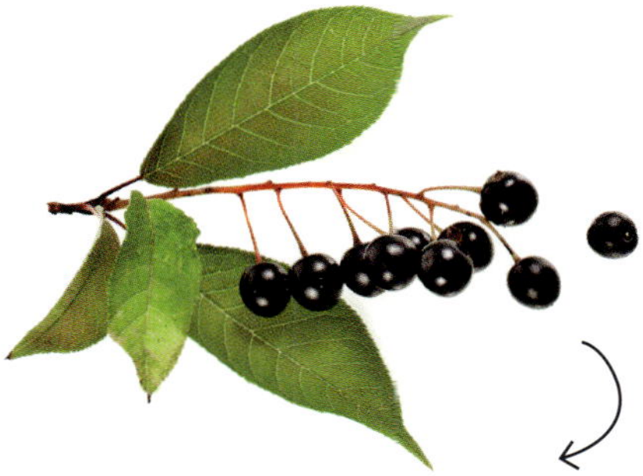

Kirschen

Heilwirkung

Bei Asthma, Husten, Durchfall, Ekzemen, Lungenbeschwerden, Rheuma und auch bei Gicht.

In der Homöopathie wird eine Essenz aus der Rinde hergestellt, die man bei Schwächeanfällen, Übelkeit, bei Kopfschmerzen und auch bei Schmerzen in der Herzgegend einnimmt.

Vogelbeere

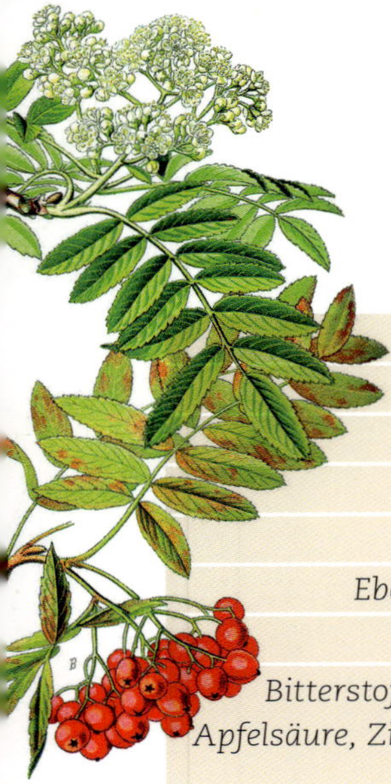

wissenschaftl. Name	*Sorbus aucuparia*
Ordnung	*Rosenartige (Rosales)*
Familie	*Rosengewächs (Rosaceae)*
Gattung	*Mehlbeeren (Sorbus)*
Art	*Vogelbeere*
Volksnamen	*Eberesche, Drosselbeere, Krametsbeere, Quitsche*
Verwendung	*Früchte, Blätter, Blüten*
Inhaltsstoffe	*Bitterstoffe, Parasorbinsäure (leicht giftig), Gerbstoffe, Apfelsäure, Zitronensäure, Bernsteinsäure, Weinsteinsäure, Vitamin C, Pektin und ätherisches Öl*

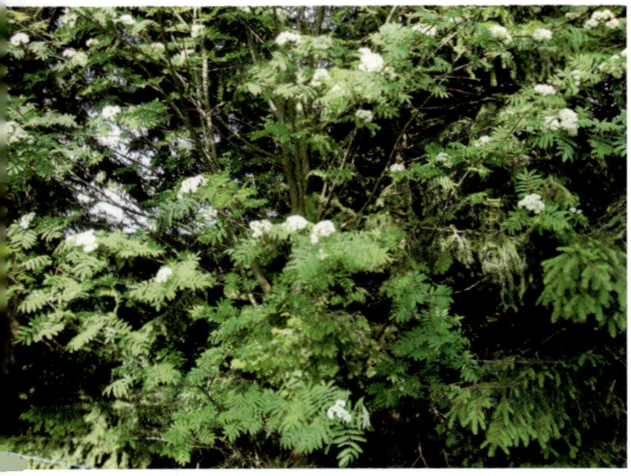

Wunderschön schauen die Bäume im Herbst mit ihren orangeroten Früchten aus. Auch den Vögeln gefällt das und schmecken tut es ihnen auch. Sie sind reich an Vitamin C.

Roh sollte man sie allerdings nicht essen. Sie schmecken sehr bitter und die enthaltene Säure zieht einem die Schleimhäute zusammen, also benötigen sie eine Vorbehandlung. Sie sollten unbedingt einmal einen Frost spüren. Diesen kann man durch einige Tage in der Tiefkühltruhe auch vortäuschen. Oder man legt sie über Nacht in Essigwasser, das entzieht auch die Bitterstoffe.

Die Vogelbeere ist gesund und vielseitig verwendbar: die Beeren getrocknet, frisch als Mus, Marmelade, Likör, Schnaps, in Salzmischungen, als Saft, im Tee oder im Wodka. Für den Tee werden auch Blüten und Blätter getrocknet.

Heilwirkung

Bei Verdauungsbeschwerden, Gicht, Rheuma, Lungenleiden, Durchfall, Magenerkrankungen und Husten. Sie hilft bei der Blutreinigung und auch bei der Reinigung von Blase und Niere. Bei Leberproblemen, aber auch bei Stimmverlust.

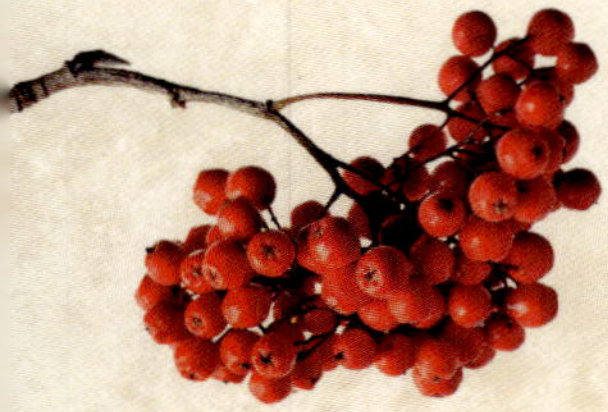

Beeren

Vogelbeermarmelade *Wie ich sie mag*: 500 g Vogelbeeren aus der Tiefkühltruhe, 2 reife Birnen, Saft ½ Zitrone und Gelierzucker nach Bedarf
Die Vogelbeeren und die geschälten, zerteilten Birnen 10 Minuten unter ständigem Rühren erhitzen und durch ein Sieb passieren. Die aufgefangene Masse abmessen und die gleiche Menge Gelierzucker 1:1 dazugeben. 5 Minuten sprudelnd kochen lassen. Noch heiß in vorbereitete Gläser füllen und verschließen. Schmeckt ein bisschen herb, aber auch so kommt man an die wichtigen Bitterstoffe.

Vogelknöterich

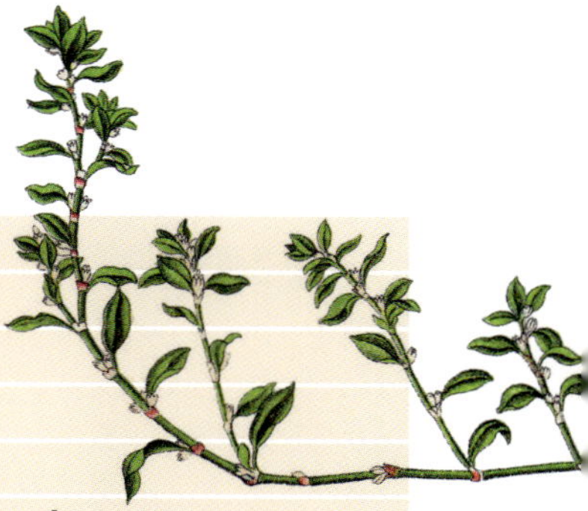

wissenschaftl. Name	*Polygonum aviculare*
Ordnung	*Nelkenartige (Caryophyllales)*
Familie	*Knöterichgewächse (Polygonaceae)*
Gattung	*Vogelknöteriche (Polygonum)*
Art	*Vogelknöterich*
Volksnamen	*Hühnergras, Wegkraut, Weggras, Vogelgras, Saugras*
Verwendung	*Kraut*
Inhaltsstoffe	*Gerbstoffe, Kieselsäure, Schleimstoffe und Flavonoide*

Täglich, wenn ich das Haus verlasse, begegnet er mir. An den Wegrändern hält er sich gerne auf. Schon Dioskorides (berühmtester Pharmakologe des Altertums) nannte ihn *„die Pflanze mit den vielen Knien"*, und so ist er auch unverkennbar.

Die einjährige Pflanze wird bis zu 50 cm lang, mit niederliegendem oder auch hochstehendem Stängel. Die Samen sind bei unseren gefiederten Freunden sehr beliebt, darum der Name Vogelknöterich. Früher setzte man das Kraut gegen Tuberkulose und Cholera ein. Heute wird er nur mehr selten genutzt.

In der Küche kann man ihn verwenden. Er schmeckt ein bisschen bitter, was wir uns zunutze machen, denn Bitterstoffe braucht der Körper.

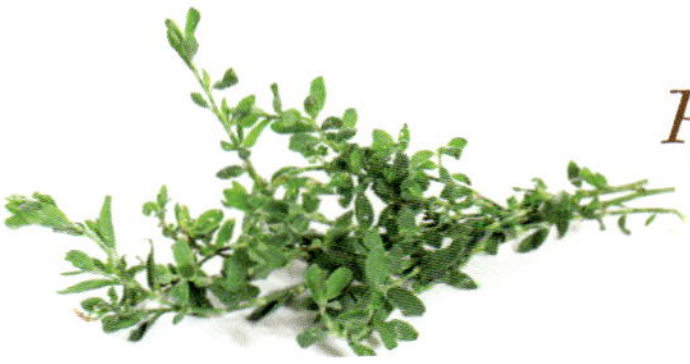

Pflanze

Knöpferldip: 1 Handvoll junger Vogelknöterich, 2 EL Butter, 3 Schalottenzwieberl, 1 Becher Crème fraîche (200 g), Salz, Pfeffer, eventuell Muskatnuss Die fein gehackten Zwiebeln in Butter kurz anschwitzen, den klein geschnittenen Vogelknöterich kurz mitdünsten. Crème fraîche und Gewürze dazugeben, alles kurz erwärmen, nicht kochen. Schmeckt super zu Fisch, aber auch zu Wedges.

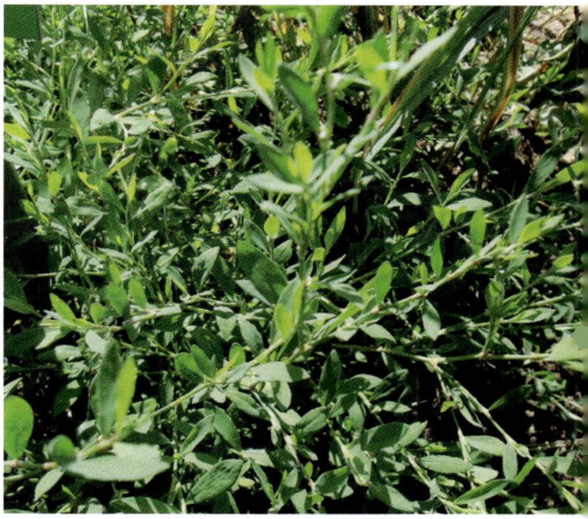

Heilwirkung

Bei Durchfall, Magen- und Darmschmerzen, Rheuma, Atemwegserkrankungen und Veränderungen der Mundschleimhaut leistet er gute Dienste. Durch die enthaltene Kieselsäure ist er für den Aufbau von Knochen, Haaren und Nägeln von Nutzen.

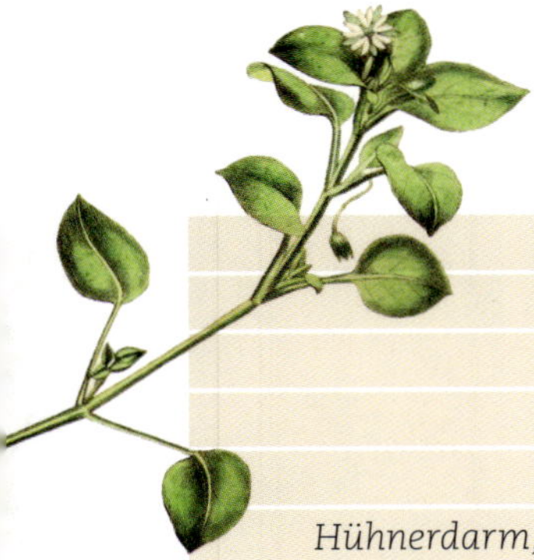

Vogelmiere

Stellaria media	**wissenschaftl. Name**
Nelkenartige (Caryophyllales)	**Ordnung**
Nelkengewächse (Caryophyllaceae)	**Familie**
Sternmieren (Stellaria)	**Gattung**
Vogelmiere	**Art**
Hühnerdarm, Hecdarm, Vogel-Sternmiere, Mausdarm	**Volksnamen**
das ganze Kraut	**Verwendung**
Vitamin C, Saponine, Mineralstoffe, Gerbstoffe, ätherische Öle, Flavonoide, Cumarine, Schleimstoffe und Zink	**Inhaltsstoffe**

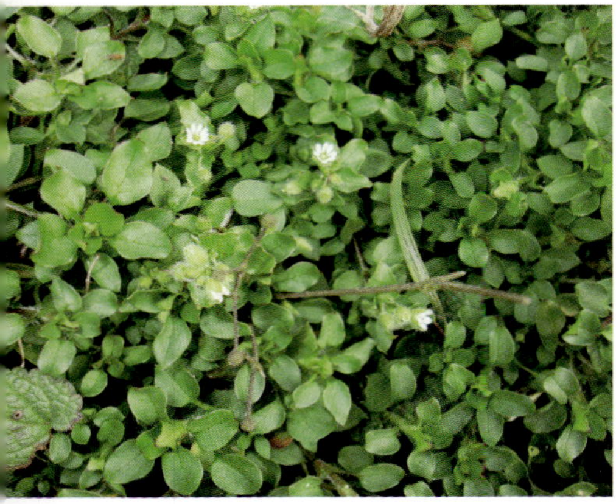

Die Pflanze wächst das ganze Jahr über, man findet sie überall, ja, sie ist immer da, wo sie gebraucht wird. Ihr Vitamin-C-Gehalt ist sechs Mal höher als der von Kopfsalat und die in der Vogelmiere enthaltenen Saponine wirken schleimlösend. So mancher Husten wurde damit schon vertrieben.
In der Homöopathie wird die *Stellaria media* bei Leberbeschwerden und Gelenksrheumatismus eingesetzt. Wir verwenden sie gerne zum Kochen, aber auch für Salben, Öle, Tees und Bäder.

Auch als Wetterprophet ist sie sehr verlässlich. Begibt man sich auf eine Wanderung und begegnet dabei einer Vogelmiere, deren kleine Blütenblätter geöffnet sind, wird es die nächsten vier Stunden Sonne geben.

Heilwirkung

Bei Husten, Bronchitis, Frühjahrsmüdigkeit, Hautproblemen, Ekzemen, bei Augenentzündungen, Schnittwunden, Pickel ... Die Liste wäre endlos.

Blüten

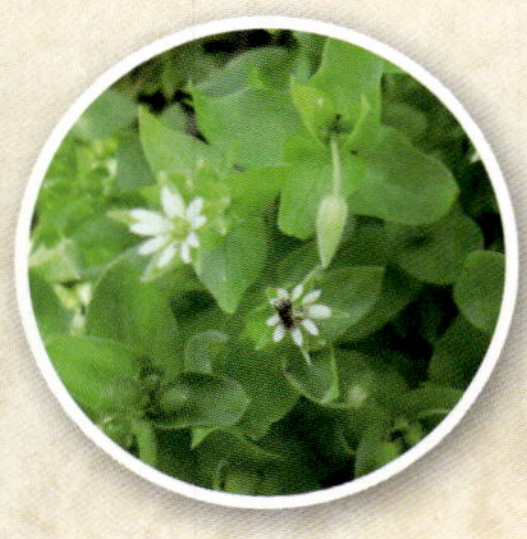

Vogelmierenaufstrich: 1 Handvoll frisch gepflücktes Kraut fein hacken, 1 Packung Magertopfen mit ½ Becher Schlagobers daruntermischen, 1 zerdrückte Knoblauchzehe, etwas Kräutersalz und die gehackte Vogelmiere dazugeben und genießen.
Eine **Vogelmierensalbe**, die sich bei Kinderekzemen und juckenden Ausschlägen sehr bewährt hat: 100 g Olivenöl mit 10 g Bienenwachs erhitzen und so viel Vogelmiere dazugeben, wie das Öl gerade *derpackt*. Diese Mischung lässt man 10 Stunden auf kleinster Flamme ziehen. Dann durch ein Tuch pressen und in kleine Gläschen füllen.

Vogelwicke

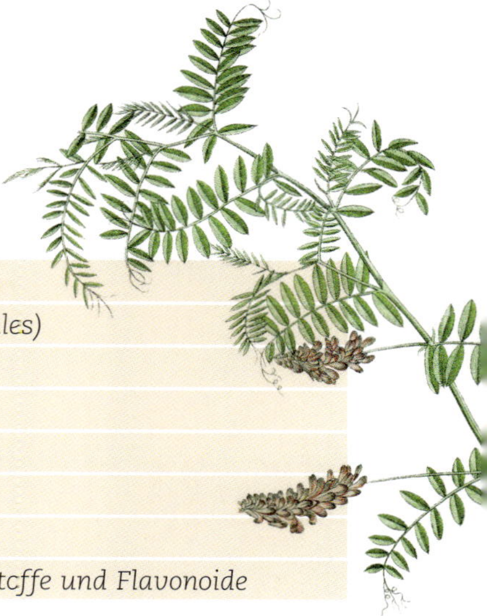

wissenschaftl. Name	*Vicia cracca*
Ordnung	*Schmetterlingsblütenartige (Fabales)*
Familie	*Hülsenfrüchtler (Fabaceae)*
Gattung	*Wicken (Vicia)*
Art	*Vogelwicke*
Volksnamen	*keine bekannt*
Verwendung	*Samen, Blüten, Blätter*
Inhaltsstoffe	*Gerbstoffe, Kieselsäure, Schleimstoffe und Flavonoide*

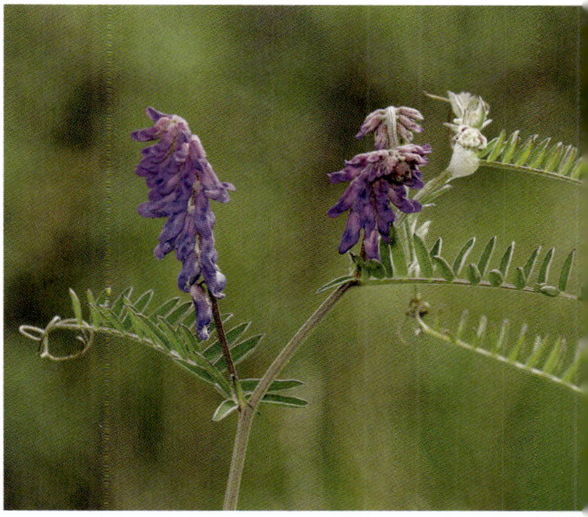

Na gut, als Kräuterpädagogin über die Vogelwicke schreiben, ist nicht gerade lustig. Sie gibt für mich nicht wirklich etwas her.
Hauptsächlich wird sie zur Bodenverbesserung verwendet. In der Volksheilkunde wird sie nur am Rand gestreift, für alles, was mit Milch zusammenhängt: Muttermilch fördernd, Muttermilch bildend. Auch als Tee-Ersatz kann sie verwendet werden.
Schon in der Jungsteinzeit kam die Vogelwicke als Kulturbegleiter zu uns, wo sie sich zum Leidwesen der Bauern als gefürchtetes Ackerunkraut einnistete. Die Samen werden gerne von Wildvögeln gefressen, aber nicht alle Wicken sind für Vögel bekömmlich.
Achtung: Die rosafarbige Kronwicke, die man öfters in der Nähe von Vogelwicken findet, ist giftig.
Die Vogelwicke ist eine ausdauernde Pflanze, die man sowohl auf Äckern, an Wiesenrändern, aber auch auf Waldlichtungen entdecken kann. Während der Sommermonate blüht sie recht hübsch. Die Stängel können eine Länge von bis zu 1 m erreichen und ranken sich gerne an Nachbarpflanzen hoch. Um ihre Samen zu verstreuen, hat sie einen Schleudermechanismus eingebaut.

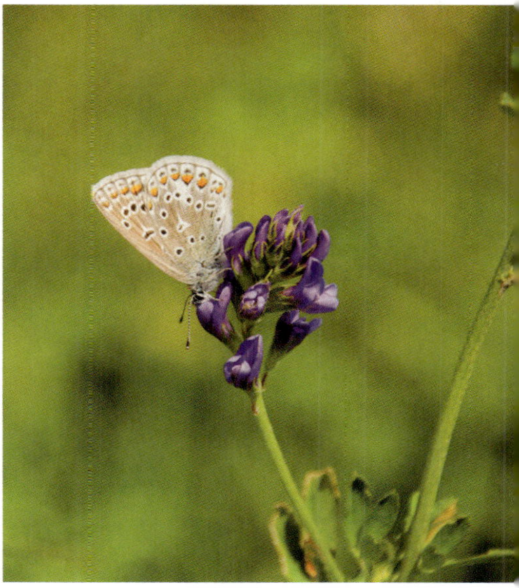

Den Namen hat die Vogelwicke wahrscheinlich daher, dass das Kraut wenig Nutzen bringt und darum *für die Vögel oder für die Katz ist*. Wer dieses Kraut zu schätzen weiß, sind unsere Bienen. Die Vogelwicke bietet ihnen ein reichhaltiges Nektar- und Pollenmenü. Auch Kaninchen lassen sich die Pflanze gut schmecken und dadurch, dass sie im Sommer viele Blattläuse beherbergt, wird sie auch von Fröschen gerne besucht.

Waldmeister

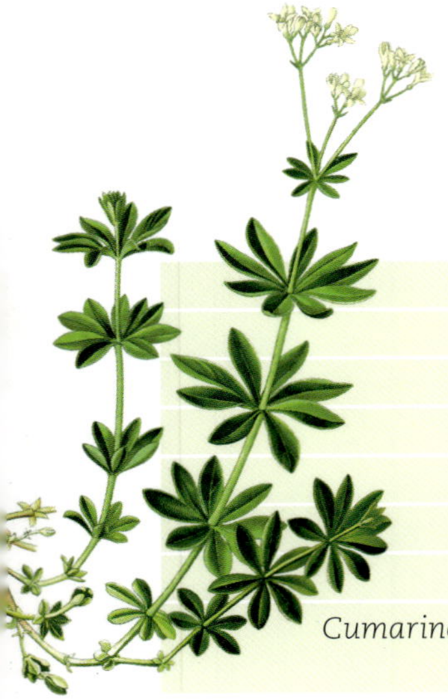

Galium odoratum	wissenschaftl. Name
Enzianartige (Gentianales)	Ordnung
Rötegewächse (Rubiaceae)	Familie
Labkräuter (Galium)	Gattung
Waldmeister	Art
Maikraut, Herzensfreund, Leberkraut	Volksnamen
Blüte, Kraut	Verwendung
Cumarine, Bitterstoffe, Gerbstoffe, ätherische Öle, Saponine, Proteine und Fettstoffe	Inhaltsstoffe

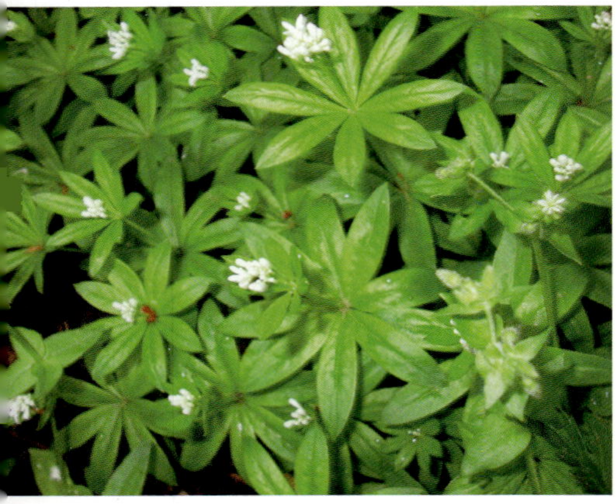

Was beim Waldmeister auffällt, ist, dass er in geringer Dosierung bei Kopfschmerzen und Migräne hilft, in höherer Dosierung aber Kopfschmerzen macht. Man muss ihn nur einige Zeit anwelken lassen, damit er seine Duftstoffe entfaltet. Berühmt ist ja die Waldmeisterbowle, aber: Cumarine + Alkohol = Kopfweh. Ich gebe ihn angewelkt sehr gerne in Apfelsaft, lege noch eine in Scheiben geschnittene Zitrone dazu, lasse einige Zeit stehen und gieße mit Granderwasser auf.

Heilwirkung

Beruhigend, blutreinigend, herzstärkend, krampfmildernd, hilft bei Kopfschmerzen, Migräne, Venenschwäche, bei nervösen Schlafstörungen und auch bei schlecht heilenden Wunden.

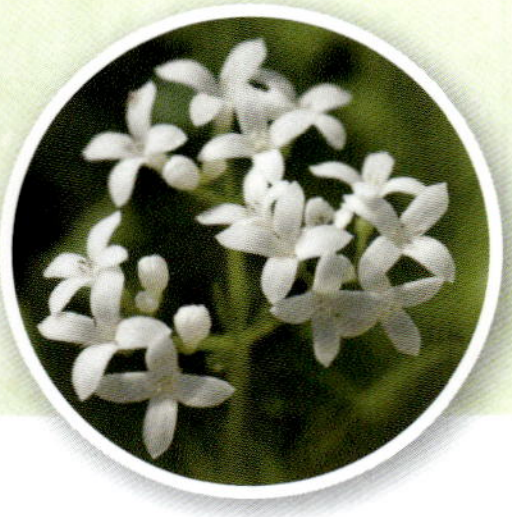

Blüten

Schlafkissen: Lavendel, Minze, Rosenblüten, Zitronenverbene und natürlich Waldmeister. In Verbindung mit der Bettwärme breitet sich ein angenehmer, einschläfernder Duft aus.

Waldmeistergelee: Dazu brauchen wir vom Waldmeister circa 60 g, ½ Liter Weißwein, ½ Liter weißen Traubensaft, 4 Teelöffel Zitronensaft, 1 ¼ kg Gelierzucker 1:1 und etwas grüne Lebensmittelfarbe.

Den Waldmeister waschen und auf einem Geschirrtuch 3 Stunden lang anwelken lassen. Grob zusammenschneiden, in ein Glas geben und mit Weißwein übergießen. Über Nacht stehen lassen und am nächsten Morgen abseihen. Den Traubensaft mit dem Gelierzucker zum Kochen bringen, Wein und Zitronensaft dazugeben und unter Rühren 4 Minuten köcheln lassen. Gelierprobe machen. Die Lebensmittelfarbe einrühren und noch heiß in Gläser füllen.

Waldrebe *leicht giftig*

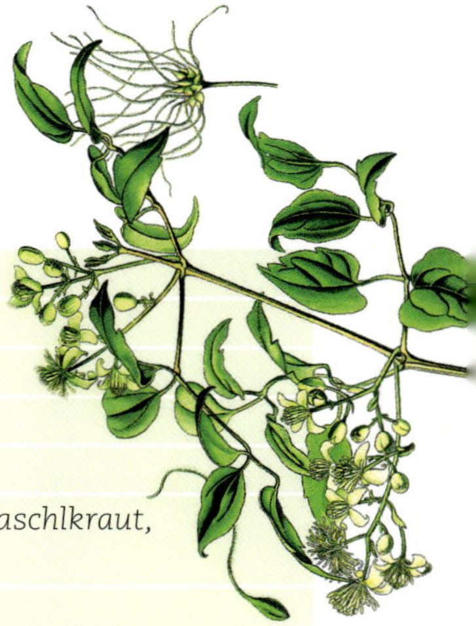

wissenschaftl. Name	*Clematis vitalba*
Ordnung	*Hahnenfußartige (Ranunculales)*
Familie	*Hahnenfußgewächse (Ranunculaceae)*
Gattung	*Waldreben (Clematis)*
Art	*Gewöhnliche Waldrebe*
Volksnamen	*Echte Waldrebe, Gemeine Waldrebe, Waschlkraut, Lian, Teufelszwirn*
Verwendung	*Blätter*
Inhaltsstoffe	*Saponine, das Alkaloid Protoanemonin, Proteine, Fettstoffe, Kaffeesäurederivate*

Wir wissen ja, dass alle Hahnenfußgewächse giftig sind. In der Waldrebe ist das Alkaloid Protoanemonin enthalten, das die Haut reizt und Blasen bildet. Kinder zünden die trockenen Stängel gerne an, um sie zu rauchen, das sind dann die sogenannten *Lianentschick*.

Der Name *Waschlkraut* kommt wohl daher, dass vor gar nicht so langer Zeit das Schneiden der Waldrebe und das anschließende Verarbeiten zu *Waschln* Novemberarbeit auf dem Bauernhof war. Man schnitt die Waldrebe in 1 ½ m lange Stücke, dann klopfte man sie weich, um sie anschließend zu *Waschln* zu drehen. Diese wurden zum Putzen verwendet und bewiesen eine erstaunliche Strapazierfähigkeit. In Kombination mit Wasser putzte man damit Geschirr, Holzböden, Schaffeln und Tröge.

Die Waldrebe wird in der Homöopathie verwendet und als Bachblüte. *Clematis* ist die 9. Bachblüte und wird gegen die Flucht vor der Realität und bei Tagträumerei verwendet.

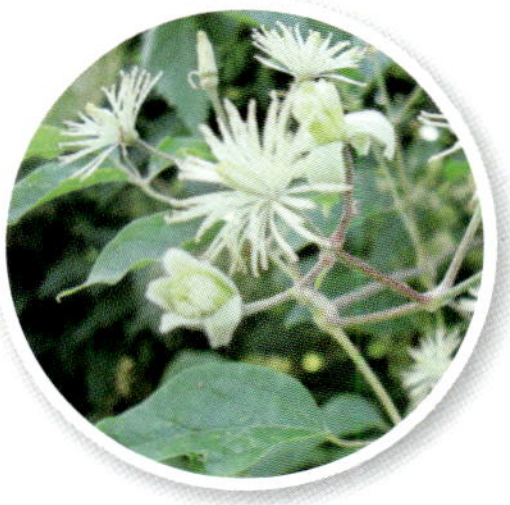

Blüten

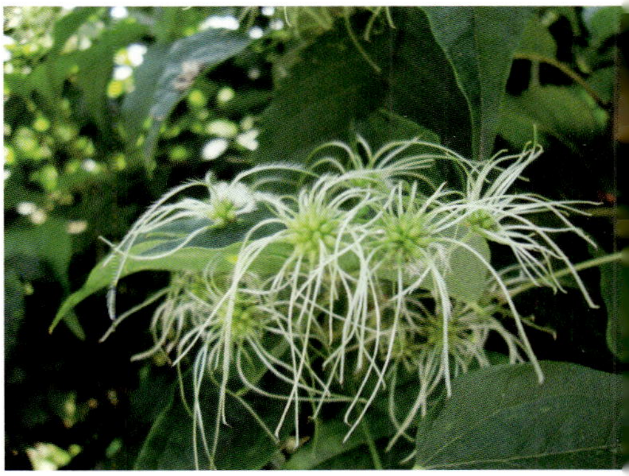

Heilwirkung

Harntreibend, hautwirksam. Wird in der Homöopathie in der Potenz D2 verwendet. Die Urtinktur bereitet man aus den frischen Blättern. Man gibt sie bei Erkrankungen der männlichen Geschlechtsorgane, Hodenentzündung, Entzündung der Prostata, aber auch bei Rheuma, Lymphdrüsenschwellung und Hauterkrankungen.

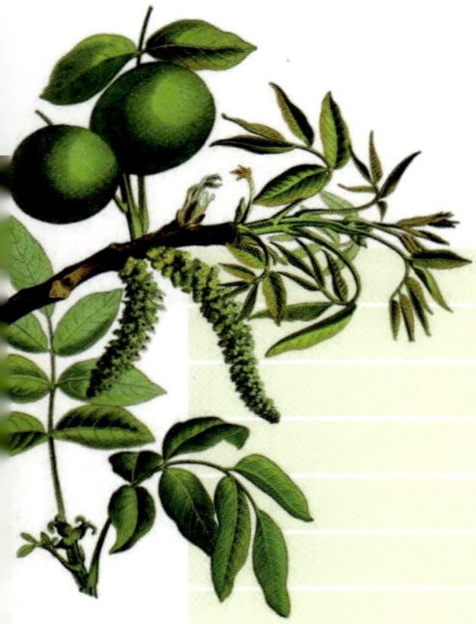

Walnuss, Echte

Juglans regia	**wissenschaftl. Name**
Buchenartige (Fagales)	**Ordnung**
Walnussgewächse (Juglandaceae)	**Familie**
Walnüsse (Juglans)	**Gattung**
Echte Walnuss	**Art**
Walnuss, Nuss, Steinnuss, Welschnuss	**Volksnamen**
Blätter, Früchte, Kerne, Kämben	**Verwendung**
Blätter: Gerbstoffe, Flavonoide, Juglon und Vitamin C. Nüsse: Mineralstoffe wie Magnesium, Calcium, Kupfer, viele Vitamine, besonders Vitamin E, und hoher Gehalt an ungesättigten Fettsäuren	**Inhaltsstoffe**

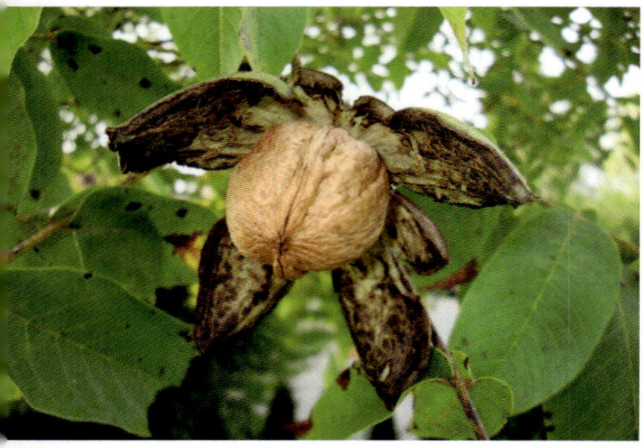

Die Walnuss war 2008 der Baum des Jahres. Bereits in steinzeitlichen Pfahlbauten fand man Walnussreste. Prähistorische Ausgrabungen belegen, dass auch unsere Vorfahren Nüsse kannten, sammelten und verwendeten. Uralt ist die Nutzung von grünen Nussschalen zum Färben der Haare. Blätter unter einer Hundedecke schützen den Hund vor Flöhen.

Bei jedem Bauernhaus gab es früher einen Misthaufen und neben jedem stand ein Nussbaum. Dieser hatte die Aufgabe, Fliegen und Mücken fernzuhalten.

Aus den grünen Nüssen machen wir schwarze Nüsse, die sich hervorragend auf kalten Platten und zum Garnieren von Brötchen eignen. Sehr gerne wird auch ein Nussschnaps getrunken. Die Kerne kommen uns bei der Herstellung von Weihnachtsbäckerei und Kuchen zugute.

Heilwirkung

Die Blätter werden für äußerliche Anwendungen verwendet, z. B. Bäder, Umschläge und Spülungen bei Hautleiden. Die Inhaltsstoffe sind schweißhemmend und wirken gegen Pilze und Bakterien. In der Volksmedizin innerlich auch bei Wurmbefall, Magen- und Darmkatarrhen. Die Nüsse gelten als Gehirnnahrung, sind cholesterinsenkend und ein wertvolles Nahrungsmittel.

Die holzigen Leisten zwischen den Walnusshälften nennt man Kämben. 4–5 Kämben reichen für eine Tasse **Tee**.
Auch eine **Tinktur** kann man damit ansetzen. Nusskämben in ein Glas geben, mit hochprozentigem Alkohol aufgießen und verschlossen 2–6 Wochen stehen lassen. Filtern. Bei Bedarf 5–10 Tropfen einnehmen. Stärken das Herz und wirken unterstützend bei Herzrhythmusstörungen.

Wasserdost

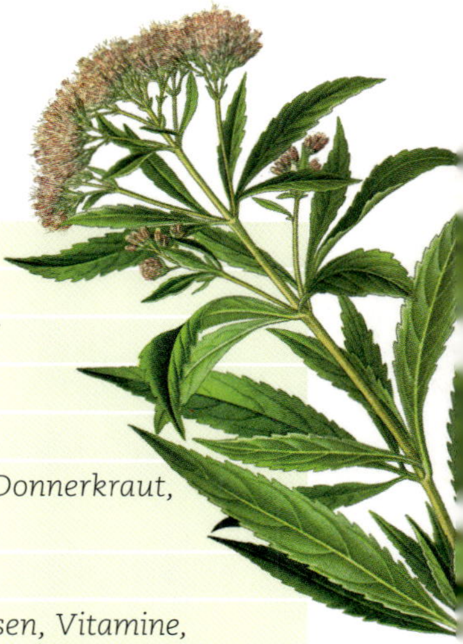

wissenschaftl. Name	*Eupatorium cannabinum*
Ordnung	*Asternartige (Asterales)*
Familie	*Korbblütler (Asteraceae)*
Gattung	*Wasserdost (Eupatorium)*
Art	*Wasserdost*
Volksnamen	*Wasserhanf, Hirschklee, Wetterkraut, Donnerkraut, Leberkraut, Kunigundenkraut*
Verwendung	*das ganze Kraut, Wurzel*
Inhaltsstoffe	*Gerbstoffe, Saponine, ätherisches Öl, Eisen, Vitamine, Eupatorin, Bitterstoffe, Harz, Inulin und Pyrrolizidinalkaloide*

Wir machen eine Tinktur aus dem ganzen Kraut, die wie *Echinacea* wirkt und von der wir im Herbst täglich 10 Tropfen nehmen, dann kommen wir gut über den Winter. Stärkt das Immunsystem. Wenn einer in meiner Familie erste Anzeichen einer Verkühlung hat, gibt's gleich eine Dosis Wasserdost.

Er wird auch Wasserhanf genannt.

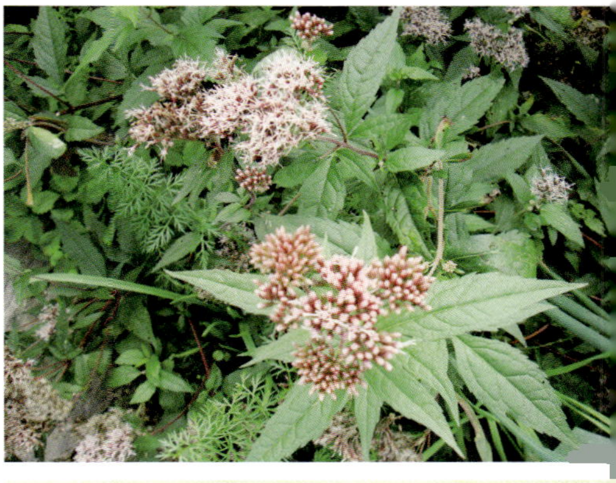

Für die **Tinktur** fülle ich ein Glas zur Hälfte mit Blättern und Blüten, gieße dann mit 40%igem Korn auf und verschließe das Glas. Dann lasse ich es eine Mondphase lang stehen. In der Folge wird die Flüssigkeit erst durch ein Sieb gegossen und anschließend noch durch einen Kaffeefilter. Die so gewonnene Tinktur in kleine, dunkle Fläschchen füllen und beschriften.
Im letzten Herbst habe ich ein wenig Wasserdost in 96%igem **Alkohol angesetzt**, um damit bei Gelegenheit ein homöopathisches Mittel herzustellen (Globuli).
Grippetropfen (von Sigrid Hirsch): Wasserdostblüten, Blüten der Kapuzinerkresse und Engelwurzstängel zu gleichen Teilen in ein Schraubgas geben und weiter so verfahren wie bei der Tinktur. Man nimmt 30 Tropfen täglich.

Heilwirkung

Bei Erkältung und Grippe, wirkt leicht abführend, wundheilend, ist gut bei geschwollenen Beinen und für den Magen, tut der Leber gut. Wir nehmen ihn bei Ausschlägen, bei Abwehrschwäche, er wirkt blutreinigend und wird auch in der Homöopathie verwendet.

Wasserminze

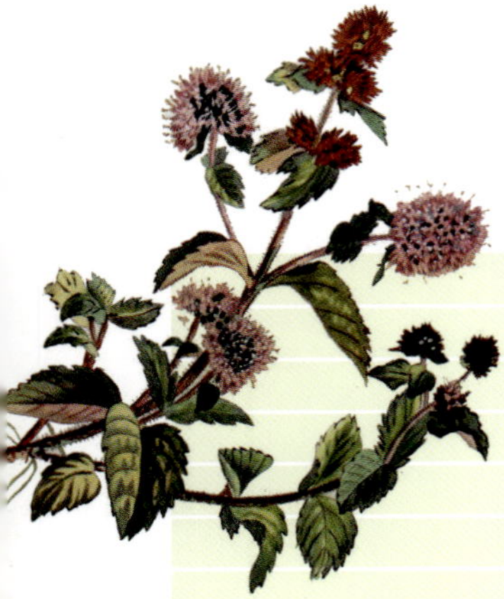

Mentha aquatica	**wissenschaftl. Name**
Lippenblütlerartige (Lamiales)	**Ordnung**
Lippenblütler (Lamiaceae)	**Familie**
Minzen (Mentha)	**Gattung**
Wasserminze	**Art**
Bachminze	**Volksnamen**
Kraut, Blätter	**Verwendung**
Flavonoide, Gerbstoffe, Bitterstoffe, ätherische Öle, Enzyme, Menthofuran, Menthol und Pinen	**Inhaltsstoffe**

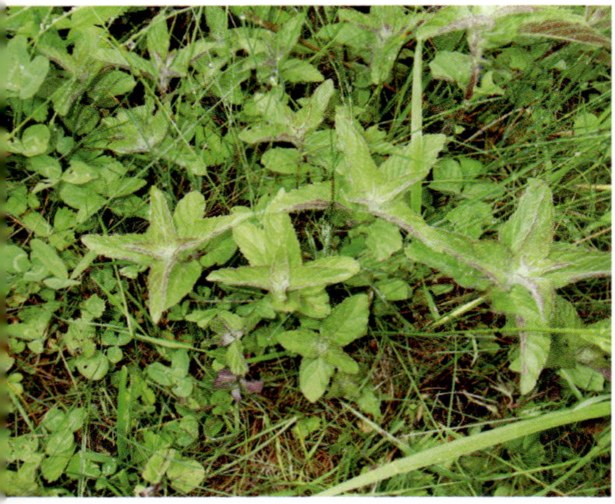

Die Wasserminze ist milder als ihre berühmte Schwester, die Pfefferminze. Darum wird sie auch sehr gerne verwendet. Wir nehmen sie bei Blähungen und Krämpfen. Gerne wird sie auch in der Homöopathie gegeben.

Die Wasserminze zählte neben dem Eisenkraut und dem Mädesüß zu den heiligen Pflanzen der Druiden. Im Mittelalter wurde sie vorwiegend bei Seitenstechen eingesetzt.

Jeder, der in seinem grünen Reich schon Minzen gepflanzt hat, weiß, was dann passiert. Sie kreuzen sich untereinander und schlussendlich hat man viele tolle Minzen, nur zuordnen kann man sie nicht mehr.
Wir verwenden sie als Tee, in Erfrischungsgetränken, als Sirup, zum Räuchern und auch zum Kochen.

Heilwirkung

Bei Magenbeschwerden, Blähungen, Krämpfen, Kopfschmerzen, Schlaflosigkeit und auch bei Durchfall ist sie oft hilfreich. Wird auch in der Homöopathie unter dem Namen Mentha crispus verwendet. Als Globuli, Zäpfchen oder in Tropfenform.

Wasserminze-Nudeln: Man nimmt 1 geraspelte Zucchini, 1 Zwiebel, 1 Handvoll Wasserminze, 1 KL Knoblauchpaste, 300 g Spiralnudeln und etwas geriebenen Käse.
Die Nudeln nach Anleitung kochen und kurz abspülen. Die geraspelte Zucchini und die fein gehackte Zwiebel in etwas Butter einige Minuten dünsten, die Knoblauchpaste einrühren, salzen und pfeffern, die nudelig geschnittene Minze dazugeben. Kurz durchschwenken, vermischen und anrichten. Mit geriebenem Käse bestreuen.

Weberkarde

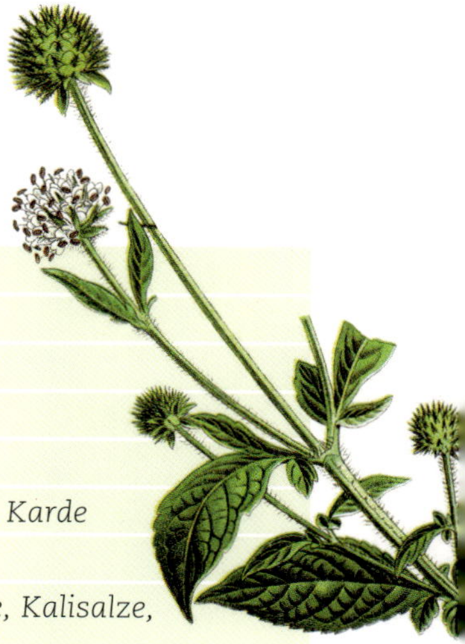

wissenschaftl. Name	*Dipsacus sativus*
Ordnung	*Kardenartige (Dipsacales)*
Familie	*Geißblattgewächse (Caprifoliaceae)*
Gattung	*Karden (Dipsacus)*
Art	*Weberkarde*
Volksnamen	*Igelkopf, Weberdistel, Kratzkopf, Wilde Karde*
Verwendung	*Wurzel*
Inhaltsstoffe	*Scabiosid, Saponine, Iridoide, Glykoside, Kalisalze, Bitterstoffe, Mineralstoffe und Tannin*

Heuer hatten wir das Glück, eine wunderschöne Karde bei uns im Garten zu besitzen. Die meisten Menschen halten sie für eine Distel. Was die Karde alles kann, hat Wolf Dieter Storl in seinem Buch *Borreliose natürlich heilen* beschrieben. Man verwendet die Wurzel und setzt sie als Tinktur an. Eine Wurzelabkochung verwendet man auch, um Sommersprossen zu bleichen, oder man nimmt sie als Gesichtswasser.
Die Blütenstängel getrocknet, ergeben wunderschöne Trockenpflanzen. Wie der Name Weberkarde schon sagt, wurden früher die getrockneten Blütenköpfe zum Kämmen von Stoffen verwendet. Aus Webereien war sie nicht wegzudenken.

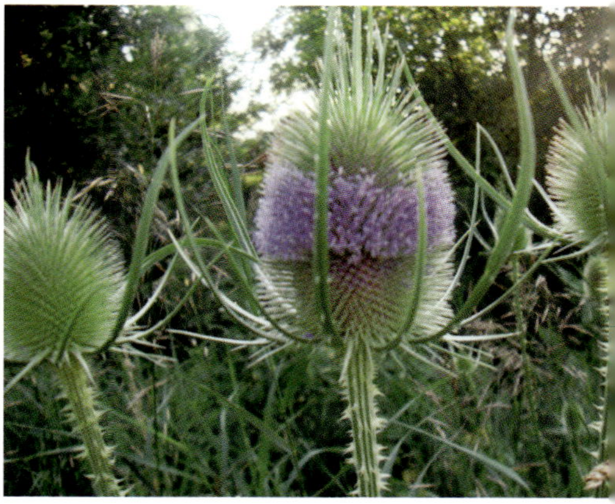

Eine **Tinktur** stellen wir am besten aus einer frisch geernteten Wurzel her. Die Wurzel reinigen und zerschneiden, mit 80%igem Alkohol übergießen. 3 bis 4 Wochen stehen lassen. Öfters schütteln. Danach abseihen und in dunkle Fläschchen füllen. Von dieser Tinktur nimmt man bei Bedarf 3 Mal täglich 5–50 Tropfen. Die Wurzel gräbt man am besten im Frühling oder im Herbst aus.
Auch als **Tee** kommt die Kardenwurzel zum Einsatz. Einen Teelöffel frische oder getrocknete, zerkleinerte Wurzel mit ¼ Liter Wasser zustellen, kurz aufkochen und 10 Minuten ziehen lassen. Die Wurzel könnte man auch klein schneiden, trocknen und dann zu Pulver mahlen. Dieses Pulver in Zellulosekapseln füllen und bei Bedarf 1–2 Kapseln am Tag nehmen.

Heilwirkung

Bei Borreliose, Rheuma, Gicht, Sommersprossen, Warzen, Kopfschmerzen und zur Stärkung des Immunsystems. Sie wirkt antibakteriell, blutreinigend, harn- und schweißtreibend. Auch in der Homöopathie wird die Karde verwendet. Als Urtinktur oder in der Potenz D1 bei Gicht und auch zur Blutreinigung zu verwenden.

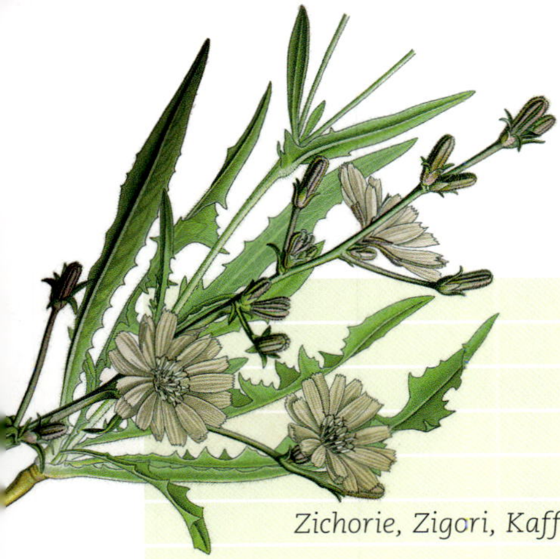

Wegwarte

Cichorium intybus	**wissenschaftl. Name**
Asternartige (Asterales)	**Ordnung**
Korbblütler (Asteraceae)	**Familie**
Wegwarten (Cichorium)	**Gattung**
Gemeine Wegwarte	**Art**
Zichorie, Zigori, Kaffeekraut, Arme-Sünder-Blume	**Volksnamen**
Blüten, Blätter, Wurzel	**Verwendung**
Bitterstoffe, Gerbstoffe, Inulin, Zucker, Mineralstoffe, vor allem Kalium und Vitamine	**Inhaltsstoffe**

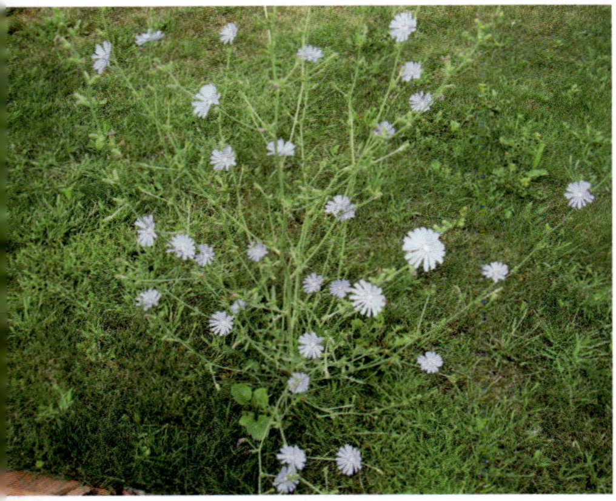

Die Wegwarte ist eine wunderschöne blaue Blume. Um diese Blüten bewundern zu können, muss man sich allerdings nach der Pflanze richten. Nur vom frühen Morgen bis fünf Stunden später öffnet sie ihre Blüten. Die Blätter der Wegwarte zeigen immer nach Norden. Auch muss man die Blüten gleich vor Ort zupfen, am besten, man nimmt ein Tablett mit und legt sie wie zum Trocknen auf.
In den Kriegs- und Nachkriegszeiten, wo man sich so gut wie nichts leisten konnte, griff man gerne nach dem Kaffee der Armen, *Ziguriekaffee*. Man grub die Wurzel aus, reinigte sie, röstete sie und mahlte sie zu Pulver. Unter Zugabe von getrockneten Feigen wurde es dann der Feigenkaffee.

Eine alte Geschichte erzählt von einem Mädchen, das am Straßenrand stand und auf die Heimkehr ihres Geliebten wartete. Die Jahre vergingen, sie wurde alt, aber sie wartete noch immer. Da hatte Gott Erbarmen, holte sie zu sich und ließ am Wegesrand die Wegwarte wachsen. Die wunderschönen blauen Blüten weisen auf die blauen Augen des Mädchens hin.

Heilwirkung

Bei Stoffwechselerkrankungen, Blähungen, Kopfweh, zur Anregung bei Appetitlosigkeit, zur Kräftigung der Leber und der Niere und auch für bessere Stimmung. Sie wirkt verdauungsfördernd, harntreibend, abführend, blutstillend und appetitanregend.

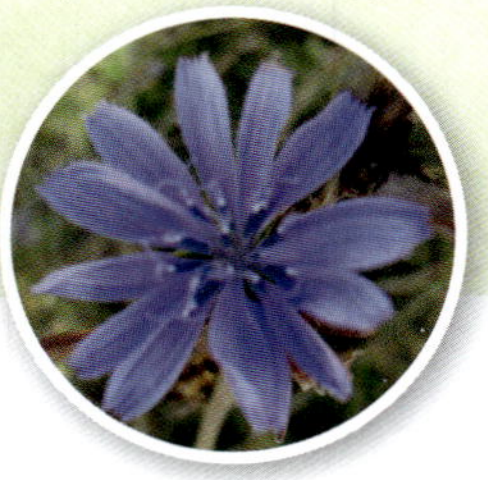

Blüte

Wegwarten-Honig:
Man nimmt 1 Teil Blüten, frisch gezupft und im Mörser zerstoßen, mischt mit 3 Teilen braunem Zucker und lässt das Ganze 3 Wochen in einem Einmachglas in der Sonne stehen. Der dadurch entstandene Honig, löfferlweise eingenommen, hilft bei Sodbrennen und Herzklopfen.

WEIDEN

wissenschaftl. Name	*Bruchweide – Salix fragilis* *Salweide – Salix caprea* *Silberweide – Salix alba*
Ordnung	*Malpighienartige (Malpighiales)*
Familie	*Weidengewächse (Salicaceae)*
Gattung	*Weiden (Salix)*
Arten	*Bruchweide, Salweide, Silberweide*
Volksnamen	*Knackweide, Fieberweide – Bruchweide* *Palmkätzchen, Palmweide,* *Hänge-Salweide, Kätzchenweide – Salweide* *Felbern, Katzenstrauch, Maiholz – Silberweide*
Verwendung	*Rinde, Holz, Blüten*
Inhaltsstoffe	*Salicin, Glycoside, Flavonoide, Gerb- und Mineralstoffe, Mineralsalze und Pflanzensäure*

Bei uns gibt es viele verschiedene Weidenarten. Man zählt an die 500. Alle sind sehr heilkräftig, die heilkräftigste ist allerdings die Korbweide. Steht sie uns nicht zur Verfügung, können wir die Rinde der anderen Weiden genauso verwenden. Auch die Bienen nutzen die Weiden. Im Frühling, wenn sie blühen, sind sie die erste Nahrungsquelle für unsere emsigen Freunde.

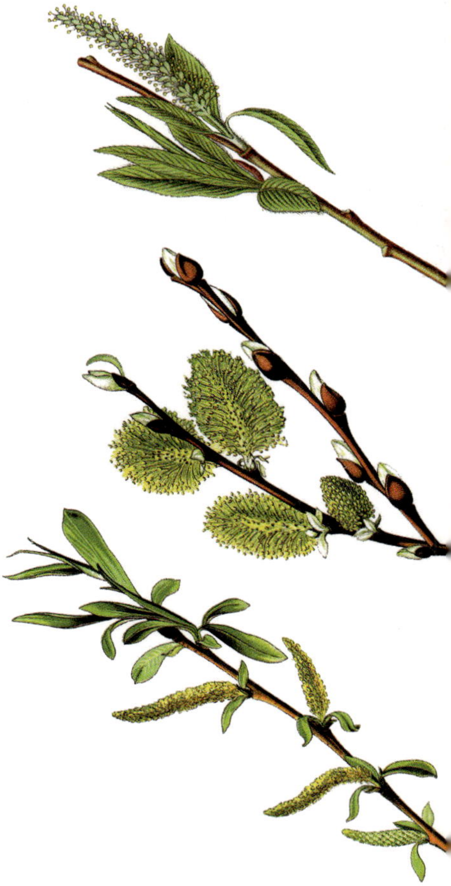

Als Bachblüte *Willow* steht die Weide für Versöhnung und Verzeihung, sie ist die Blüte des Schicksals und soll den Menschen helfen, ihr Leben selbst in die Hand zu nehmen.

In der Homöopathie wird eine Tinktur aus frischen, geschälten Zweigen angesetzt. Diese wird dann bei Impotenz und Erektionsproblemen gegeben. Wie auch das Mädesüß enthält die Weidenrinde Salicin.

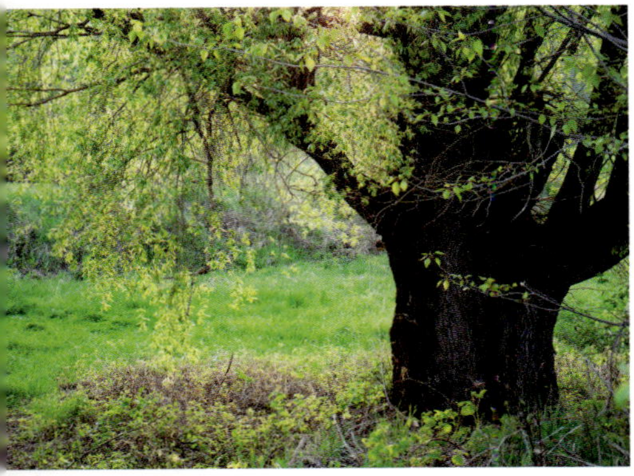

Bruchweide

Den Namen hat sie wahrscheinlich, weil sie eine Sollbruchstelle besitzt. Sie kann bis zu 20 m hoch werden. Im Frühling bildet sie Kätzchen. Die männlichen werden 2–5 cm lang, die weiblichen 10 cm. Die Blätter sind lang und schmal und am Rand gesägt. Die Bruchweide hat dünne Zweige, die glatt brechen und dabei *knacken*. Sie wurzelt sehr weitläufig und ist dadurch ein idealer Hangbefestiger.

Heilwirkung

Nervenstärkend, zusammenziehend, bei Fieber, blutstillend, schmerzstillend und auch stopfend. Bei Rheuma, Gicht und Hautgeschwüren.

Für **äußere Anwendungen** kocht man die Rinde 5 Minuten und lässt sie dann 10 Minuten ziehen. Der **Tee** ist auch ein gutes Gurgelmittel bei Zahnfleischbeschwerden und bei geschwollenen Mandeln.
Frische, zerdrückte Blätter kann man als **Wundauflage** bei Verletzungen verwenden.

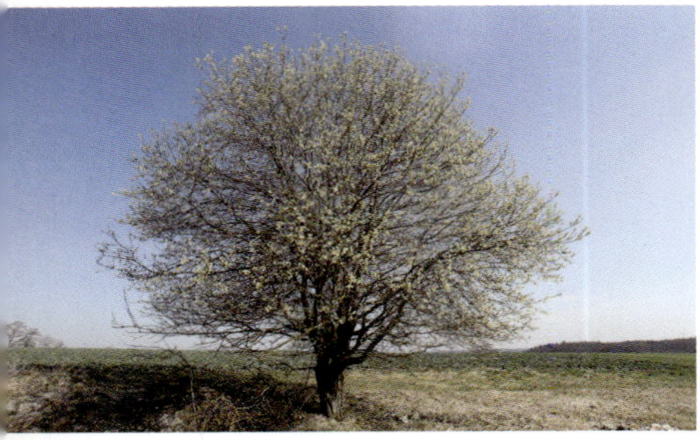

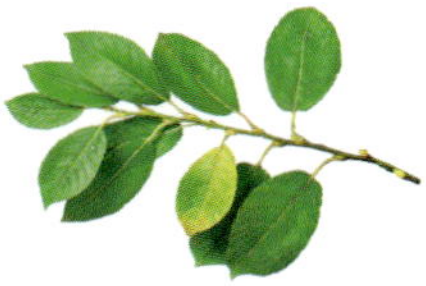

Salweide

Durch ihre frühe Blüte ist die Salweide unsere wichtigste Bienenweide. Auch wir freuen uns, wenn wir die ersten Palmkätzchen sehen. Sie zählt zu den eingeschlechtlichen Pflanzen, das heißt, Männchen und Weibchen leben getrennt. Die Bestäubung der Blüten erfolgt durch Insekten, die sowohl die männlichen als auch die weiblichen Pflanzen anfliegen. Wie die Birke zählt auch die Salweide zu den Pionierpflanzen. Das heißt, sie ist eines der ersten höheren Gewächse, die sich auf Brachland ansiedeln. Sie wächst überall, außer auf wassergesättigten Böden. Im Unterschied zu anderen Weiden machen ihr auch trockene Sommer nichts aus. Sie wächst als Strauch oder schlanker Baum und kann eine Höhe von 10 Metern erreichen.

Die Blätter der Salweide sind im Gegensatz zu denen anderer Weiden breit und oval. Auf der Oberseite dunkelgrün, die Unterseite ist graugrün und behaart.

Heilwirkung

In der Volksheilkunde wird die Rinde als Tee oder Pulver bei Magen- und Darmverschleimung und bei Lungenerkrankungen eingesetzt. Fiebersenkend und wundheilend. Zum Gurgeln bei Halsentzündungen, Zahnfleischentzündung und Rheuma.

Silberweide

Bei Erkältungskrankheiten, fieberhaften Infekten, Rheuma oder einfach Schmerzen einen Tee aus Weidenrinde oder einige Tropfen Tinktur zu sich nehmen. Macht vieles wieder gut.

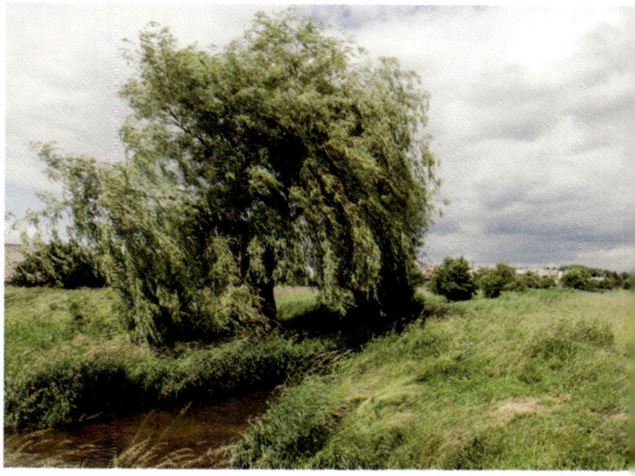

Für einen **Weidenrindentee** nehmen wir 1 Teelöffel fein geschnittene Weidenrinde und stellen sie mit ¼ Liter Wasser kalt zu. Lassen kurz aufkochen und danach 5 Minuten ziehen. Pro Tag 2–3 Tassen trinken.

Als Zutat für einen **nervenberuhigenden Tee**, den wir auch bei Kreuzschmerzen trinken können, leistet die Weidenrinde gute Dienste.

Dazu mischen wir 20 g Weidenrinde, 20 g Sternanisfrüchte, 15 g Wurzeln von der Teufelskralle, 15 g Königskerzenblüten, 10 g Lavendel, 10 g Gänsefingerkraut. 1 Teelöffel der Mischung mit ¼ Liter kochendem Wasser übergießen und 10 Minuten ziehen lassen. Eventuell mit Honig süßen. 3 Schalen täglich 3 Wochen lang trinken.

Heilwirkung

Bei Hautproblemen, Gelenksbeschwerden, Rheuma und Gicht, grippalen Infekten, chronischen Rückenschmerzen, Zahnfleischentzündung, Halsentzündung und Störungen des Nervensystems. Wirkt entzündungshemmend, nervenstärkend, beruhigend, fiebersenkend und schmerzstillend.

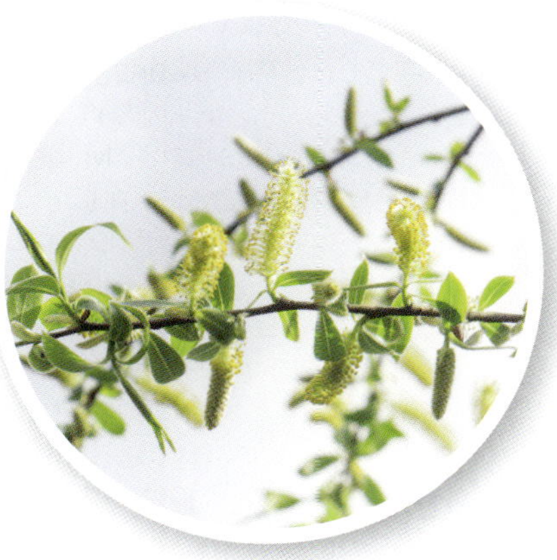

Bruchweide mit Blüten

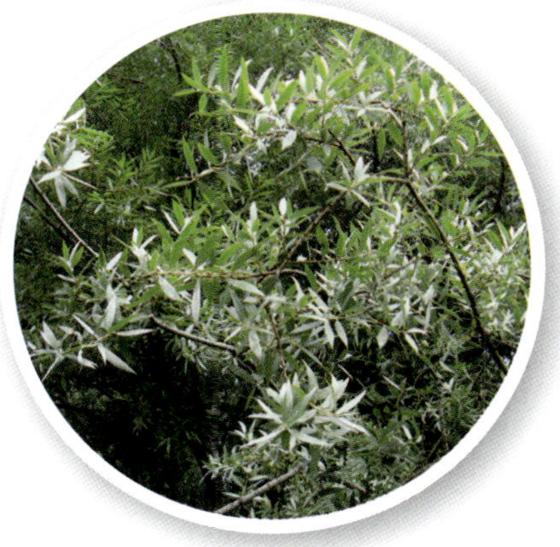

Silberweide

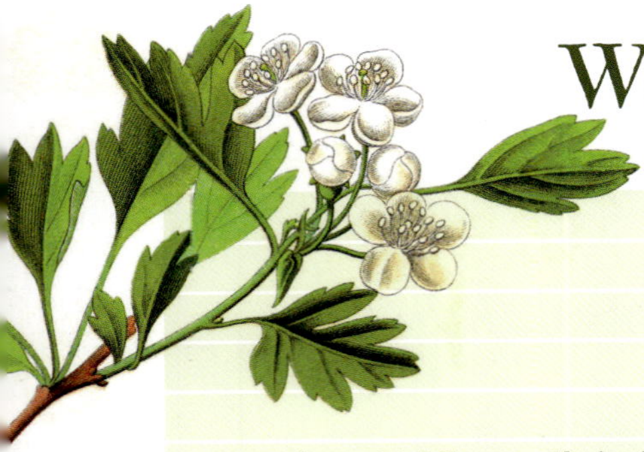

Weißdorn, Eingriffeliger

Crataegus monogyna	**wissenschaftl. Name**
Rosenartige (Rosales)	**Ordnung**
Rosengewächse (Rosaceae)	**Familie**
Weißdorne (Grataegus)	**Gattung**
Eingriffeliger Weißdorn	**Art**
Hagedorn, Mehlbeere, Christdorn, Heckendorn, Mehlbuttn	**Volksnamen**
Blüten, Blätter, Früchte	**Verwendung**
Flavonoide, Saponine, Gerbstoffe, Fructose, ätherische Öle, Aluminium, Kalium, Calcium, Natrium und phosphorsaure Salze	**Inhaltsstoffe**

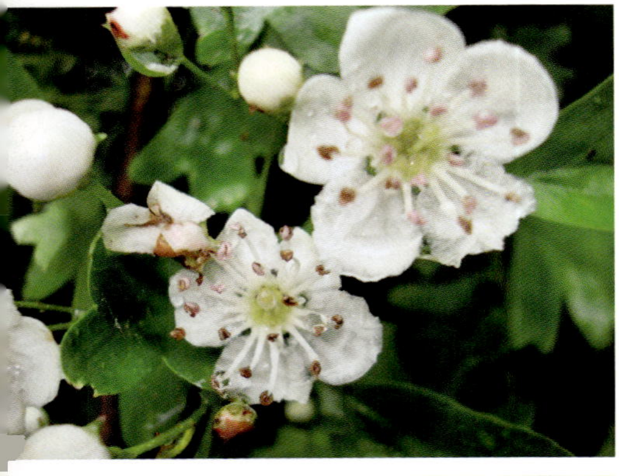

Der Weißdorn bildete in alten Zeiten zusammen mit Hagebutte und Schlehe den sogenannten Hag, der ein Dorf gegen die angrenzende Wildnis abschirmte. Es gibt den Eingriffeligen und den Zweigriffeligen Weißdorn. Beide haben charakteristische Blätter, die Früchte haben einen (eingriffelig) oder zwei (zweigriffelig) Kern(e). Die Äste sind mit spitzen Dornen besetzt. Er blüht in einer weißen Pracht, sein Geruch lässt allerdings zu wünschen übrig. Die Früchte haben wenig Eigengeschmack und wirken ein bisschen mehlig. Wir sammeln im Mai die Blüten und jungen Blätter und im Spätherbst die Früchte.

Man sagt, der Weißdorn sei gut für das alternde Herz, aber man sollte ihn auch schon in jüngeren Jahren verwenden. Als Tee oder als Zutat bei Antistresstropfen tut er dem Körper einfach gut. Er hilft sowohl bei hohem Blutdruck als auch bei niedrigen Werten. Sogar in der Schulmedizin wird er bei leichten Herzrhythmusstörungen und bei Beklemmungsgefühlen in der Herzgegend empfohlen.

Heilwirkung

Er reguliert und normalisiert den Blutdruck, fördert die Durchblutung der Herzkranzgefäße, schützt vor freien Radikalen, hilft bei Arterienverkalkung, Stress und wirkt beruhigend.

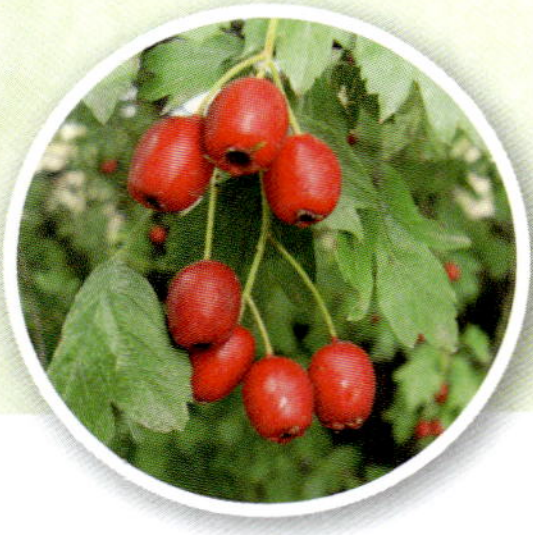

Früchte

Anti-Stresstropfen: Melissentinktur 30 ml, Weißdorntinktur 30 ml, Herzgespanntinktur 20 ml, Johanniskrauttinktur 20 ml werden zusammengemischt und in dunkle Fläschchen gefüllt. Täglich 10–15 Tropfen davon einnehmen.

Weißer Germer *giftig*

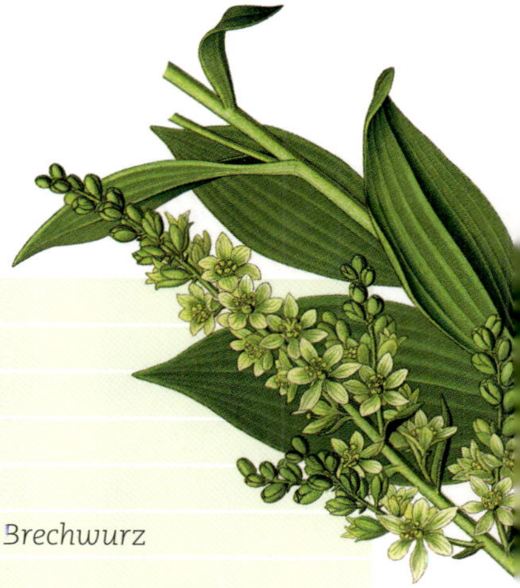

wissenschaftl. Name	*Veratrum album*
Ordnung	*Lilienartige (Liliales)*
Familie	*Germergewächse (Melanthiaceae)*
Gattung	*Germer (Veratrum)*
Art	*Weißer Germer*
Volksnamen	*Nieswurz, Lauskraut, Lauswurz, Brechwurz*
Verwendung	*nur in der Homöopathie*
Inhaltsstoffe	*Alkaloide, Beta-Sitosterol, Protoveratrin und Germarin*

So schön und doch so giftig! In der Homöopathie nimmt man die ganze Pflanze samt Wurzel für einen Ansatz, den man dann verschüttelt (Verschüttelung=Potenzierung). Man verwendet ihn bei Ohnmachtsanfällen, Reisekrankheit, Durchfall und Magenverstimmung. Dass er auch triebsenkend ist, wissen sogar die Hirsche. Wenn einer nicht zum Zug kommt, frisst er den Germer, um wieder herunterzukommen. Man kann auch schädliche Insekten damit bekämpfen. Wenn man mit giftigen Pflanzen arbeitet, muss man äußerste Vorsicht walten lassen. Aufpassen, dass nichts in die Hände von Kindern oder Unwissenden kommt!

Verwechslungsmöglichkeit besteht, wenn noch keine Blüte vorhanden ist, mit dem Gelben Enzian. Hier achten wir besonders auf die Anordnung der Blätter. Sind sie beim Enzian kreuzweise, gegenständig, so sind sie beim Germer wechselständig. Sie sind schraubig angeordnet und werden nach obenhin schmäler. Die Pflanze ist bei den Almbauern nicht sehr beliebt, da Rinder sie nicht fressen, aber von Ziegen und Schafen, welche an ihr zugrunde gingen, hat man schon des Öfteren gehört.

Zu den Kräutern, mit denen man auch Schädlinge bekämpfen kann, gehört der Germer ebenso. So nehmen wir bei Blattläusen eine Mischung aus Brennnessel, Weißem Germer, Farnkraut und Tabak und setzen ein Blattlausbekämpfungsmittel an.

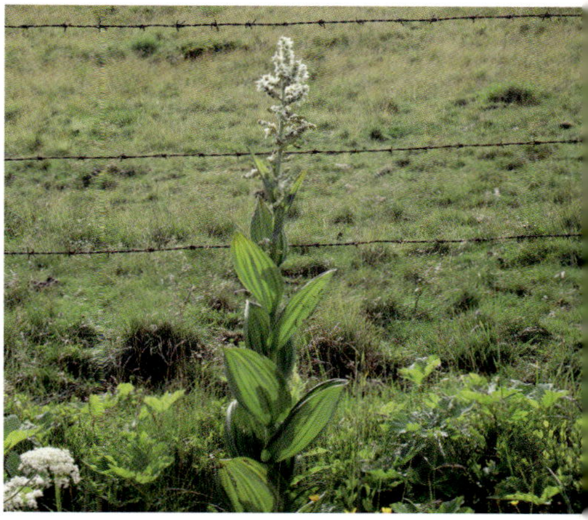

Heilwirkung

In der Homöopathie bei Magenbeschwerden, Durchfall, Reisekrankheit, Migräne, Asthma und auch bei Depressionen. Er wird in den Potenzen von D3 bis D6 gegeben.

ohne Blüten

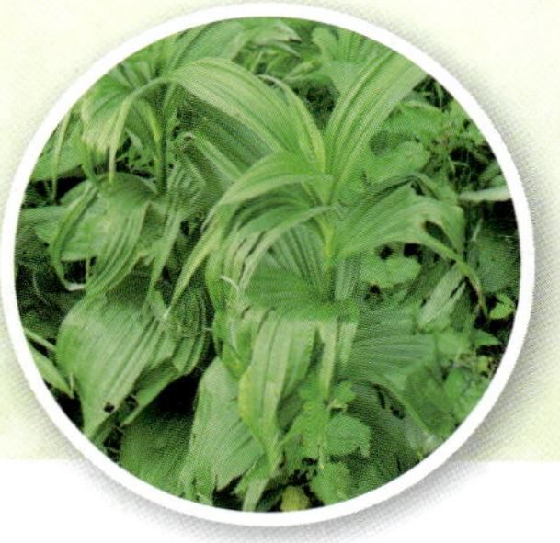

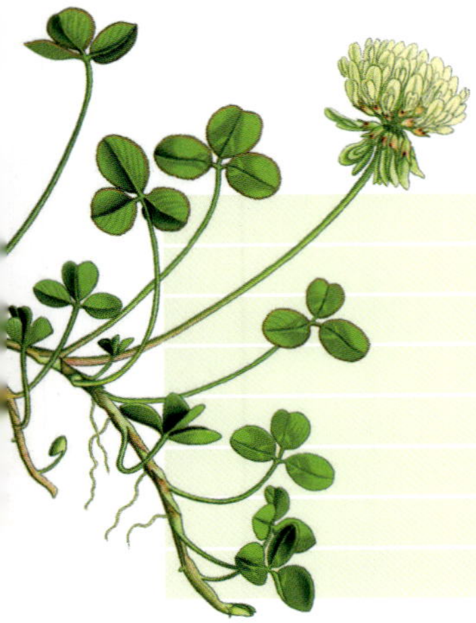

Weißklee

Trifolium repens	wissenschaftl. Name
Schmetterlingsblütenartige (Fabales)	Ordnung
Hülsenfrüchtler (Fabaceae)	Familie
Klee (Trifolium)	Gattung
Weißklee	Art
Kriechklee	Volksname
Blüten, Kraut	Verwendung
Gerbstoffe, Glycoside und Phenole	Inhaltsstoffe

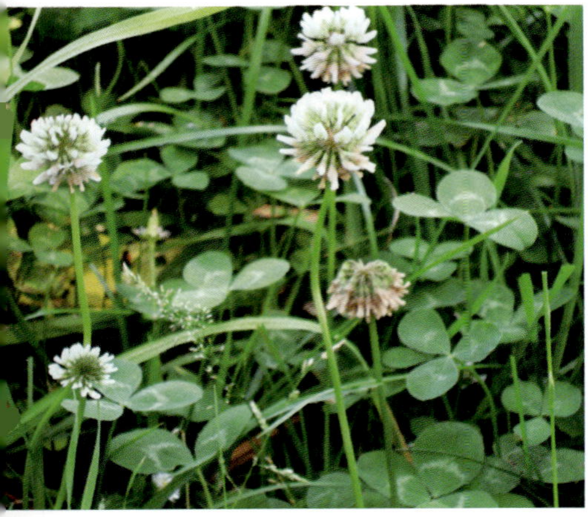

Weißklee, auch Kriechklee genannt, verwenden wir bei Magersucht, Altersschwäche und nach Krankheiten. Wir nehmen das ganze Kraut. Der Tee ist appetitanregend und blutreinigend. Bekannt ist er auch als Eiweißlieferant. Die Blüten, getrocknet und gemahlen, geben einen Mehlersatz. Aus diesem Mehl kann Bannock, das Brot der Wildnis, gebacken werden. Gründünger (Stickstoffsammler) und Leckerbissen (Blüten) für viele Insekten.

Brot der Wildnis: 250 g Mehl oder Mehlersatz, ½ Päckchen Backpulver, etwas Salz, 1 EL Zucker
Alles trocken gut vermischen. Dann Milch oder Wasser dazugeben, sodass ein fester Teig entsteht, der nicht klebt. Portionieren und Fladen in Pfannengröße ausrollen. In heißem Öl von beiden Seiten langsam goldbraun backen. Mischt man einige frische Blüten unter den Teig, schmeckt es fast wie ein Kuchen.

Tee aus Weißkleeblüten:
4–6 Blütenköpfchen mit ¼ Liter kochendem Wasser übergießen und 10–15 Minuten ziehen lassen. Abseihen. 2–3 Schalen täglich als Kur zur Blutreinigung 3 Wochen lang trinken.

Lebenselixier für ältere Menschen: 2 Handvoll Kleeblüten, 2 Handvoll klein geschnittene Blätter der Zitronenmelisse, je 1 TL Tausendguldenkraut, Rosmarin und Wermut werden mit 1 Liter Korn übergossen. 2 Wochen stehen lassen, täglich ein Mal schütteln. Danach filtern. Einen Esslöffel davon mit einer Schale heißem Wasser übergießen und mit Honig süßen. 2 Mal täglich eine Schale.

Heilwirkung

Bei Frauenleiden, Gicht, Rheuma, Drüsenschwellung, bei Magersucht, Altersschwäche und nach Krankheiten. Er wirkt krampflösend und stärkt die Leber.

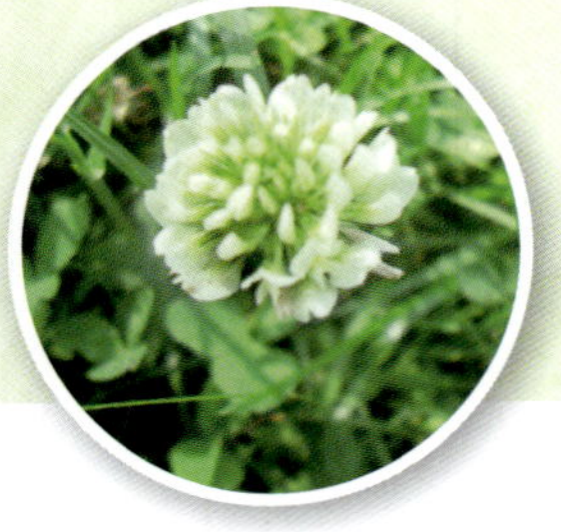

Blüte

Wermut

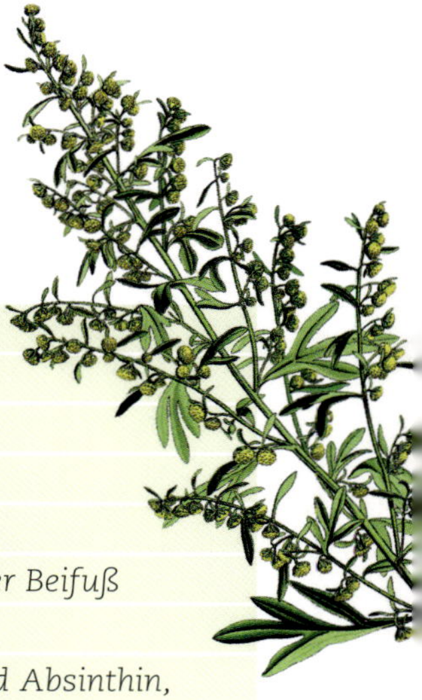

wissenschaftl. Name	*Artemisia absinthium*
Ordnung	*Asternartige (Asterales)*
Familie	*Korbblütler (Asteraceae)*
Gattung	*Wermut (Artemisia)*
Art	*Wermut*
Volksnamen	*Absinth, Magenkraut, Gottvergesse, Bitterer Beifuß*
Verwendung	*Kraut*
Inhaltsstoffe	*ätherisches Öl (Thujon), Absinthol, Glycosid Absinthin, Bitterstoffe, Artemisin, Bernsteinsäure*

Der Name Wermut hängt möglicherweise mit dem Wort *warm* zusammen, denn in einem alten Kräuterbuch steht: *„Es erwermet den Leib."*
Wermut enthält so viele Bitterstoffe, dass er, würde man ihn im Verhältnis 1:10.000 verdünnen, noch immer bitter wäre. Das ätherische Öl des Wermuts ist leicht giftig, daher sollte er nicht in großen Mengen und nicht über einen längeren Zeitraum eingenommen werden.

Absinth, eine aus Wermut, Anis, Fenchel, Engelwurz und verschiedenen Kräutern hergestellte Spirituose, wurde unter anderen auch Vincent van Gogh zum Verhängnis. Da die Inhaltsstoffe des Absinths zu Halluzinationen und Bewusstseinsveränderung führen, nimmt man an, dass er sich im Absinthrausch das Ohr abgeschnitten hat. Unter Künstlern galt er eine Zeit lang als Modedroge. Dann war das Getränk lange Zeit verboten.

Schon seit der Antike wird der Wermut als Heilpflanze eingesetzt, bei den alten Griechen war er der Jagdgöttin Artemis geweiht.
Das Kraut riecht recht würzig und sieht dem Beifuß ähnlich. Die Blätter des Wermuts sind allerdings an der Unterseite grau-filzig. Eine Verwechslung wäre ungefährlich, da beide Kräuter im Gebrauch sehr ähnlich sind.
Mit Wermut trotzdem sehr, sehr sparsam umgehen. Bei Gastritis, Schwangerschaft und Gallensteinen darf er nicht verwendet werden.

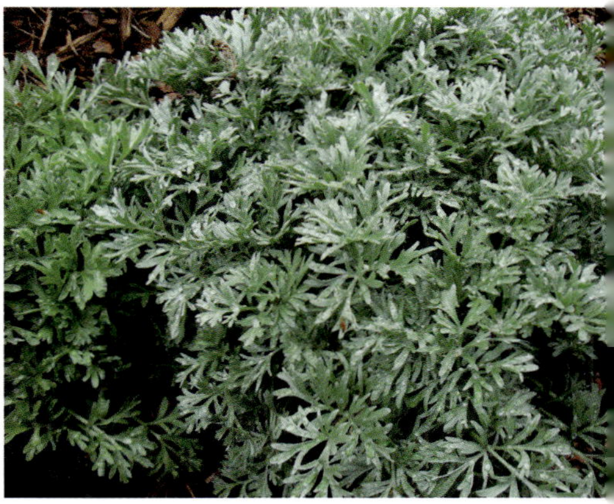

Heilwirkung

Bei Verdauungsschwäche, Blähungen, Gallenbeschwerden und bei Magenschwäche. Er wirkt blutreinigend und blutbildend. Bei Bandscheibenproblemen und Rückenbeschwerden hilft das Auftragen einer Wermutsalbe.

Blüten

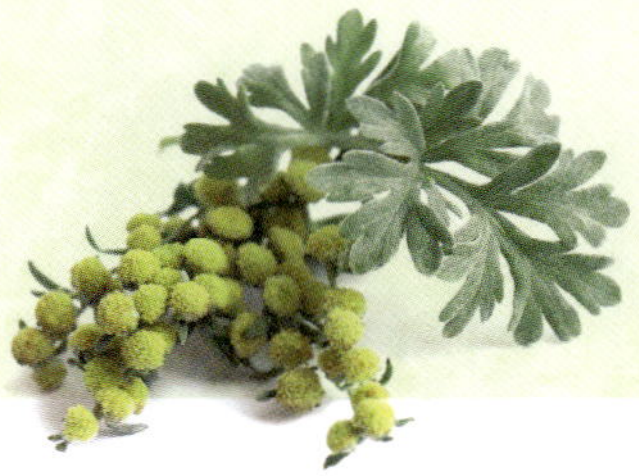

Wiesenknopf, Kleiner

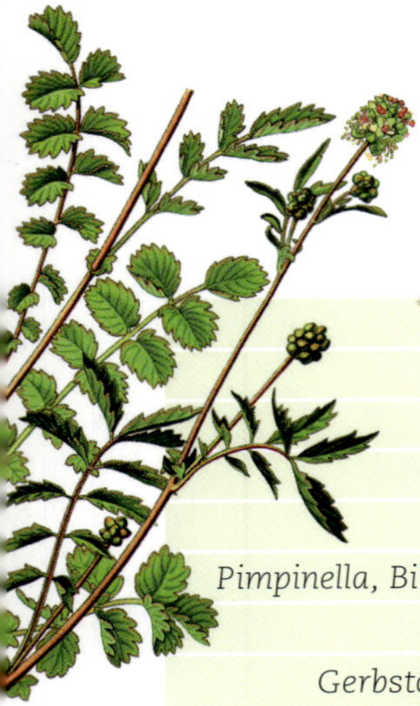

Sanguisorba minor	**wissenschaftl. Name**
Rosenartige (Rosales)	**Ordnung**
Rosengewächse (Rosaceae)	**Familie**
Wiesenknopf (Sanguisorba)	**Gattung**
Kleiner Wiesenknopf	**Art**
Pimpinella, Bibernelle, Rotkopf, Blutströpfli, Steinpetersilie	**Volksnamen**
Blätter, Wurzel	**Verwendung**
Gerbstoffe, Gallussäure, Vitamin C, Kampferol und Gerbsäure	**Inhaltsstoffe**

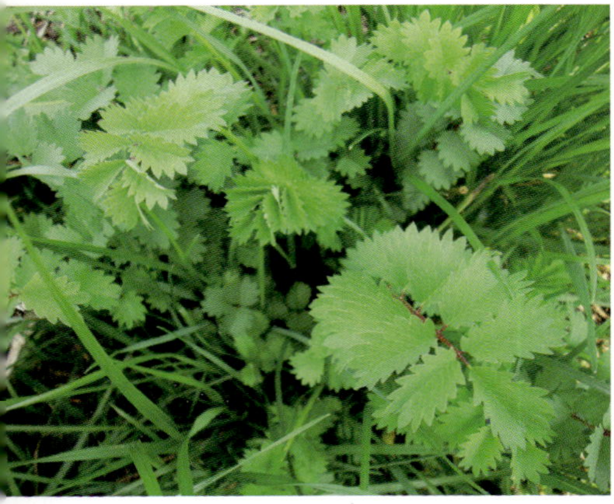

Der Kleine Wiesenknopf wird auch *Pimpinelle* genannt, was aber gar nicht gut ist. Denn auch die Bibernelle wird so bezeichnet. Dadurch kam es häufig zu Verwechslungen. Daher nennen wir den Wiesenknopf Wiesenknopf und die Bibernelle Bibernelle. Der Wiesenknopf ist so wie sein großer Bruder, der Große Wiesenknopf *Sanguisorba major*, ein Rosengewächs. Die Bibernelle, sowohl die Große als auch die Kleine, sind Doldenblütler.
Fast das ganze Jahr steht der Wiesenknopf mit seinen saftig-grünen Blättern zur Verfügung. Wir verwenden ihn als Tee bei Magenproblemen. Er wirkt zusammenziehend, blutstillend und harntreibend. Aber das Hauptanwendungsgebiet des Wiesenknopfes ist in der Küche. Auf Salaten, im Gemüse und Aufstrichen schmeckt er ganz hervorragend. Auch als Zutat in der legendären Grünen Soße, auch Frankfurter Soße genannt, darf er nicht fehlen.

Heilwirkung

Tee wird aus dem Kraut und der Wurzel gemacht. Wir verwenden ihn bei Blasenleiden, Durchfall, Blutungen, Beschwerden der Verdauungsorgane und bei Nierenleiden. Äußerlich bei Hautproblemen und Sonnenbrand.

Frankfurter (grüne) Soße: Wiesenknopf, Sauerampfer, Kerbel, Kresse, Schnittlauch, Petersilie und Borretsch. Dazu 1 kleine Zwiebel, 2 Becher Sauerrahm, Essig, Zucker, Pfeffer und Senf.
Die Kräuter waschen und trocken tupfen, zusammen mit der Zwiebel klein schneiden und zum Sauerrahm geben. Mit dem Pürierstab durchmixen, bis eine schöne grüne Farbe entstanden ist. Zusammen mit frischen Kartoffeln, am besten sind im Sommer die Heurigen, und hart gekochten Eiern servieren.

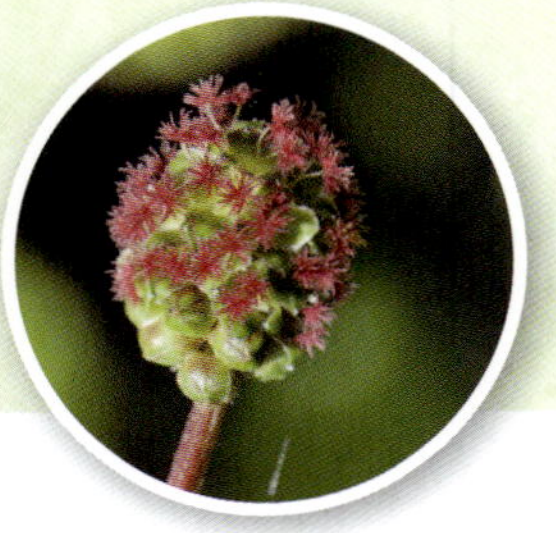

Blüte

Witwenblume, Wiesen-

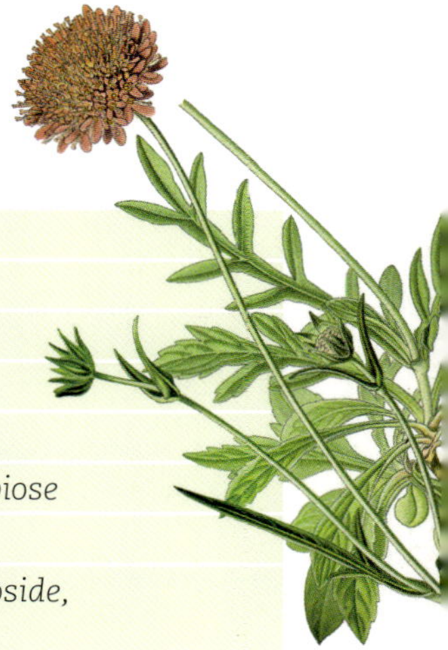

wissenschaftl. Name	*Knautia arvensis*
Ordnung	*Kardenartige (Dipsacales)*
Familie	*Kardengewächse (Dipsacaceae)*
Gattung	*Witwenblume (Knautia)*
Art	*Wiesen-Witwenblume*
Volksnamen	*Nähkisselchen, Krätzenkraut, Wiesenskabiose*
Verwendung	*Blätter, Blüten*
Inhaltsstoffe	*Bitterstoffe, Gerbstoffe und Triterpenglycoside, Mineralstoffe, Flavonoide*

Die Witwenblume ist nicht wirklich heilkräftig, zählt jedoch zu den Bachblüten. Sie wird gegen Angst eingesetzt. Homöopathisch verwendet man sie gegen Hautausschläge und Akne. Das frische Kraut wird als Tinktur, Aufguss oder Essenz zur Blutreinigung eingesetzt. Verwechslungen mit dem Teufelsabbiss wären möglich, jedoch ist die Blütenkrone der Knautia-Einzelblüte 4-zipfelig (der Witwe fehlt ein Zipfel).
Die kleinen Blätter der Blattrosette und am Stängel sind essbar und werten jeden Blattsalat auf. In kleinen Mengen beifügen. Der Geschmack ist etwas sauer.

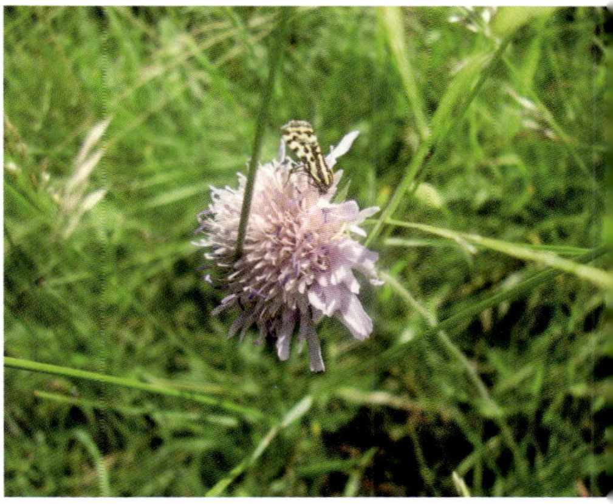

Wie kommt man zu Bachblüten? Wir probieren die Sonnenmethode. Dabei nimmt man die Kraft der Sonne zu Hilfe, um Schwingungen der Blüten auf das Wasser zu übertragen. An einem sonnigen Tag eine Schüssel mit Quellwasser füllen und die Blüten der Knautia arvensis hineinpflücken. Das macht man am besten mit einem Blatt, da die Blüten nicht mit den Fingern in Berührung kommen sollen. Die Oberfläche der Glasschüssel soll bedeckt sein. Dann mindestens 3 Stunden in die Sonne stellen, und zwar in der Nähe des Pflückplatzes. Wir haben jetzt eine *Mutteressenz*. Die Blüten herausfischen, aber kein Metall dabei verwenden. Um die Mutteressenz haltbar zu machen, mischen wir 20–40%igen Alkohol tropfenweise dazu, damit das Ganze nicht kippt. Gut vermischen und in kleine Fläschchen füllen.

Heilwirkung

Bei Hautausschlägen und Akne. Regt auch den Stoffwechsel an und wirkt blutreinigend.

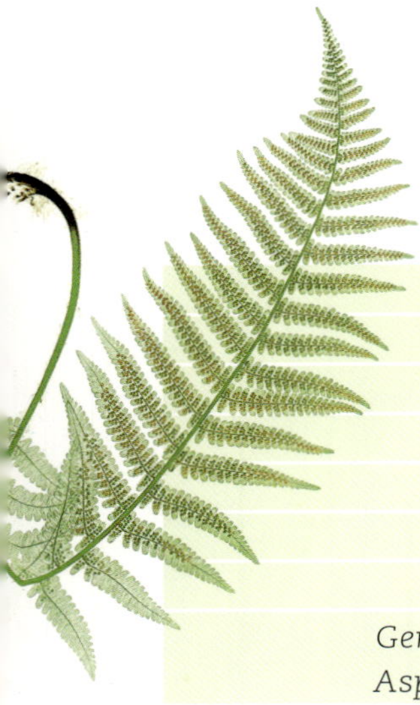

giftig Wurmfarn

Dryopteris filix-mas	wissenschaftl. Name
Tüpfelfarnartige (Polypodiales)	Ordnung
Wurmfarngewächse (Dryopteridaceae)	Familie
Wurmfarne (Dryopteris)	Gattung
Echter Wurmfarn	Art
Männerfarn, Wanzenkraut, Flohkraut	Volksnamen
Kraut, Wurzel	Verwendung
Gerbstoffe, Bitterstoffe, ätherisches Öl, Stärke, Aspidinol, Filixsäure, Albaspidin und Filmaron	Inhaltsstoffe

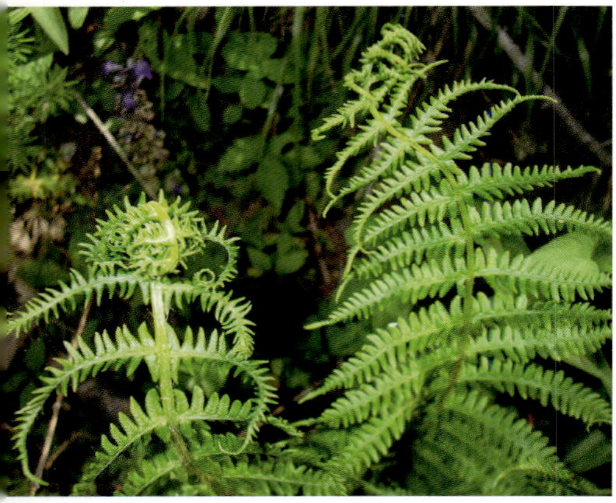

Früher wurde der Wurmfarn trotz seiner Giftigkeit für Wurmkuren verwendet. In der heutigen Zeit verzichtet man auf innere Anwendungen, da die Inhaltsstoffe des Wurmfarns leberschädigend sind. In der Homöopathie wird er allerdings genutzt, wobei er in den Potenzen D3 bis D6 bei Wurmbefall, aber auch bei Schädigung des Sehnervs gegeben wird.

Frisches Farnkraut, in Obstschalen gelegt, verlängert die Haltbarkeit des Obstes. Ein Farnwedel, unter das Unterhemd gesteckt, kann bei Kreuzschmerzen gute Dienste leisten. Als älteste Überlieferin gilt Hildegard von Bingen, die schreibt: *„Farn hat so große Kräfte, dass der Teufel vor ihm flieht."*

Eine Tinktur ansetzen und ein paar Tropfen in ein Vollbad geben. Hilft bei Kreuzschmerzen und Rheuma. In der Signaturenlehre wird Farn der Wirbelsäule und dem Rücken zugeschrieben. Für die Tinktur nimmt man die jungen, noch eingerollten Triebe.

Heilwirkung

Krampflösend, schmerzstillend und entzündungshemmend. Bei Rheuma, Gicht, Wadenkrämpfen und Krampfadern.

Farnkrauttinktur: Ein bis zwei Triebe zerkleinern und in ein Einsiedeglas geben, mit hochprozentigem Alkohol übergießen, sodass alles gut bedeckt ist. Eine Woche stehen lassen, dann filtrieren. Wird nur äußerlich verwendet, z. B. verdünnt als Kompresse, oder einige Tropfen in ein Fußbad.
Die Blätter, getrocknet, in ein Kissen gefüllt und über Nacht auf schmerzende Rheumastellen gelegt, bringen positive Überraschungen.

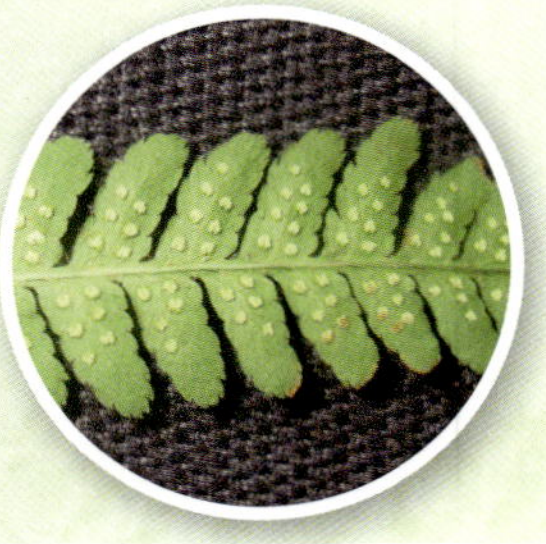

Sporen

Ysop

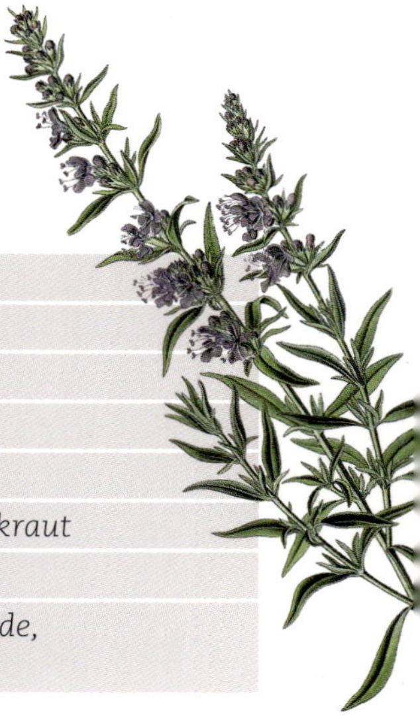

wissenschaftl. Name	*Hyssopus officinalis*
Ordnung	*Lippenblütlerartige (Lamiales)*
Familie	*Lippenblütler (Lamiaceae)*
Gattung	*Hyssopus*
Art	*Ysop*
Volksnamen	*Bienenkraut, Eisenkraut, Josefskraut, Essigkraut*
Verwendung	*Kraut*
Inhaltsstoffe	*Bitterstoffe, Flavonoide, Gerbstoffe, Glycoside, ätherische Öle, Apfelsäure, Zucker, Harz*

Der Ysop ist ein naher Verwandter von Salbei, Thymian und Majoran. Sie alle gehören zur Familie der Lippenblütler. Bei uns ist er vorwiegend als Würzkraut bekannt, auch pflegen wir ihn am Balkon und in der Kräuterspirale. Er ist aber auch eine wertvolle Heilpflanze mit vielfältigem Einsatzbereich.
Seine schmalen, dunkelgrünen Blätter besitzen ein kräftiges Aroma. Sie haben einen leicht bitteren, minzigen Geschmack.

Interessant ist, dass schon in der Bibel der Ysop erwähnt wird. *„Wasch mich mit Ysop rein von Sünden"*, Psalm 51,7.

Der Ysop wird gerne zum Räuchern verwendet. Er ist reinigend, klärend und erfrischend. Man sagt *„Ysop bricht das Eis, wenn die Seele vor Kälte erstarrt ist"*. Er mischt sich beim Räuchern gerne mit Lavendel, Rosmarin, Salbei, Myrte und Lorbeer.

Tee: Von der getrockneten, zerkleinerten Pflanze nimmt man 1 Teelöffel voll und stellt ihn mit ¼ Liter kaltem Wasser zu, das man zum Sieden bringt. Man lässt dann noch 5 Minuten ziehen und seiht ab. Wirkt anregend auf den Verdauungsapparat. Mit Honig gesüßt, ist er schleimlösend bei trockenem Husten.

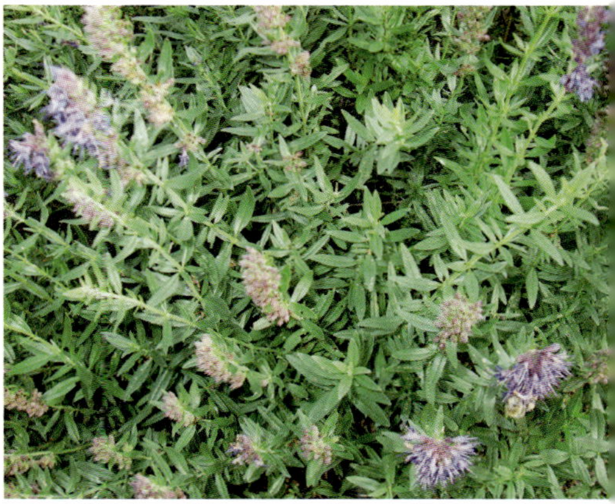

Heilwirkung

Bei chronischer Bronchitis, Asthma, Magen-Darm-Katarrh, Blähungen ist der Ysop sehr hilfreich. Er wirkt schweiß- und entzündungshemmend, appetitanregend und leicht abführend.

Blüten

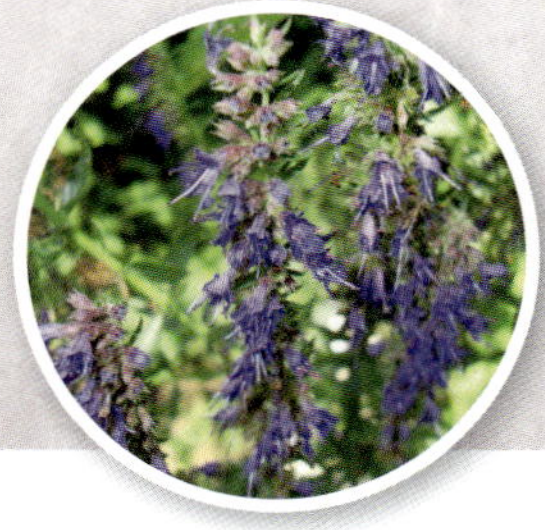

Zirbe

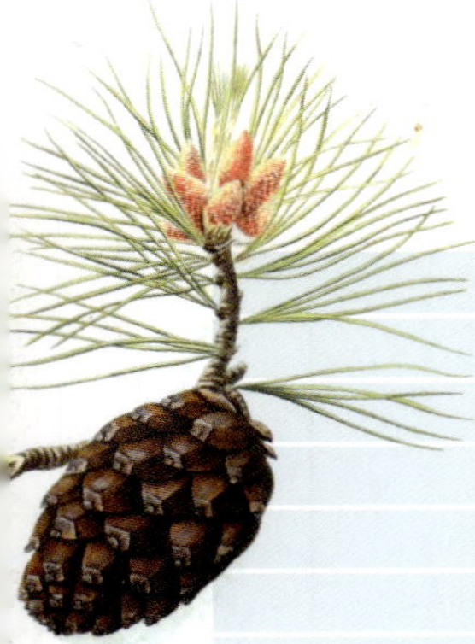

Pinus cembra	wissenschaftl. Name
Koniferen (Coniferales)	Ordnung
Kieferngewächse (Pinaceae)	Familie
Kiefern (Pinus)	Gattung
Zirbe	Art
Zirbelkiefer, Zirbel, Arve	Volksnamen
Nadeln, Nüsse, Harz, ätherisches Öl, Holz	Verwendung
Vitamin C, ätherisches Öl, Pinosylvin, Terpinol	Inhaltsstoffe

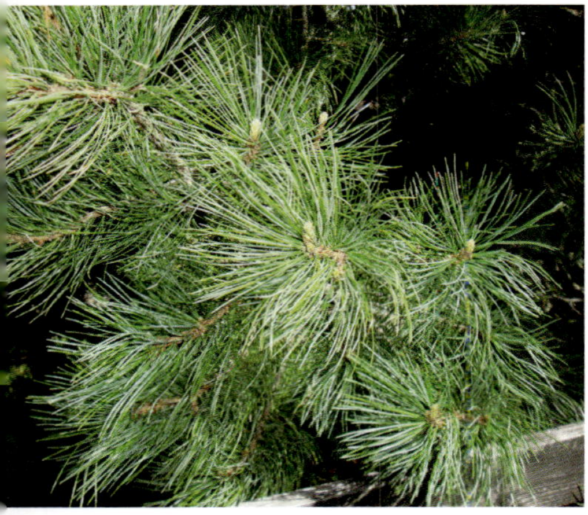

Wir erkennen die Zirbe daran, dass fünf Nadeln zusammenhängen (allerdings kommt das bei manchen Ziernadelbäumen auch vor). Ein Polsterl aus Zirbenspänen tut dem Herzen gut. Muss es doch wesentlich weniger arbeiten. So an die 3500 Schläge pro Nacht erspart es sich. Aber auch ein Zirbenschnaps ist nicht das Schlechteste. Er wird als Brand verkauft und auch als Likör. Der Likör wirkt blutreinigend, herzstärkend und schleim ösend. Die Zirbennüsse, die in den Zapfen enthalten sind, kann man für Kaffee verwenden, aber auch für manche leckere Bäckerei.

Ein Zirbennadelbad bei Erkältung wirkt wahre Wunder, das ätherische Öl, zum Inhalieren verwendet, hilft bei jeder Erkältung, das Harz, in Zugsalben eingearbeitet, oder der Schnaps – einfach zum Genießen! Die Zirbe bietet für jeden etwas.

Heilwirkung

Für das Herz, bei Verdauungsbeschwerden, bei Gicht und Rheuma, bei Durchblutungsstörungen, bei Muskelkater und bei Bronchitis. Sie wirkt bakterienhemmend und hilft bei allgemeinen Schwächezuständen.

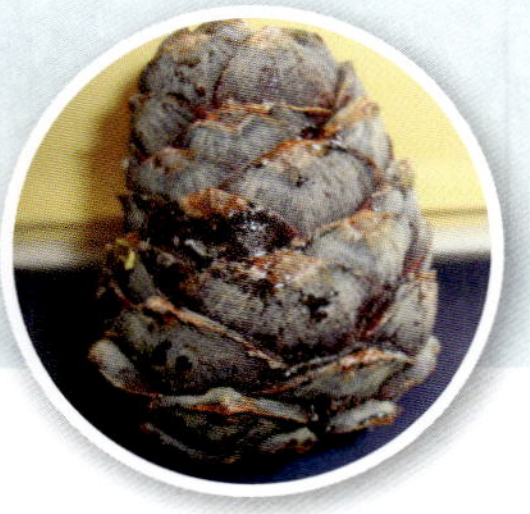

Zapfen

Ich mach am liebsten einen **Tschurtschen**. Das ist ein Likör. Dazu nehme ich 5 frische Zirbenzapfen und schneide sie in Spalten. Gieße mit 2 Liter Korn 38%ig auf, gebe eine Schafgarbe dazu und 5 dag Kandiszucker. Dieses Gemisch lässt man eine Woche stehen (nicht in der Sonne) und schüttelt es täglich. Danach abgießen und filtern. (Länger als eine Woche sollten die Zapfen nicht im Alkohol baden, da sonst zu viel Harz ausgezogen wird.) Tut dem Herzen gut und auch der Verdauung. Je länger er steht, umso besser wird er.

Zitronenmelisse

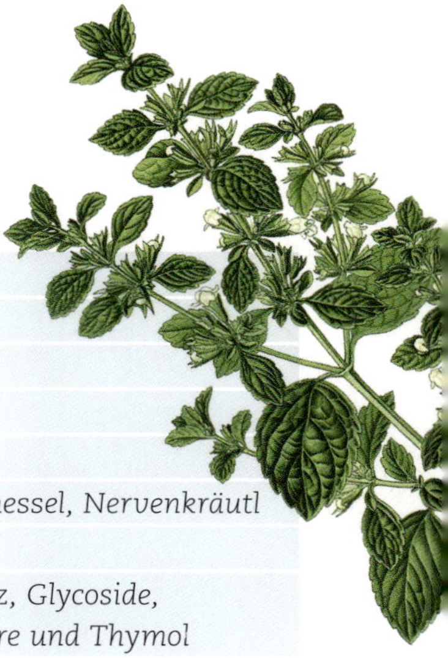

wissenschaftl. Name	*Melissa officinalis*
Ordnung	*Lippenblütlerartige (Lamiales)*
Familie	*Lippenblütler (Lamiaceae)*
Gattung	*Melissen (Melissa)*
Art	*Zitronenmelisse*
Volksnamen	*Bienenfang, Melisse, Herzkraut, Riechnessel, Nervenkräutl*
Verwendung	*das ganze Kraut*
Inhaltsstoffe	*Bitterstoffe, Gerbstoffe, Saponine, Harz, Glycoside, ätherisches Öl, Schleimstoffe, Gerbsäure und Thymol*

Die Zitronenmelisse geben wir einfach überall dazu. Im Tee, als Sirup oder auch als Tinktur ist sie einsetzbar. Sie wirkt in allen Belangen.
Ich verwende sie auch gerne zum Backen. In den Teig einer Biskuitroulade streue ich gehackte Melissenblätter, fülle sie mit Dirndlmarmelade und überzuckere sie mit Lavendelzucker. Ein himmlischer Genuss!
Die getrockneten Pflanzen kann man ja nach persönlicher Lust und Freude zu einer wohlriechenden Komposition mischen. Den Polsterbezug mit Watte auskleiden, mit den Kräutern und als Trägersubstanz den Spelzen füllen. Zunähen.
Durch die Körperwärme werden beim Liegen und Drücken die Duftstoffe freigesetzt. Sie wirken beruhigend, entspannend und schlaffördernd.

Ein eisgekühlter Melissentee ist an heißen Tagen Erfrischung pur. ***Mageneinrenker-Tee:*** 25 g Käsepappel, 20 g Melisse, 20 g Tausendguldenkraut, 10 g Pfefferminze, 10 g Kamille, 5 g Schafgarbe, 5 g Ringelblume, 5 g Anis
1 Esslöffel der Teemischung mit ¼ Liter kochendem Wasser übergießen und 10 Minuten ziehen lassen.
Ein **Schnüffelkissen** aus gut duftenden Kräutern: getrocknete, grob zerteilte Pflanzen, z. B. Zitronenmelisse, Lavendel, Rosenblüten, Ringelblumen, Minze, Hopfen, Waldmeister, Steinklee, Duftgeranie, Thymian, Dinkel- oder Haferspelzen, ein Kissenbezug, eventuell Watte

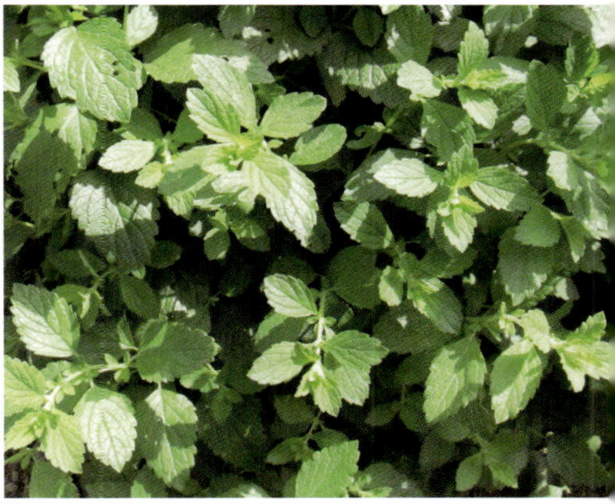

Heilwirkung

Bei Unruhe und Nervosität, Erkältungskrankheiten, Insektenstichen, Husten, Magenkrämpfen, Schlafstörungen, Fieberblasen, Migräne.
Sie wirkt schmerzstillend, kühlend, entspannend, krampflösend, antibakteriell, schweißtreibend und virushemmend.

Zwiebel

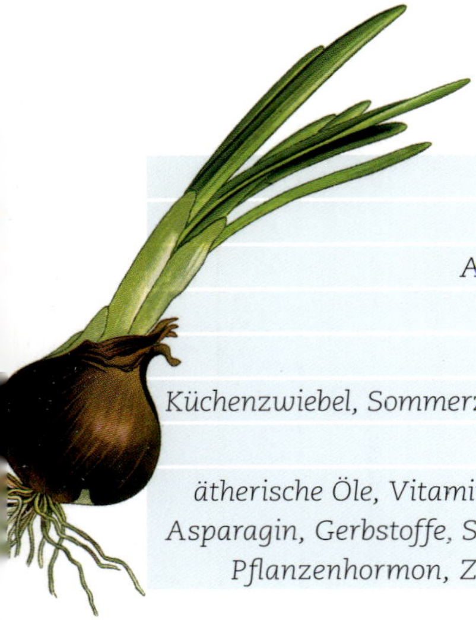

Allium cepa	**wissenschaftl. Name**
Spargelartige (Asparagales)	**Ordnung**
Amaryllisgewächse (Amaryllidaceae)	**Familie**
Lauch (Allium)	**Gattung**
Zwiebel	**Art**
Küchenzwiebel, Sommerzwiebel, Hauszwiebel, Gartenzwiebel	**Volksnamen**
Zwiebel	**Verwendung**
ätherische Öle, Vitamin C, Carotin, Jod, Essigsäure, Allicin, Asparagin, Gerbstoffe, Salicylate, Cholin, ein insulinähnliches Pflanzenhormon, Zink und ein senfölähnliches Glycosid	**Inhaltsstoffe**

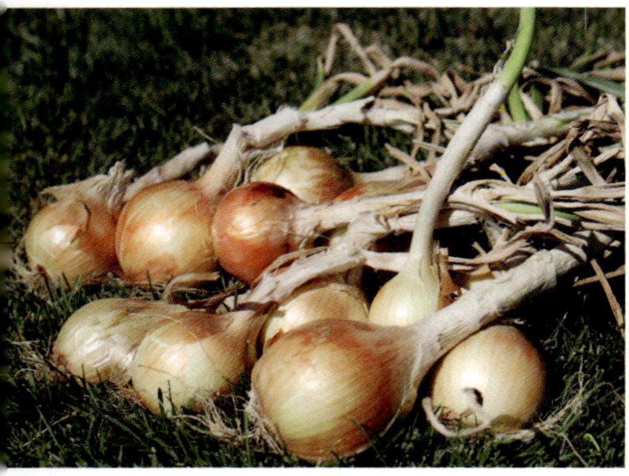

Wir unterscheiden die Sommerzwiebel und die Winterzwiebel. *Allium cepa*, unsere Gemüsezwiebel, lagern wir im Herbst ein und kommen so über den Winter mit frischer Zwiebel aus. *Allium fistulosum*, die Winterzwiebel, überwintert im Freien. Was bei uns als Frühlingszwiebel verkauft wird, ist eigentlich die Winterzwiebel. Die Blätter sind hohl und werden Schloten genannt.

Unsere Küchenzwiebel ist eine der ältesten Kulturpflanzen, die wir kennen. Schon vor mehr als 5000 Jahren wurde sie als Heilpflanze, als Gewürzpflanze und auch als Gemüsepflanze verwendet.

Die Heilwirkung der Zwiebel nützen wir gerne. Bei Insektenstichen ist es gut, ein Stück rohe Zwiebel bei der Hand zu haben, aber der Saft der Zwiebel hilft auch bei Wunden, Blutergüssen und Furunkeln. Es wird dem Zwiebel eine antibakterielle Eigenschaft nachgesagt.

Auch in der Homöopathie wird *Allium cepa* verabreicht. In der Potenz D6 bis D12 bei allem, was fließt. Bei rinnender Nase, tränenden Augen, Schnupfen.

Heilwirkung

Sie wirkt antibakteriell, senkt den Blutdruck, die Blutfette und den Blutzucker. Ist gut bei Insektenstichen, Wunden, Husten und zur Nachbehandlung von Blutergüssen.

Zwiebel

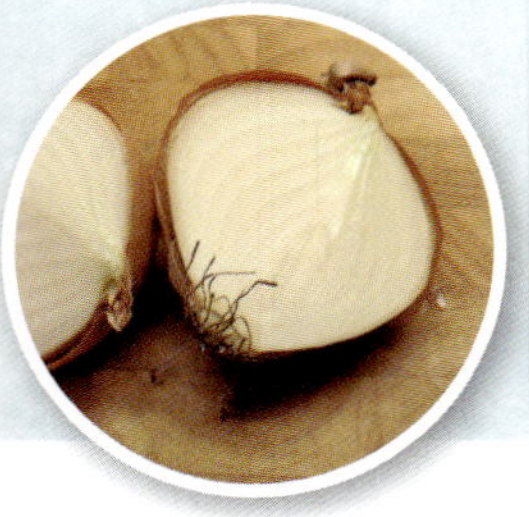

Bei Kleinkindern hilft ein **Zwiebelsirup** bei Husten. Dafür wird eine große Zwiebel geschält, gewürfelt und in ein sauberes Einsiedeglas gegeben. 3 Esslöffel Zucker darauf verteilen und das Glas verschließen. Schon nach einigen Stunden entsteht ein wohlschmeckender Sirup, den man Kindern zwischen 2 und 6 Jahren bis zu 4 Mal am Tag bei Husten geben kann.

Wissenschaftliches Verzeichnis